KB269181

A Race for *Life*

생명을 위해 달렸다

루스 하이드리히 지음 | 차미례 옮김

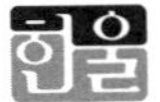

이 도서의 국립중앙도서관 출판시도서목록(CIP)은 e-CIP홈페이지(http://www.nl.go.kr /ecip)에서 이용하실 수 있습니다. (CIP제어번호: CIP2011002237)

A RACE FOR LIFE

A Diet and Exercise Program for Superfitness
and Reversing the Aging Process

The amazing story of how one woman
survived breast cancer to take on the
toughest races in the world

By Ruth E. Heidrich, Ph.D.

Lantern Books • New York
A Division of Booklight Inc.

A RACE FOR LIFE
by Ruth E. Heidrich

© 2005 Ruth E. Heidrich

Published by Lantern Books, 128 Second Place, Garden Suite,
Brooklyn, NY 11231-4102, USA
This Korean edition published 2011 by Hanul Publishing Group, Seoul
by arrangement with Lantern Books.

이 책의 한국어판 저작권은 Lantern Books와의 독점계약으로
도서출판 한울에 있습니다.
저작권법에 의하여 한국 내에서 보호를 받는 저작물이므로
무단전재와 무단복제를 금합니다.

이 책의 저자 루스 하이드리히(Ruth E. Heidrich)는 직업 육상 선수가 아니다. 어린 시절 학교에서 달리기를 해본 정도일 뿐 육상 전문 엘리트 선수로 훈련을 받아서 철인3종경기를 하게 된 사람이 아니다. 자신의 의지로 자기 신체를 초강력 근육체로 훈련시킨, 셀프 트레이닝(self-training)의 놀라운 사례로 세계 스포츠계를 놀라게 한 여성이다.

그녀는 자신의 미모와 능력에 자부심을 갖고 가정과 직장 일을 잘 조화시켜 나가는 건강하고 평범한 여성이었다가, 중년에 두 차례나 유방암에 걸려 수술과 투병과정을 거치면서 운동과 식사의 중요성을 스스로 깨닫고 초인적인 철의 여인으로 거듭나게 되었다. 암 환자만큼 자신의 몸에 대한 새로운 자각과 관심을 갖게 되는 사람이 또 있을까? 자기도 몰랐던 자기 몸의 비밀, 병원에서도 가르쳐주지 않았던 식사와 운동의 알려지지 않은 비밀을 탐색해가는 과정에서, 루스는 그 전에는 상상조차 할 수 없었던 전혀 다른 제2의 인생을 살게 된다. 그리고 수많은 암 환자들을 향해서 암을 이기는 식사, 암과 싸우기 전에 스스로와 싸울 수밖에 없는 강력한 운동의 효과를 전달하려고 애써왔다. 그녀는 지금도 '건강 전도사'로 전 세계를 돌며 철인3종경기 대회 참가와 강연활동으로 보람찬 여생을 보내고 있으며 이 책은 그 과정에서 탄생한 성과물이다.

마라톤이나 철인3종경기 같은 격렬한 스포츠에 문외한인 내가 이 책을 처음 접하고 루스 하이드리히라는 이름을 알게 된 것은 한국에서 마라톤 붐의 극성기가 시작되던 2000년이었다. 그해 12월에 열린 제28회 호놀룰루 국제 마라톤 대회에 참가하는 일반인 달리기 마니아들을 따라서 하와이에 갔을 때였다. 1970년대에 미국에 가서 하와이에 정착해 살고 있는 나의 고교시절 친구 홍성숙이 우리를 찾아와서 미국인 남편의 선물이라며 나에게 전해준 베스트셀러 북이 이 책이었다. 그 당시 나는 양쪽 유방을 다 잃은 루스 하이드리히와는 다르지만 한쪽 유방암 수술과 화학요법을 마친 뒤여서 심신이 몹시 허약

하고 우울한 상태였다. 게다가 비행기에 타기 전부터 벌레 물린 자리가 감염되어 퉁퉁 부은 왼발 때문에 마라톤 참가는 고사하고 보행마저 불편한 지경이었다. 마라톤 대회는 일요일에 열리는데다 구급차를 부르거나 응급실에 가면 대회 참가 일행의 일정을 망치게 될까봐, 가려움과 통증을 참고 참으며 연고를 바르고 바닷물과 얼음 통에 부은 다리를 담그는 등 원시적인 방법으로 환부를 진정시키려 애쓰고 있었다. 사흘 뒤에 귀국해서 병원에 가니 자주색으로 원래의 세 배쯤 부풀어 오른 왼다리는 거의 패혈증 직전까지 갔고, 그 정도에 머문 것도 운이 좋았다는 이야기를 들었다. 우리는 가끔 남에게 폐를 끼칠까봐 미련한 짓을 하는 경우가 있는데, 만약 생사가 문제되는 일이 발생했다면 하와이 대회 완주의 기쁨에 들떠 있던 참가자들에게 어떤 재수 없는 평생의 추억을 남기게 되었을지, 지금 생각해도 아찔하다. 독자 여러분은 그러지 말기를 바란다.

대개의 국제 마라톤 대회의 경우, 전문 엘리트 선수가 아닌 일반인 마스터스 부문은 풀코스 마라톤 우승자의 기록이 2시간 20~30분대인 데 비해, 보통 사람들은 출발선을 떠나 역주한 후 완주선에 들어올 때까지 3~5시간 정도가 걸린다. 참가자들은 호놀룰루의 아름다운 해안선 주로를 따라 다이아몬드 헤드를 돌아 골인할 때까지 '지구상에서 가장 아름다운 마라톤 코스'라는 찬사를 받고 있는 멋진 길을 달리게 되지만, 이들을 기다리는 일행이나 가족들은 마라톤 행사장인 공원에서 덥고 지루한 시간을 보낼 수밖에 없다. 하물며 몸 상태가 좋지 않은데다 동티난 한쪽 발을 '모시고' 다녀야 하는 상황이어서, 12월인데도 불같은 염천 아래 와이키키 공원에서의 기다림은 마치 심한 벌을 서는 기분이었다.

시간을 보내기 위해서 이 책을 들고 읽기 시작한 나는 평범한 직장여성인 루스 하이드리히가 암에 걸린 이후 '두 번 다시 암 환자가 되지 않겠다'라고 굳게 다짐하면서 열심히 노력하는 과정 자체에 흥미를 느꼈다. 자기가 매력을 느껴 하고 싶은 격렬한 운동을 누가 뭐라고 말려도 당당하게 계속해나간 것, 초인적인 지구력과 근력을 요구하는 철인3종경기를 더 잘해내기 위해서 모든 식습관과 과거의 사고방식까지 바꾸어가며 새로운 '철인'으로 태어난 사실에 매료되어 책을 손에서 뗄 수 없었다. 독서는 마라톤 완주를 축하하는 저녁 모임에서도 얼음통에 한쪽 발을 집어넣어 냉장(?)한 채로, 숙소에서도 침대 머리맡의 스탠드를 켜놓은 채로 계속되었다.

루스 하이드리히가 선택한 철인3종경기의 시작은 보통의 건강달리기였다. 그녀는 체력증진을 위한 평소의 달리기를 좀 더 강화하기로 한다. 그리고 더 재미있게, 더 잘하기 위해서 끊임없이 연습하고 공부하고 달리기 모임에 참가하며 전문코치의 훈련 교습반에도 들어간다. 그런 다음 하와이에서 1978년에 시작된 철인3종경기에 관심을 갖게 된다. 마침 루스의 고향인 하와이의 코나 섬이 바로 철인3종경기가 탄생한 본산이며 세계에서 가장 유명한 철인3종경기 코스가 있고 해마다 대회가 열리는 곳이었기 때문이다.

하와이의 와이키키 바다수영 대회(3.9km), 하와이 도로 사이클 대회(180.2km), 호놀룰루 국제 마라톤 대회(42.195km)의 세 개 대회를 참가자가 연속해서 달리도록 구성한 것은 1978년 하와이에 주둔하던 미국해군 소속의 J. 콜린스 중령이었다. 그해 2월 세계철인3종경기연맹(WTC)이 결성되어 첫 국제대회를 치렀고 이를 17시간 이내에 완주한 사람은 철인 칭호를 얻게 되었다. 이것을 철인3종경기(킹코스) 대회라고 부르고 단축 코스인 수영 1.5킬로미터, 사이클 40킬로미터, 마라톤 10킬로미터를 달리게 하는 것이 보통 트라이애슬론(triathlon) 대회라 불리는 로열코스 대회이다. 그런데 한국에서는 로열코스나 그보다 더 짧은 대회, 가령 어린이 철인경기 6.1킬로미터 코스에도 힘든 대회임을 강조하기 위해 철인3종경기 대회나 트라이애슬론 대회의 타이틀을 임의로 붙이는 경우가 많아서 혼란스럽다. 진짜 철인3종경기 풀코스의 국제대회는 1991년 제

주에서 한국철인3종경기본부가 개최한 것이 국내 최초였다고
한다.

　어쨌든 루스는 달리기에 집중하다가 자전거 경기 연습하는
것을 보고 흥미를 느껴 자전거도 시작하게 되었고, 나중에는
수영훈련까지 받는다. 미리 참가신청을 했던 철인3종경기를
기권하지 않으려고 교통사고로 다친 다리를 물속에서 질질 끌
고 가면서까지 수영코스를 완주하기도 한다. 그녀의 마음속에
최초로 떠올랐던 '암환자가 철인 경기를 하면 어떨까?' 하는
생각 같은 것은 운동이 어느 경지에 도달한 다음부터는 아예
사라져버린다.

　"달려야 할 것인가, 말아야 할 것인가를 생각할 겨를도 없었
다. 나는 달리기를 하러 나간다는 것을 의식하기도 전에 이미
러닝화를 신고 문 밖에 나가 있었다"라는 그녀의 말처럼 훈련
의 습관화·일상화는 루스에게 심한 운동의 고통을 의식하지
않게 해주었다. 그러나 30년 이상 철인 경기를 지속하게 해준
것은 '휴식의 힘'이었다. 격심한 운동 뒤의 휴식은 훈련과 똑
같이 중요하다. 루스는 "충분한 회복시간을 주지 않으면 인체
는 '파업'을 해서라도 그 시간을 만들어낼 것"이라고 쓰고 있
다. 무리하게 계속하다가는 결국 병이나 부상을 얻게 된다는
뜻이다.

어쩌면 사람의 인체 자체가 우리 인생과 똑같은 방어기제를 가지고 있는 것처럼 보이지 않는가. 근육, 뼈, 인대 등의 세포 재건에 필수적인 '휴식'의 시간을 갖지 못했을 때 그녀는 부상을 당했고, 결국 '부상을 통해서 고수가 되는' 과정을 겪었다. 그러나 우리 모두가 운동의 고수가 되기 위해 부상을 거칠 필요는 없다. 운동이든, 사회생활이든, 삶에 있어서의 완급의 조정과 휴식시간 만들기의 능력은 부상도 없고 상처도 없는 성공을 가져다줄 것이다. 몸의 언어에 더 귀를 기울이고 자신의 몸과 상의해가면서 꾸준히 운동을 즐기는 것이 다이어트의 성공을 위해서나 삶의 질을 높이는 데 중요하다는 뜻이다.

우리 한국인들도 요즘은 연령과 상관없이 다이어트에 열을 올리고 있다. 다이어트라는 말이 체중 줄이기, 또는 지나치게 깡마른 옷걸이 같은 몸만들기의 뜻으로 쓰이는데 그것은 좀 잘못되었다. 어떤 대통령의 말버릇처럼 "내가 왕년에 해봐서 아는데"(나도 1991년 초부터 소림권, 태극권 등 중국무술 연무에 몰두해오면서 운동량과 난이도, 식사의 종류와 양이 체중이나 근육에 어떤 영향을 미치는지 체험했고, 나름대로 연구도 많이 하게 되었다) 운동을 보다 완벽에 가깝게, 제대로 해보려는 노력은 몸에 근육을 생기게 한다. 일단 근육이 생기면 체중을 줄이려고 식사량을 줄이며 법석을 떨지 않아도 흐물거리는 체지방을 불리는 대신에 적당한 식사와 적당한 근력, 적당한 몸매를 힘들이지 않고 유지할 수 있다. 기초대사량이 증가해서, 똑같은 움직임에도 칼로리 소모가 커지기 때문이다.

우리 한국인이나 곡물 위주의 식사를 해온 동양인은 누구나 친숙하게 잘 알고 있는 쌀밥과 현미 등 섬유소의 효능에 뒤늦게 눈뜬 루스 하이드리히는 밥과 채소 위주의 채식 식단에 대한 찬사를 그치지 않는다. 육류와 소시지, 베이컨 등 가공식품을 다량 섭취하고 빵 같은 곡물은 약간 곁들이는 정도인 서양식 식사를 곡물과 생야채, 과일 등으로 바꾸면서 철저한 채식주의자가 된다. 우리가 즐겨먹는 콩 발효식품인 장류와 발효채소인 김치류, 루스의 대형 샐러드볼보다 열 배나 많은 양의 채소를 단숨에 섭취할 수 있는 우리의 나물 접시들을 그녀가 알게 되면 어떤 감탄사를 발하며 강력 추천할 것인지 상상하면서, 나는 미소를 금할 수 없었다.

하지만 루스의 체험적 다이어트 이론 중에도 우리가 기억할 만한 좋은 이야기가 많다. 이를테면 식품 중에서 얼굴이 있는 것과 내용물(포함 성분) 리스트가 긴 것은 아예 사지도 말라는 얘기 같은 것이다. 얼굴, 즉 이목구비가 있는 것은 가축이든 물고기든 새든 남의 시신의 살점을 먹는 동물식품이며, 성분 표시가 포장지에 주욱 인쇄되어 있는 것은 가공(프로세스) 식품인 공산품으로 합성착색료, 합성착향료 같은 유해첨가물들이 들어 있는 게 많기 때문에 암 발생과 밀접한 연관이 있다는 것이다. 이처럼 스스로의 경험에 근거를 두고 수백 개의 철인3종경기 메달로 무장한 루스 하이드리히의 건강-운동 이론은 세계적으로 큰 반향을 일으켜서 그를 스타 강사로 만들었다. 건강식에 관한 라디오 프로그램을 공동 진행하기도 하고 건강교육학 박사학위까지 취득해서 전문 강사로 활동하기도 하는 루스는 '노년'이란 말과 무관하게 보인다. 이 책을 다시 읽고 번역하면서 나도 반성을 했다. 20년 전 시작할 때에는 주위의 반대를 무릅쓰고 열심히 무술을 연마하다가 신문사 퇴직 후로는 나이 탓에 슬쩍 기대며 게으름을 피워온 나 자신을 되돌아보게 되었다. 결국 암 같은 무서운 질병이나 타고난 체력과 체형, 식성과 신체조건 등은 모두 한 인간의 몸에 일어나는 여러 사건과 현상들 중 한 국면일 뿐이다. 그리고 그것들을 조정하고 관리하면서 암을 예방하거나 재발을 막고 건강체를 유지하는 것은 오직 몸의 주인인 자신이 하기에 달렸다.

　루스 하이드리히는 고령에도 불구하고 아직도 달리고 있다. 나 역시 그녀에게 고무되어 아직도 북한산에 올라가 권법과 병기술을 연습한다. 중국의 무술인들과 교유하면서 그네들의 중원 땅을 평정(?)하고 오기도 했다. 중원에 해당되는 하남-하북

성의 무술행사에 참가하며 고수들의 가르침으로 나의 '리량(力量)'을 높이는 일을 게을리 하지 않기로 결심한 것이다.

혹독한 운동의 기쁨은 메달이나 등위가 주는 성취감만이 아니라, 신체적 고통을 통해 정신을 반듯하게 다림질하는 데 있다고 생각한다. 삶을 긍정적으로 바라보게 되고, 괴로운 일도 덜 괴롭게 느끼며, 남을 용서하기도 쉬워진다. 그런 점에서 루스 하이드리히가 들려주는 '생명을 위한 달리기'와 바른 식사법의 실천은 누구나 한번 시도해볼 만할 것이다.

2011년 4월

꽃잎이 비처럼 쏟아지는 북한산 밑에서

아직도 살아 있는,

차미례

돌이켜보면, 이 책을 쓴다는 것 자체가 커다란 모험이었다. 훌륭한 분들의 지지와 도움이 없었더라면 이런 작업을 절대로 완성할 수 없었을 것이다. 내과 전문의 존 A. 맥두걸(John A. McDougall) 박사는 내가 암에 걸렸을 때 이 병에 대한 교육을 제대로 해줌으로써 내 인생을 완전히 뒤바꿔놓으신 분이다. 그분은 또 자신의 유방암 연구에 나를 자원 연구대상자로 선정함으로써 내 투병과 운동의 전 과정을 함께 따라와 주셨다.

맥두걸 박사는 내가 이 의학적인 치료의 여정에서 듣고 배운 것을 가지고 책을 쓰면 어떻겠느냐고 최초로 조언해주신 분이기도 하다. 다른 사람들에게 아주 값진 자료가 될 거라면서 그렇게 권하셨다. 나에 대한 믿음이 너무도 지극하셔서, 말 그대로 내 손을 잡고 컴퓨터 판매장에 가서 컴퓨터와 워드프로세스 작업이 얼마나 편리한가에 대해 설명하며 직접 보여주기까지 했다. 그런 다음에는 전화로 권하기 운동에 나섰다. 나에게 전화를 걸어서 일이 얼마나 진전되었는지 수시로 물어보았고 '일단 시작하기만 하면' 나머지는 아주 쉽다고 나를 안심시켰다. 맥두걸 박사의 말이 역시 맞았다. 책을 쓰는 작업은 쉬웠다. 하지만 그건 책이 완성된 지금에 와서야 하는 이야기다. 작업이 시작될 때의 관점으로 보았을 때, 그것은 거의 불가능한 일로 보였다.

운동량을 점점 늘려감에 따라서, 나는 많은 사람들의 저항에 부닥쳤다. 그런 사람들은 내가 일개 암환자로서 당연히 운동을 좀 '느긋하게' 해나가야 한다고 생각하는 분들이었다. 그렇지만 이런 비정통적인 특이한 운동방식에 사람들의 이목이 집중되면서, 나는 상당한 유명인사가 되어가기 시작했다. 그 결과 게리 콜린스(Gary Collins)가 진행하는 <디 아워 매거진 (the Hour Magazine)> 같은 프로그램에까지 출연하게 되었다. 나는 그 TV프로그램에서 말 그대로 '전 세계를 향해서' 케네스 쿠퍼(Kenneth Cooper) 박사의 이야기, 그 분이 내 운동 프로그램을 어떻게 시작하게 해주었는가에 대한 이야기를 할 수밖에 없었다. 쿠퍼 박사는 자신의 유산소 운동에 관한 저서를 가지고 내 인생을 영원히 바꿔놓은 분이었기 때문이다.

그 다음으로 내 인생에 등장한 분이 존 케이(John Kay)이다. 그는 하와이에서 발행되는 ≪미드위크(Midweek)≫지에서 나에 관한 기사를 읽었다. 그리고 나에게 자신을 소개한 다음 혹시 책을 쓸 생각을 해본 적이 있는지 물었다. 나는 우연하게도 요즘 갑자기 책 쓰는 일을 심각하게 생각해보고 있는 중이라고 대답했다. 그는 자기가 도와주겠다고 제의했고, 정말 큰 도움을 주었다. 우리는 매주 한 번씩 만나서 내가 일주일 동안에 해놓은 고통스러운 노력의 결과를 검토하는 시간을 가졌다(글쓰기가 간단한 일이라고? 내 생각에는 타이프라이터 앞에 앉아서 혈관을 째는 듯한 일이다). 그는 내가 쓴 것을 평한 다음, 내 등을 토닥여주었고, 다시 좀 더 앞으로 나가도록 밀어주었다.

그 때 의사인 테리 신타니(Terry Shintani) 박사가 등장했다. 나와 함께 일주일에 한 번씩 <여러분의 건강식(Nutrition and You)>이라는 라디오 토크쇼의 공동진행을 맡게 된 것이다. 우리는 지금까지 10년이 넘도록 매주 일요일 밤마다 방송을 함께 하고 있다. 신타니 박사와 함께 일하게 된 것은 무한히 값진 작업이었다. 그 분은 나에게 의사로서, 친구로서 너무도 큰 지원을 해주었다. 우리는 프로그램에 아주 명성이 높은 초대 손님들을 출연시켰는데, 그 분들에게서도 많은 것을 배웠다. 보니 초이(Bonnie Choy), RN, 밥 라이치(Bob Leitch), 빌 해리스(Bill Harris) 의학박사, 칼 와이스브로드(Carl Weisbrod) 박사, 케이티 페인(Katie Payne), 그 밖의 많은 출연진들도 정말 많은 것을 가르쳐주었다. 그런 종류의 영감과 도움을 얻은 대상이라면, 내게 아이디어를 준 다른 분들도 더 많이 있다. 나의 여정은 아직 끝나지 않았다.

식사와 운동, 감정적인 요인들이 암 예방과 치료의 중요한 요소라는 사실은 벌써 몇 해 전부터 의학적으로, 신체적으로 증명된 것들이다. 암의 예방뿐 아니라 암 발병 이후의 기적적인 암세포의 쇠퇴, 심지어 곧장 완쾌되는 일도 그것들과 관련이 있음이 밝혀지고 있다.

루스 하이드리히(Ruth Heidrich)의 이야기는 감동적이다. 그는 유방암 절제수술로 가슴을 다 잃어버리고, 생명까지도 잃어버릴 위기에 처한 비참한 암환자의 상태에서, 자신의 노력으로 국제적으로 인정받는 운동선수로 성장해 나간 것이다.

루스의 책은 단지 운동선수로서의 그녀의 놀라운 기량을 찬

탄하기 위한 것만은 아니다. 물론 그것도 대단하지만, 실제로 식사조절과 운동, 정신적인 조건을 동원한다면 우리들 누구나 질병의 공격이나 정신적 우울증을 자연요법에 의해 물리칠 수 있다는 것을 보여주고 있다.

오늘날 많은 의료진들과 스포츠 코치들, 영양학자들은 우리 인류의 미래를 위해 더 나은 증거를 수집하기 위해 일하고 있다. 이런 시점에 루스 하이드리히 같은 사람들이 앞장서서 더 건강하고 더 행복한 삶과 질병의 예방을 위한 방법이 오늘, 바로 이곳에 있다는 것을 증명해 보인 것은 고마운 일이 아닐 수 없다.

테리 신타니 Terry Shintani

의학박사, 법학박사, 공중보건학 석사. 『더 많이 먹고, 체중 줄이기(Eat More, Weigh Less)』, 『하와이식 다이어트(The Hawaii Diet)』의 저자.

차례

서문 _ **선고**

"유방암입니다."

나는 쾅하고 한 대 맞은 느낌이었다. 이어서 멍한 상태가 왔다. 방금 들은 말을 믿을 수가 없었다. 사형선고나 마찬가지인 그 말의 충격파가 사그라지자 이내 미칠 것 같은, 걷잡을 수 없는 공포감이 밀려왔다.

"안 돼!" 하고 나는 울부짖었다. "오, 안 돼 …… 안 돼 ……"

속이 뒤집히는 듯한 느낌과 어지럼증과 싸우는 동안, '암'이라는 음산한 단어가 내 머릿속에서 계속 메아리치고 있었다. 이제 곧 깨어날 악몽 속에서 헤매고 있는 느낌뿐이었다.

바로 몇 분 전만 해도, 병리학 실험실에서 전달될 조직검사

결과를 기다리는 동안 나는 자신이 있었다. 유방 안에 생긴 멍울은 틀림없이 아무 해가 없는 양성종양일 거라고 확신했다. 나는 줄곧 스스로에게 아무 일도 없을 거라고, 모든 게 무사할 거라고 타이르고 있었다. 내 평생 이따금씩 좋지 않은 일이 엄습해올 때마다 언제나 그렇게 무사히 넘어가지 않았던가. 그리고 나는 언제나 내가 해야 할 일은 제대로 꼭꼭 하지 않았던가. 하지만 현실을 깨닫고 난 지금, 나는 완전히 혼자였다. "이건 너무해, 너무 불공평해!" 하고 외치는 내 소리 없는 비명을 들어주는 사람은 없었다.

나는 그동안 언제나 '균형이 잘 잡힌' 식단에 맞추어 식사를 했다. 더구나 이미 여러 해 전부터 붉은 고기류는 아예 입에 대지도 않고 끊어버리기까지 했다. 운동도 충분히 했다. 사실은 마라톤 대회까지 여러 번 출전했었다. 정기적인 유방 촬영검사를 비롯해서 병원 검사도 착실하게 자주 받았다. 한 달에 한 번씩은 정성스럽게 내 유방을 관찰해왔다.

그런데 어떻게 이런 일이 일어나게 되었을까? '왜 내게 이런 일이 일어나는 거지? 영화 속에서나, 남들에게나 일어나는 일인데 ……' 하고 생각했다. 나는 언제나 비교적 관습적이고 틀에 박힌 생활, 그러나 건강하고 성공적이며 원칙에 입각한 생활을 해왔다. 심지어 인생을 게임으로 본다면 비교적 유리한

선수로 살아온 셈이었다. 몇 개의 미인대회에도 나갈 만한 용모를 가졌고, <하와이 5-O>라는 TV 시리즈에도 세 번 등장했을 정도였다. 훌륭한 교육도 받았으며, GS-13 육군 병참술 전문가라는 보수가 좋은 직업을 가지고 업무상 전 세계를 돌아다니기도 했다. 나의 친조부모님과 외조부모님 네 분은 모두 노년의 최고 경지인 90세 이상까지 사셨으니 내가 아는 한 유전자도 상당히 좋은 편이다. 그리고 내가 생각하기에도 훌륭하고 평탄한 결혼생활을 해왔다. 머리가 좋고 잘생긴 아이들도 둘이어서 자식 농사도 잘한 셈이다. 한마디로 그보다 더 좋을 수가 없었을 만한 것이 나의 인생이었다.

그런데 왜 갑자기 이런 대재앙이 닥쳐온 것일까? 이건 나에게는 사형, 아니면 종신징역의 선고였다. 혹시 산다고 해도 유방암에 대해서는 아직 확실한 치료법이 나오지 않았기 때문에 종신징역의 선고나 같다. 그리고 유방암은 미국 성인여성 7~8명 중 한 명을 살해하는, 가장 확률 높은 사망요인이기 때문에 '사형선고'나 같다. 특히 내 연령대의 미국 여성에게 치사율이 가장 높은 게 유방암이다.

"오, 이제 저는 어떻게 하면 좋아요?"

나는 내 담당 의사인 두 명의 외과의사에게 물었다.

"또 수술 해야지요." 선임의사가 말했다. "종양의 크기가 워

낙 커서 되도록 빨리 유방절제 수술을 받으실 것을 권합니다.”

첫 수술을 받았을 때, 나는 외과의사들을 설득해서 내 수술 장면을 직접 본 적이 있다(그들은 그러지 않는 게 자기들의 더 나은 판단이라며 반대했다). 그때는 전신마취를 하지 않고 부분마취를 했다. 그래서 나는 외과의사들이 내 오른쪽 젖가슴 속에서 골프공만한 크기의 덩어리를 잘라내는 것을 볼 수 있었다. 내 마음속에서 그 크기를 스스로 과장해서 생각하는 게 틀림없다고 생각하고, 나는 계속해서 그 이미지 속의 종양 크기를 줄여서 생각하려고 노력했다. 하지만 소용없었다. 그것은 내가 어떤 식으로 모습을 떠올리든 간에 여전히 끔찍스럽게 커다란 덩어리였다.

의사들이 지금 나에게 권하는 외과수술의 방식은 조직검사 후에도 남아 있는 유방조직, 즉 가슴의 흉근 위를 덮고 있는 근막(筋膜)을 제거하는 방식이다. 유방 부분을 덮고 있는 피부, 젖꼭지, 겨드랑이에 있는 림프절 전체를 다 제거하는 절제 수술이었다. 의사들은 수술이 끝난 다음엔 암세포의 전이 여부를 판단하는 검사들을 실시할 거라고 설명했다. 나중에 밝혀진 것이지만, 그 검사들 중에서 두 개는 양성 반응, 즉 암세포가 퍼졌다는 증거로 나타났다. 뼈관절 스캔 검사도 양성이었고, 흉부 엑스레이 검사도 내 왼쪽 폐에 ‘병변’이 있음을 나타냈다.

이때쯤 되자 나는 마치 내 유방들로부터 배신이라도 당한 것 같은 느낌이 들어선지, 수술에 동의하는 데 별 어려움이 없었다. 두 번의 수술인데도 그랬다. 외과의사들이 내가 첫 번째 수술에서 회복되는 즉시 다른 쪽 유방도 절제할 것이라고 설명해주었을 때, 나는 양쪽 유방을 기꺼이 다 내줄 준비가 되어 있었다. 수술 후 화학요법과 방사선 치료를 한다고 해도 이 수술이 내 생명을 구해준다는 보장은 없었지만, 기꺼이 동의했다. 보장이 없다는 건 암세포의 속성상 그렇다. 암 종양은 즉시 세포를 증식시키기 시작하고, 그 세포들은 신체 내의 먼 부분까지 퍼져나간다. 그러니 지금 시점에서 양쪽 유방을 다 잘라낸다는 것은 말이 외양간에서 이미 달아난 다음에 외양간 문을 걸어 잠그는 것과 비슷하다. 거기다 화학요법과 방사선 치료를 더 한다고 해도 아무런 보장이 없기는 마찬가지였다.

연이은 나의 질문에 대해 의사들(진료실 안의 의사는 이제 세 명이 되었다)은 한결같이 고개를 가로저었다. 그리고 이렇게 말했다. "환자분이 앞으로 3개월을 더 살 수 있을지, 3년을 더 살 수 있을지, 아니면 얼마나 오래 살 수 있을지 우리는 모릅니다. 암세포가 이미 퍼졌는지 아닌지, 또 퍼졌다면 어느 정도까지 퍼졌는지도 알 수 없습니다. 왜 이렇게 되었는지 이유도 물론 모르지요. 우리가 도저히 알 수 없는 것들이 너무도 많습니다."

나를 더욱 화나게 하는 것은 며칠 전 내가 병원에 왔을 때 있었던 일이었다. 그때 의사는 내 유방 속에 확연하게 드러나 보이는 멍울을 바라보더니 아주 걱정스러운 목소리로 이렇게 물었다.

"왜 이렇게 늦게 기다리다 오셨어요?"

나는 그 말에 당장 공포에 사로잡혔고, 이어서 불같은 분노에 휩싸였다.

"아니, 늦게 기다리다 오다니, 그게 무슨 말이에요?" 나는 실제로 악을 썼다. "제가 불과 석 달 전에 여기 왔을 때만 해도 선생님은 이, 이것이 ……" 나는 이제 말까지 더듬고 있었다. 나는 마음을 진정시키고 심호흡을 한 번 한 다음 이렇게 말했다. "그때 저는 분명히 이 멍울은 그 전에 했던 조직검사 때문에 생긴 상처의 흉터일 뿐이라고 들었어요." 6개월 전에도 나는 분명히 이 '상처의 흉터' 멍울이 자라나고 있다고 의사들에게 이야기했었다. 하지만 그들은 그럴 리가 없다고, 모든 검사 결과가 다 '정상'이라고 거듭해서 나를 안심시켰다. 그리고 3년 전 그 멍울을 처음 발견했을 때에도 병원에서는 '하나도 걱정할 것 없는' 것이라고 나를 안심시켰었다.

의사는 말했다. "염려 마십시오. 당장에 수술 일정을 잡겠습니다."

나는 갑자기 1년 전의 그 조직검사 때 이미 암세포를 판별하는 데 실패한 거라는 생각이 떠올랐다. 지금은 너무 늦어버린 건지도 몰라!

유방암이 생겼다는 것만 해도 충분히 나쁜 일이었다. 더구나 그 암세포가 어떤 의사의 무경험, 무지, 오만함 때문에 내 유방 속에서 3년 동안이나 자랐다는 것을 알게 되는 건 나로서는 도저히 견딜 수 없는 일이었다.

두 눈에 눈물을 가득 담은 채, 나는 내 평생 최악의 순간을 경험하고 있었다. 그 순간 내가 하고 싶은 것은 고함치고 비명을 지르고 주먹질을 하고 분노에 떨며 분통을 터뜨리고 땅바닥에 쓰러져서 죽어버리는 일뿐이었다.

"아니지, 잠깐만 ……" 나는 다시 생각했다. 아직은 그대로 쓰러져서 죽어버리고 싶지는 않았다. 나는 지금도 살기 위해 싸우는 중이었으니, 내가 가진 모든 것을 다 동원해서 이 사형선고에 맞서 싸워나갈 생각이었다. 그렇다면 내 목숨을 구하기 위해 내가 기대고 도움을 얻어야 하는 사람들에게 일일이 화를 낼 처지가 아니지 않은가?

만약 내게 남아 있는 생명이 아주 짧은 시간뿐이라면, 나는 바쁘게 움직여야만 했다. 나는 그동안 해야 할 일이 아주 많았다. 이렇게 해서 나의 '생명을 위한 달리기'는 시작되었다.

수술

불행하게도 나를 내 유방들부터 분리시키는 작업은 그리 간
단치가 않았다. 상당히 광범위한 절제 수술이 뒤따랐기 때문이
었다. 하지만 다른 한편으론 그렇게 어려운 일도 아니었다. 내
가 유방절제 수술을 받기 위해 입원을 했을 때, 내 짐을 푸는
일을 도와주던 간호사들은 가방 안에 러닝복 상하 세 벌, 땀받
이 헤어밴드 세 개, 러닝화 두 켤레밖에 다른 건 별로 없는 것
을 보고 입을 딱 벌렸다. 나는 브래지어나 일상복 같은 것은 아
예 신경조차 쓰지 않았다. 내 느낌엔 그런 것들이 전혀 필요 없
을 것 같았기 때문이다. 나는 그들이 입원실을 나가면서 고개
를 가로젓는 것을 볼 수 있었다. 그 사람들이 알지 못했던 것은
내가 지난 14년 동안 매일처럼 달리기를 해왔다는 사실, 이번
입원 때문에 불필요하게 내 일상적인 습관을 중단할 의사가 조
금도 없다는 사실이었다.

수술 날 아침, 수간호사가 내 입원실에 수술 전 투약을 위해
들어왔다. 그 약은 수술환자들의 불안감을 진정시키고 긴장을
풀게 해주는 약이었다. 그러나 내 침대는 텅 비어 있었다.

"맙소사, 이 여자가 도망을 쳤어. 우리가 보기엔 수술을 잘
받아들이고 있는 것 같았는데 ……!" 하고 수간호사가 보조 간

호사에게 말했다.

나는 그 전날 수술 전에 먹는 약은 새벽 다섯 시에 입원실로 가져다줄 거라는 이야기를 들었다. 그래서 자명종 시계를 새벽 네 시에 맞춰두고 그 시간에 침대에서 기어 나와 러닝복을 갈아입었다. 그리고 살금살금 어두운 복도를 걸어 나와 아직도 어둑어둑한 병원 주위의 산을 향해 달리기 시작했다. 나는 6마일을 달렸다. 그 어느 때보다도 만족스러운 달리기를 즐겼다.

모든 두려움, 긴장, 스트레스, 근심, 심지어 분노까지도 말끔히 사라지는 것 같았다. 그리고 그 대신 어떤 전쟁터, 즉 나의 가슴 위에서 벌어질 전투에서 작전 지휘를 맡은 육군대장과도 같은 강력한 느낌이 용솟음쳐 올랐다. 외과의사들(지금은 네 명으로 불어났다!)은 수술실이라는 전선을 담당하고 있는 대령들이었다. 간호사들은 소탕작전을 맡은 군사들, 그리고 나머지 의료지원 인력들은 주사바늘, 튜브, 다양한 분야의 전문기술을 대령하고 전투개시 명령을 기다리고 있는 전투병들이었다.

6마일의 달리기를 끝낸 골인 지점에서, 나는 전투준비가 다 되어 있었다. 내가 반환점을 돌아 다시 병원으로 향한 다음 입구에 거의 다가갔을 때, 나는 내 담당 외과의사가 이제 막 도착하는 것을 보고 깜짝 놀랐다. 하지만 그 의사는 나를 보고서 더 큰 충격을 받았다.

“아니, 여기서 뭘 하고 있는 거요?” 그는 믿어지지 않는 듯이 이렇게 물었다. 나는 솔직히 약간의 죄의식을 느꼈다. 내가 만약 그에게 달리기를 해도 되겠느냐고 물었다면 절대로 허락을 안 해줬을 거라는 느낌이 들었으니까.

나중에 밝혀진 거지만, 의료진들은 절대로 나에게 달리기를 허락해줄 수가 없었을 것이다. 달리기를 하면 땀을 흘리게 된다. 땀은 탈수증상을 일으킨다. 수술하는 날에는 그 전날 밤부터 아무것도 먹지도 마시지도 못하기 때문에 어차피 환자는 약간의 탈수증 경향을 보이게 된다. 그런데 여기 지금 땀에 흠뻑 젖고 목이 마르고 탈수가 된 환자가 수술을 하겠답시고 그들 말마따나 ‘대령’한 것이다. 수간호사는 자기가 맡은 환자에 대해 좀 더 세심한 감시를 하지 않았다는 이유로 엄청나게 야단을 맞았다. 그리고 외과의사는 마취사에게 내가 잃어버린 수분을 보충할 만큼 정맥주사의 양을 늘리라고 지시했다. 그렇지만 문제는 탈수증상 때문에 수액주사를 혈관에 꽂는 것 자체가 곤란하다는 사실이었다. 세 사람이 덤벼들어 수많은 주사기를 동원한 다음에야 간신히 바늘을 혈관에 꽂을 수 있었다. 담당 의사가 걸어 들어오면서 이렇게 말했다.

“여러분, 이 여자 분이 오늘 아침에 밖에 나가서 달리기를 했다는 게 믿어져요?”

수술 전 투약의 효과로 나른해지는 것을 느끼면서 나는 입 속으로 중얼거렸다.

"봐요! 수술 당일에 달리기를 해도 이렇게 아무 문제가 없잖아요 ……"

수술은 아주 잘 진행되었다. 나는 바퀴 달린 침대에 실려 회복실로 옮겨졌다. 마취에서 깨어날 무렵 나는 이미 미국암협회 회복지원팀이 추천하는 여러 가지 운동을 시작할 생각에 빠져 있었다. 아직도 마취가 덜 풀린 탓인지 통증이 전혀 느껴지지 않았기 때문에 빨리 운동을 하고 싶어 좀이 쑤실 지경이었다. 내가 두 팔을 들어 올려보고 있을 때, 의사가 들어왔다.

"지금 뭘 하고 있는 겁니까?" 그는 황당한 표정으로 물었다.

"저는 운동을 시작해야 하거든요." 나는 그에게 설명했다.

그는 내 어깨를 토닥거리더니 부드럽게 타일렀다. "내 생각엔 2~3일 기다렸다 하셔도 될 것 같은데요."

"오, 좋아요." 나는 그렇게 대답하고, 즉시 다시 잠 속으로 빠져들었다.

그 다음번에 내가 잠이 깼을 때, 나는 팔을 아예 움직일 수가 없었다. 억지로 움직여보려고 할 때마다 칼로 찌르는 것 같은 지독한 통증이 느껴졌다. 나는 점점 심해지는 통증을 한동안은 뚝심으로 참아보려고 했지만, 이내 이런 희미한 생각들이 줄지어 떠올랐다. 이 통증은 분명 일시적인 것일 뿐이다, 그러니 이렇게 참고 견디는 건 소용없는 짓이다, 차라리 몸 편하게 지내는 편이 낫다, 그래서 통증에 대한 대증요법(對症療法)이란 게 있는 것 아닌가 ……. 결국 나는 진통제의 유혹에 굴복했고, 잠이 들었다.

그 다음 날에는 훨씬 나은 느낌이 들어서, 언제쯤 다음번 달리기를 시작할 수 있을까 궁금해지기 시작했다. 그래서 그날 아침 담당 의사가 회진을 왔을 때 물어보았다.

"달려도 되겠다고 느껴지실 때입니다"라고 의사가 말했다.

"그래요? 그럼 제가 언제쯤 달려도 되겠다고 느껴질까요?" 하고 나는 반문했다.

의사는 잠깐 웃더니 "오, 어떤 분인지 저도 이제 잘 아니까 아마도 두 주일이면 될 겁니다"라고 말했다. 마치 그 대답이 아주 좋은 소식이라도 되는 듯이 싱글벙글하면서 말이다.

"두 주일이나요?" 나는 반문했다. 실은 두 주일이 아니라 이틀 정도라고 말해주길 기대했는데 ……. 나는 꼬박 2주일 동안이나 달리기를 할 수 없을 경우에 내 신체 조건이 얼마나 열악해질 것인가를 계산하고 있었다.

의사가 나간 뒤에 나는 침대에서 빠져나와 수액 주사 받침대를 밀면서 복도 끝에서 끝까지 걸어 다니기 시작했다. 다음

날이라도 달릴 수 있도록 내 몸을 준비하기 위해서였다. 그날 밤 나는 수없이 자다 깨다를 반복했다. 아직도 통증이 수시로 내 잠을 방해하고 있었다. 내 몸은 좀 더 긴 치료와 시간이 필요했다. 수술을 받은 지 이틀 뒤에도 좀 쇠약한 상태였고 일어서면 다리가 후들거렸다. 나는 너무도 실망해서 '이러다가 과연 두 번 다시 달릴 수나 있을까?' 하고 생각했다. 겨우 이틀이 지났는데도 그게 마치 한 달처럼 느껴졌다. 그렇지만 사흘째 되는 날, 나는 아주 컨디션이 좋게 느껴졌다. "오늘이 바로 D 데이다!" 하고 나는 선언했다.

내 생각에 불쌍한 간호사들은 이 달리기 중독 환자를 좀 두려워하고 있긴 했지만, 그래도 나에게 전적으로 협조적이었다. 나는 가슴을 칭칭 동여맬 폭 넓은 붕대를 구해달라고 부탁했다. 그들은 폭이 30센티미터나 되는 가장 넓은 붕대를 가져다가 가슴 위의 어느 부분도 움직일 수 없게(실은 흔들릴 만한 아무 것도 거의 남아 있지 않았지만) 몸통 전체를 단단하게 둘둘 감아주었다. 붕대가 몸 주위에 안전하게 다 감기자 나는 몸을 움직일 때의 통증도 훨씬 덜하다는 것을 알 수 있었다.

나는 당당하게 병원 밖으로 걸어 나온 다음 조심스럽게 시험적인 달리기를 시작했다. 정말 기분이 좋았다. 두 눈에선 다시 눈물이 흘러내렸다. 하지만 이번에는 기쁨의 눈물이었다.

생명을 위해 달렸다

이 책은 내가 어떻게 죽음에서 삶으로 인생의 방향전환을 했는가 하는 이야기를 기록한 것이다. 그러기 위해서는 세 가지 조건의 종합적인 작전이 필요했다. 즉, 다이어트, 극심한 신체훈련, '나는 할 수 있다'는 긍정적인 태도이다. 수술을 받은 지 20여 년이 지나는 동안 암이 재발하지 않았을 뿐 아니라 그전의 어느 때보다도 더 날씬하고, 건강하고, 즐겁게 살아올 수 있었던 것은 그 세 가지가 결정적 요인이었다고 믿고 있다.

이 책에서 나는 최적의 건강상태를 유지하고 체력과 몸매를 위해 제대로 된 영양을 공급하기 위해서는 채식 위주의 다이어트가 얼마나 중요한지 설명하려고 한다. 또한 세계에서 가장 힘든 달리기와 철인 경기에 참가한 경험과 그런 과정에서 어떻게 위대한 동지애와 개인적인 성취, 인생을 확 바꿔놓을 만한 도전을 발견하게 되었는가를 이야기할 것이다. 세 번째로는 여러분 자신의 몸을 실제로 잘 파악하는 방법, 그리고 인생의 모든 도전에 대해 긍정적이고 적극적인 태도를 가질 수 있는 방법을 제시하려고 한다.

만약에 그런 모든 것들이 너무 벅차게 느껴진다 해도, 그건 여러분의 탓은 아니다. 내게도 처음에는 너무 벅차게 느껴졌기 때문이다. 하지만 나는 내가 다른 사람보다 특별한 사람이 아니며 특별히 남보다 더 많이 헌신적인 사람도 아니라고 굳게 믿고 있다. 여러분과 마찬가지로 나 역시 내가 어디를 지향해야 할지 알 수 없었을 때에는 두려움과 의심으로 가득 찬 순간이 많았다. 그러나 우리 인간은 누구나 마음속에 어떤 도전도 견디어낼 수 있게 해주는, 그리고 지속적으로 성취감을 갖게 해주는 저력을 가지고 있다고 나는 믿는다. 나는 비록 인생의 70대 후반부에 접어들었지만 그 어느 때보다도 기분 좋게, 그 어느 때보다도 더 큰 기쁨을 가지고 인생의 앞날을 기대하며 살고 있다. 내가 희망하는 것은 나의 이야기가 여러분 모두에게 영감을 주어서, 연령이 얼마나 되었든 신체적으로 어떤 문제를 안고 있든 간에 여러분의 능력을 확장시켜주고 여러분의 나이 또는 신체적인 조건엔 어떤 걸 할 수 있고 할 수 없다는 판에 박힌 선입견을 떨쳐버릴 수 있게 돕는 일이다. 여러분도 나와 똑같은 인류에 속한 이상, 자신이 해낼 수 있는 일이 얼마나 많은지 깜짝 놀라게 될 것이다. 더욱이 이 책에 실린 여러 가지 계획이나 아이디어를 따라서 해본다면 훌륭한 결과를 보게 될 것이다. 여러분도 나와 함께 생명을 위해 달려보지 않겠는가? 틀림없이 좋은 효과를 볼 수 있다. 내가 보장한다.

1

다이어트 시작, 운동 시작

나의 건강, 신체 단련, 질병예방과 치료 프로그램의 초석이 된 것이 하나 있다면 그것은 영양 섭취일 것이다. 나의 대단히 긍정적인 사고방식, 암 같은 것은 절대로 걸릴 리가 없다는 강한 확신, 수년간에 걸친 달리기 운동도 결국은 암이 발병하는 것을 막아주지는 못했다. 그렇지만 나의 식사방식을 완전히 바꾼 것은 순전히 우연에 의해서였다.

암 선고를 받은 뒤 얼마 지나지 않아서, 나는 호놀룰루의 한 신문에서 다음과 같은 조그마한 광고를 보게 되었다.

유방암과 식사요법 강좌가 진행 중. 유방암 환자 또는 유방암을 앓았던 적이 있는 분을 초빙합니다. 암 치료에 있어서 식사요법의 이득에 대해 함께 연구합시다 …….

나는 내 눈을 믿을 수가 없었다. 만약 그 광고가 "암 치료에 있어서 우주 방사선의 이점에 대해 연구합시다"라고 되어 있었더라도 나는 전화기 앞으로 번개같이 달려갔을 것이다. 나는 그때 완전히 자포자기의 심정을 느끼고 있었다. 구원에 관한 아주 미미한 힌트만 주어도 나 같은 암 환자들을 우주 궤도에라도 진입하게 만들 수 있을 것이다. 그것이 약속의 조건이라면 말이다. 나는 그런 심정을 느끼면서 왜 환자들이 '돌팔이' 치료법을 그처럼 허겁지겁 따르는지 쉽게 이해할 수 있었다(거기에 대해서는 제3장에서 더 자세한 내용을 읽어볼 수 있을 것이다). 나는 당시에 식사요법은 암 치료에 아무 영향을 미치지 못한다는 이야기를 이미 들은 적이 있었고, 나 자신도 그렇게 생각하고 있었다. 하지만 어쨌든 여기엔 최소한 희망이라도 있지 않은가!

나는 한순간도 주저하지 않았다. 그 광고는 내게 존 맥두걸 박사의 진료실을 찾아가라고 알려주고 있었다. 내가 신문조각을 손에 쥔 채 그곳을 찾았을 때, 맥두걸 박사는 자기가 암에는 왜 식사요법이 중요하다고 생각하는지 나에게 설명해주었다.

나는 저지방 식사를 하는 국가들은 유방암 발생률이 매우 낮고, 반대로 미국처럼 지방이 많은 식사를 하는 국가에서는 유방암 발생률도 높다는 사실을 배웠다.

그러니까 "왜 하필 나인가?" 하는 의문에 대한 해답도 바로 여기에 있었다. 나는 전형적인 미국식 식사는 37퍼센트에서 45퍼센트 정도가 지방으로 구성되어 있다는 것, 그래서 미국은 세계적으로 지방 섭취 비율이 가장 높은 나라에 속한다는 것을 알게 되었다. 또한 저지방 식사를 하는 나라의 여성들이 고지방 식사를 하는 나라로 이민을 가서 그 나라의 식사방식을 따르게 되면 그들의 유방암 발병률은 새로 이주한 나라의 비율과 똑같이 높아진다고 했다. 다시 말해서 암에 관한 한, 이런 상황에서 유전적 특질은 거의 역할을 하지 못하는 것 같았다. 연령도 마찬가지인 것으로 보였다. 앞에 말한 그런 경우에는 모든 연령층에 똑같이 암 발생률의 증가가 나타났던 것이다.

나에게 더욱더 중요하게 느껴진 것은 저지방 식사를 하는 나라의 여성들은 유방암에 걸렸을 경우에도 훨씬 더 오래 생존한다는 사실이었다. 이 사실은 진정으로 내 관심을 끌었다. 여기에 희망이 있었다. 내 생명을 연장할 수 있는 기회가 바로 여기에 있었다.

내가 식사방식을 바꾸는 데 대해 어떤 의문이 있었느냐고?

없었다. 절대로 의문의 여지가 없었다.

항암제 투여와 방사선 치료를 거부하라

그러나 어느 정도의 '딜레마'가 없었던 것은 아니다. 맥두걸 박사는 나에게 항암 화학요법과 방사선 치료를 받지 말라고 했다. 나는 깜짝 놀랐다. 왜냐하면 내 경우에는 종양의 크기로 보나 이미 전이된 것 같은 징조로 보나 그런 치료법이 꼭 필요하다고 생각했기 때문이다. 박사는 나에게 항암제와 방사선은 인체의 면역체계를 영구히 손상시킨다는 것, 그런데 암이 재발하지 않게 하려면 면역체계가 가장 완벽한 상태로 유지되어야만 한다는 것을 설명해주었다. 그는 "만약 목숨을 구하고 싶다면 식생활을 바꾸십시오!" 하고 거듭 강조해서 말했다.

나는 혼란스러웠다. 누구를 믿어야 하나, 어느 쪽 편을 들어야 하나? 지금 당장은 이것이 가장 무서운 일이었다. 하지만 가장 큰 차이점이 한 가지 있었다. 맥두걸 박사는 자기주장을 뒷받침할 만한 연구결과를 제시하고 있었다. 그러나 다른 의사들은 그렇지 못했다.

이제 나는 전적으로 확신이 섰다. 나는 내 식생활을 글자 그대로 하루아침에 바꿔버리고, 항암 화학요법과 방사선 치료를 거부했다.

철저한 채식요법

맥두걸 박사의 식사요법을 실행하는 것은 아주 쉬웠다. 만약에 어떤 음식의 근원이 식물성이면 그것을 먹었고, 동물성이면 먹지 않았다. 이런 다이어트를 일컬어 '베건(vegan)'(동물성이면 일체 먹지 않는 철저한 채식주의자 __ 역자 주)이라고 한다. 하지만 여러분은 용어를 가지고 걱정할 필요는 없다. 여러분은 물론 수많은 질문을 할 것이다. 닭고기나 생선은 괜찮나요, 우유는 어떤가요, 단백질이나 칼슘은요, 철분은 괜찮나요, '베건'인 사람들은 무엇을 먹나요……. 걱정할 필요 없다. 이 책을 읽어가다 보면 그 모든 질문의 해답이 저절로 나타날 것이다.

지금 여기서 우선 말하고 싶은 것은 내 다이어트의 효과가 즉각적이었다는 점이다. 단 21일 만에 내 혈중 콜레스테롤 수치는 236mg/dl에서 160mg/dl로 뚝 떨어졌다. 6개월 후에 실시한 검사 때에는 128이었다. 그리고 그 다음 검사에서는 드디어 100 이하로 떨어졌다. 이 수치로 나의 심장마비 발생 가능성은 아예 없어져버렸는데, 이것은 생각지도 못했던 결과였다. 맥두걸 박사가 처음 내 환자 기록을 보았을 때, 그는 내가 암보다는 심장마비로 사망할 가능성이 더 높다고까지 말했다. 그건 나한테는 암 선고만큼이나 충격적이었다. 그동안 나는 마라톤을 하는 사람이니 심장질환 같은 것에는 면역이 되어 있다고 스스로 믿고 있었기 때문이다〔그것은 모든 러너 중에서도 가장 유명한 짐 픽스(Jim Fixx; 『달리기의 모든 것』이란 베스트셀러로 1970년대 미국에 조깅 붐을 일으킨 의사 __ 역자 주)가 심장병으로 사망해서 미국인들에게 충격을 안겨주기 이전의 일이다〕.

나는 그때 내 콜레스테롤 수치가 그처럼 높은 것에 경악했다. 이미 오래전부터 이른바 '붉은 고기'는 먹지 않았고, 그처럼 지독하게 심한 운동을 많이 하고 있었기 때문이다. 그 당시에 내가 몰랐던 것은 닭고기나 생선 역시 쇠고기, 돼지고기에 못지않게 콜레스테롤 함유량이 많다는 사실이었다. 콜레스테롤을 섭취하는 식품의 종목을 바꾼 것만으로는 내 몸에 별로 도움이 되지 않았던 것이다.

쇠고기나 돼지고기 대신에 닭고기와 생선을 먹는 것이 더 건강한 식사법이라고 사람들이 생각하는 것은 그리 놀라운 일은 아니다. 육류생산업계에서는 닭고기나 생선에 함유된 콜레스테롤의 양을 아예 언급하지 않음으로써 그 사실을 숨기기 때

문이다. 여기 어떤 잡지를 통해서 전국적으로 살포되고 있는
쇠고기 광고를 예로 들어보자.

콜레스테롤에 관한 미신과 진실! 이것은 최고의 놀라운 소
식입니다. 기름을 떼고 손질한 얇은 비프스테이크에는 껍질을
제거한 닭고기만큼의 콜레스테롤밖에 없습니다.

또 어떤 패스트푸드 체인점에서는 이런 광고도 했다.

우리 회사의 이 먹음직스러운 갈비구이에 들어 있는 콜레스
테롤 함유량은 닭고기와 생선만큼 낮습니다.

쇠고기와 돼지고기를 파는 육류회사들은 이런 종류의 언어
조작으로 모든 동물에는 다 똑같은 정도의 콜레스테롤이 들어
있다는 대중의 인식을 어물쩍 통과하려고 하는 게 분명하다.
사실 이 광고문의 경우에는 '닭고기와 생선만큼 낮습니다'가
아니라 '닭고기와 생선만큼 높습니다'라고 말해야 옳다. 어떤
동물을 도축한 것이든 간에, 고기에는 1온스당 무려 25밀리그
램의 콜레스테롤이 들어 있는 것이다. 철저한 채식요법의 장점
들은 이 책의 뒷장에서 다시 논의하기로 한다.

콜레스테롤 함유량(1인분 기준)

음식	100그램당 밀리그램
쇠고기	70
돼지고기	70
양고기	70
닭고기(껍질 제거한 것)	60
칠면조(껍질 제거한 것)	82
핼리벗(넙치종류)	50
대구	60
참다랑어	63
꽁치	93
게	100
새우	150
바다가재	200
치즈(체다치즈)	106
간	300
달걀	550
모든 채소류	0

운동을 시작하다

철저한 채식은 나의 새로운 건강요법 중 하나의 측면일 뿐이었다. 다른 한 가지는 철인3종경기를 위한 훈련이었다(철인3종경기라는 운동에 대해서는 조금 뒤에 설명하겠다).

심장병, 직장암, 당뇨병의 발병률이 낮아진다는 사실 외에도 나를 확실한 채식주의자가 되게 해준 또 한 가지 요인은 나의 달리기 기록들이 점점 더 좋아지고 있다는 사실이었다. 매번 경기에 참가할 때마다 커다란 시간의 크기가 뭉텅뭉텅 줄어들었다고나 할까. 나는 내 혈관 전체 조직이 완전히 열려서 근육에 점점 더 많은 산소와 영양분이 공급되고, 노폐물이 전보다 더 빨리 청소되기 때문이라고 결론을 내렸다. 나는 그 이점을 정말 실감할 수 있었다. 달리기, 자전거타기, 수영의 기록이 전보다 훨씬 더 빨라지는 것이 눈에 보였다.

나는 대개의 어린이들이 누구나 다 하는 달리기 말고는 어릴 때부터 특별히 운동에 소질을 보이거나 한 적이 없었다. 처음으로 주로(走路)에 서서 달려본 것은 1973년이었다. 오하이오 주 스프링필드에서 열린 '터키 트로트' 대회로, 3마일짜리 대회였다. 아주 조그만 대회여서 나 같은 사람도 거의 맨 앞줄에서 스타트할 수가 있었을 정도였다. 주변을 둘러보니까 남자들밖에는 보이지 않았다. 그래서 괜히 기분이 으쓱해져서 혼자 웃음을 지었다.

하지만 일단 출발의 총성이 울렸을 때, 나는 거의 짓밟혀 죽을 뻔했다. 남자들의 발길에 치여 밟히지 않으려고 전력을 다해 질주했고, 반마일 표지판 근처까지 왔을 때는 거의 죽음을 맛보았다. 내 가슴과 폐는 괴로움으로 비명을 지르고 있었다.

두 다리는 납덩이처럼 무거웠다. 거의 숨이 넘어가서 죽는 느낌이었다. 어쩔 수 없이 걷기 비슷한 수준까지 속도를 늦추는 것 밖에는 달리 선택의 여지가 없었다. 그 후에는 아주 천천히 체력을 회복해서 반환점까지는 괜찮은 속도로 달릴 수 있었다. 그리고 남은 거리는 같은 페이스를 유지하면서 끝을 맺었다. 이렇게 나는 내 첫 번째 경기를 완주했고, 생애 첫 트로피를 손에 넣을 수 있었다.

나는 그때의 그 참을 수 없는 고통을 앞으로도 오랫동안 잊을 수 없을 것이다. 그 다음 경주는 1년도 더 지나서 있었다. 그리고 그건 4마일짜리 경기였는데도, 기본적으로는 나의 첫 번째 경기와 똑같은 일이 반복되었다. 하지만 이번에도 나는 멋진 트로피로 그 보상을 받았다. 이번에도 나 말고 다른 여자들은 없었다. 이제 두 번이나 대회에서 죽지 않고 살아남았기 때문에 다음번엔 10킬로미터(6.2마일) 대회에 참가했다. 그리고 나는 대회의 거리에 관계없이 똑같은 상황이 순서대로 일어나는 것에 주목하게 되었다.

장거리 경주는 대체로 시작, 중간, 마지막의 셋으로 나눌 수 있었다. 시작은 언제나 대단히 좋았다. 그러고 나면 내 가슴과 다리의 그 모든 무서운 통증이 시작 부분이 끝나는 것을 알려주었다. 중간 부분은 내가 속도를 약간 늦추고 통증이 좀 가라

앉을 때 쯤 시작된다. 마지막 부분은 내 눈에 골인 지점이 보이면서 완주선을 통과할 때까지 이를 악물고 버티려고 노력할 때에 시작된다. 어느 경주에서나 상황은 똑같았다. 다만 좀 더 장거리일수록 중간 부분이 좀 더 늦게 시작되어서 더 오래 지속된다는 점이 달랐다.

내가 하프 마라톤에 도전하게 된 것은 그 이후로도 4년이 지난 뒤였다. 그런데 결과는? 그 전과 똑같은 일이 연이어 일어났다. 그때쯤에는 나도 그동안의 충분한 경험으로 어떤 거리를 달리든 간에 그 결말은 똑같다는 것을 알고 있었다. 즉, 완주선에 골인할 때에는 아무런 힘도 남아 있지 않은 상태에서 거의 초죽음이 되어 들어온다는 사실이었다. 그때만 해도 나는 그건 원래 그렇게 되기 마련이라는 걸 깨닫지 못하고 있었다.

마라톤 하프코스에서 풀코스로 도약을 하는 일은 그보다 더 큰 심리적인 전쟁을 치러야 했다. 그 당시는 내가 전원이 남자들로 구성된 육군 안의 사무실에서 근무하고 있을 때였다. 거기서 나보다 열 살 내지 스무 살은 더 젊은 친구들이 별로 대단한 훈련을 따로 받지도 않은 채 쉽사리 마라톤 풀코스를 완주하는 것을 보고, 나도 풀코스를 달릴 수 있겠다는 생각을 하게 된 것이다. 나는 그것으로 성차별과 연령차별의 장벽을 깨뜨리기로 결심했다. 장거리 달리기를 할 때마다 거리를 점점 더 늘리면서, 내가 진짜로 풀코스를 뛸 수 있다는 확신을 계속 키워 갔다.

드디어 첫 번째 마라톤 풀코스의 완주선을 넘었을 때, 이번 역시 그 전과 똑같이 시작, 중간, 마지막의 순서대로 상황이 전개되고, 골인했을 때에는 완전히 탈진상태가 된 것을 알게 되었다.

그로부터 4년 뒤에는 첫 번째 울트라 마라톤 대회를 준비하기 시작했다. 보통 26.2마일짜리 정규 마라톤 대회보다 더 장거리 대회를 울트라 마라톤 대회라고 부른다. 일단 내 목표를 '울트라'로 정해놓고 나니까 일반 마라톤 대회는 거의 쉬워 보이기까지 했다. 그것은 아주 신나는 발견이었다. 어떤 목표를 정해놓고 나면 그보다 좀 작은 목표는 넉넉히 할 수 있을 뿐 아니라 거의 쉽게 보인다는 사실!

세계를 달리다

개미들의 집단 내에서 얼마나 많은 활동이 이뤄지고 있는지 관찰해본 적 있는가? 그렇다면 그 개미들이 얼마나 확고한 목표를 가지고 일하고 있는지도 보았을 것이다. 그 개미떼의 한 마리 한 마리는 자기가 어디를 가야 할지, 무엇을 해야 할지, 언제 해야 할지를 확실하게 알고 있다. 이 개미떼의 일생 전체는 유전공학적으로 미리 계획된 목표들을 달성하는 일에 파묻혀 있다.

이번엔 인류를 살펴보자. 어떤 사람들은 자기가 무엇을 해야 할지, 어떻게 할지, 언제 할지를 알고 있는 것처럼 보인다. 하지만 나는 그런 행운을 누려본 적이 없다. 내가 느끼기에 나는 언제나 내가 선택해야 할 수많은 대상을 한 뭉치로 앞에 두고 있다. 항상 한 가지 이상을 원하며, 일단 내가 선택한 것을 되돌아보고 다른 것을 선택할 걸 그랬다고 후회하기도 한다.

암 선고를 받는 바람에 그런 모든 것이 휩쓸려 가버렸다. 평생 처음으로 수정처럼 투명한 푸른 바다, 나무와 숲의 무성한 초록빛이 눈에 들어왔다. 갑작스럽게, 살아 있다는 사실 자체만이 내 인생의 핵심이 되었고, 다른 모든 것은 2차적인 것이 되어버렸다. 그런 다음엔 뭐든지 다 마음껏 내다 버리고 신나는 기회에 환호하는, 그런 새롭고 기쁜 느낌이 다가왔다.

내 인생을 돌이켜보건대, 그동안 나는 바로 앞의 개미가 가는 대로 그 뒤를 따라가는 한 마리 개미였다. 내가 스스로 결정한 길을 용감하게 걸어갈 엄두도 내지 못했다. 그런데 암이 나에게 그동안 스스로 해낼 수 없었던 일을 할 수 있게 해주었다.

그것은 나를 그동안 관습적으로 뒤따르고 있던 대열로부터 뽑아낸 다음 엉뚱한 길 위에 떨어뜨려 놓았다. 그리고 그 길은 아주 독특한 삶이었다. 그렇다. 다른 사람들도 암 선고를 받는 사람은 많았다. 하지만 내가 보기에 그들은 나하고는 전혀 다른 상황이었다. 나는 암 선고 이후 첫 2년 동안의 기간을 내 병과 친숙해지는 데 사용했다. 그리고 내가 당장 죽지는 않는다는 게 확실해진 다음에는 자유롭게 마음에 맞는 내 여생의 계획을 세웠다.

달리기 덕분에 나는 전 세계를 돌아다녔다. 그것은 새로운 여러 나라를 구경할 수 있는 기회였다. 또한 서로 다른 문화를 갖고 있지만 달리기 사랑을 서로 나눌 수 있는 수많은 사람들과 만날 수 있는 신나는 생활이었다. 암 선고를 받은 이듬해에 나는 중국 여행을 하기로 계획을 세웠다. 그리고 환상적인 꿈을 마음에 품고 그것을 실현시켰다. 중국 최대의 유적지 만리장성 위를 달리는 만리장성 마라톤 대회에 참가한 것이다. 물론 장성의 전체 길이를 달린 것은 아니다. 왜냐하면 만리장성의 대부분 구간은 보수가 전혀 되어 있지 않은 열악한 상태였기 때문이다. 그렇지만 내가 달린 정도의 거리만으로도 예전의 낡은 지식과 경험에 비교하면 거의 불가능에 가까운 어떤 일을 해냈다는 장한 느낌을 충분히 가질 수 있었다.

그처럼 장엄한 옛 사람들의 창조물 위를 달린다는 것 자체
도 기쁨이었지만, 수많은 중국인들이 나를 구경하는 모습을 구
경하는 것 역시 진짜 스릴 만점이었다. 그들 대다수는 평생에
한 번도 키 크고 화사한 모습의 서양여자가 달리기 셔츠와 짧
은 팬츠를 입은 것을 본 적이 없었다. 그래서 아마도 내가 미쳤
다고 생각했음에 틀림없다. 도대체 달릴 필요가 전혀 없는데도
저렇게 달리는 사람이 세상에 어디 있단 말인가 하고 말이다.

입을 딱 벌린 중국인들의 엄청난 인파는 내가 군중 틈을 헤
치고 걸어가는 데 따라서 양쪽으로 갈리고, 다시 정신없이 넋
을 잃고 나를 바라보고는 했다. 그들은 손가락으로 나를 가리
키며 떠들어댔고, 두 눈은 장난기와 호기심으로 가득했다. 모
두들 입을 벌리고 있었고, 얼굴 전체에 웃음이 넘쳤다. 어떤 나
이 많은 중국 남자분이 나를 따라 장난으로 달리기를 하면서
큰 소리로 웃음을 터뜨리기도 했다. 그는 나에게 중국어로 뭐
라고 이야기를 했고, 나는 영어로 대꾸를 했다. 우리는 마음과
마음으로 완벽하게 의사소통을 할 수 있었고, 내가 생각하기엔
그 짧고 귀중한 몇 분 동안 우리는 서로의 인생을 풍성하게 빛
내주고 있었음에 틀림없다.

중국에서 돌아온 다음, 내가 살고 있는 하와이의 섬들 중 마
우이(Maui) 섬에 있는 고도 3,058미터짜리 화산 할레아칼라

(Haleakala) 분화구 횡단 트레킹에 나서기로 결심했다. 이 화산은 '태양의 집'이라는 별명으로 알려져 있었다. 이 사화산(死火山) 분화구 내벽의 혈암 경사면을 달려 내려가면서, 나는 화산학자들이 이 화산이 정말 사화산이라고 의견일치를 본 것이 제발 사실이기를 빌었다. 나는 밑바닥이 없는 것처럼 보이는 수많은 깊은 크레바스들을 내려다보았고, 두 차례의 장엄한 해돋이를 보았으며, 보통사람들이 다시 기어 나올 때까지 걸리는 시간의 4분의 1정도의 기록으로 분화구 맞은편으로 달려서 올라올 수 있었다.

중국에서와 마찬가지로, 나는 이것이야 말로 진정한 삶이라고 느꼈다. 그리고 이것을 시작할 때까지 어째서 그처럼 오래 기다렸는지 의아스럽기까지 했다. 지금까지 한 번도 이곳의 '태양을 향한 경주'에 참가할 생각조차 해본 적이 없었다니! 그래서 그 다음해 나는 그것을 실천했다. 할레아칼라 분화구 밑바닥에서 꼭대기까지 36.6마일(약 59km)을 달리는 경주를 7시간 47분에 완주하고, 연령대별 1위상을 수상했다.

그 후에도 끊임없이 새로운 도전을 향해 나섰다. 암 선고를 받고 난 지 4년 뒤인 1986년에는 1년 동안 51개 달리기 대회에 참가해서 거의 전부 수상을 했다. 서른한 번이나 1위를 해서 금메달을 받았고, 2위가 아홉 번, 3위가 세 번이었다. 그리고 기록이나 시상을 하지 않는 '펀런(fun run)' 대회도 여섯 번 출전했다. 이 육상대회들은 1마일짜리 전력질주 기록경기에서 부터 철인3종경기에 이르기까지 다양한 거리와 종목이었다. 거기엔 수많은 다양한 달리기 코스, 국가별·연령대별 국제대회가 있었고 달리기, 자전거, 수영, 3종경기의 연령대별 신기록도 다수 포함되어 있었다.

암 선고를 받고 난 5년 뒤인 1987년에는 52개 대회에 출전했다. 이것도 역시 1마일짜리부터 철인3종경기까지 다양한 거리의 대회였고, 1등을 해서 따낸 금메달도 더 많아졌다. 1988년에는 목표를 약간 변경해서 모스크바 마라톤 대회에 참가했다. 이어서 키예프, 카르코프, 소치, 생 페테르부르크 대회에도 나갔다. 그곳에서 내 통역을 맡은 사람은 우리가 만난 모든 러시아인들에게 나에 대한 설명을 다 해주었다. 철인3종경기 대회에까지 출전한 이 53세의 여인이 '암 환자'라는 말도 덧붙였다. 나는 그 사람들의 얼굴에 떠오른 경악의 표정을 영원히 잊지 못할 것이다. 그들은 나의 식사요법, 훈련 스케줄, 그리고 어떻게 해서 이런 활동을 할 생각을 했는지 모든 것을 알고 싶어 했다. 나는 이들에게 식사, 운동, 건강한 생활습관의 중요성을 이야기할 기회가 생긴 것이 기뻐서 기꺼이 설명해주었다.

내가 참가한 모스크바 마라톤 대회는 상당히 이색적인 마라톤 대회 중의 하나다. 그리고 가장 기념할 만한 대회이기도 했다. 그때는 아직 베를린 장벽이 무너지기 전이었기 때문에 공산 국가들과 서방 국가들 사이에 아직 적대감이 남아 있을 때였다. 모스크바 시내의 거리를 달리면서 느낀 것은 소련 사람들이 미국인에 대해서 무한한 호기심을 가지고 있다는 사실이었다. 그들은 극도로 친절했고, 어느 정도까지는 의사소통이 될 만큼 영어를 구사하는 사람들이 많았다. 나는 마라톤 경기 도중에 수많은 외국인들과 대화를 나누느라 너무나 형편없이 느리게 달려서 P.W.(최악의 개인기록)를 기록할 지경이었다. 하지만 그게 무슨 상관이 있겠는가? 그처럼 무한히 다른 배경을 가진 수백 명의 사람들과 서로 교유한다는 사실 자체가 나한테는 큰 보상처럼 느껴졌다.

나는 소비에트연방을 향해서 우리의 '알로하' 정신을 전달하고 싶은 마음에 내 짐 보따리에 무려 5,000개의 하와이 양란 목걸이를 싸가지고 왔고, 그것을 주로(走路) 변에 서 있는 구경꾼들에게 나누어 주면서 달렸다. 러시아 사람들의 얼굴에 나타난 그 놀라움과 기쁨에 가득 찬 표정은 정말 장관이었다. 더욱 보기 좋았던 것은 마라톤 풀코스 대회의 주로 정리와 경비를 위해 동원된 소련 육군 병사들의 표정이었다. 그들은 모두 석상처럼 뻣뻣하고, 돌처럼 무표정하게 서 있었다. 그런데 내가 그들에게 나누어 준 것이 무엇인지 알아본 순간 그 딱딱하고 차가운 얼굴이 녹아서 크게 뜬 눈과 환한 미소로 변하는 것을 보는 것은 정말 황홀한 경험이었다. 나는 하와이에서 왔기 때문에 자기들의 마라톤 대회에 참가하려고 얼마나 먼 거리를 날아왔는가를 설명해주고 싶었다. 그 사람들이 '하와이'란 말을 전혀 못 알아듣는다는 사실을 알게 된 것은 바로 그때였다. 러시아인들은 전혀 알아듣지 못하고 나를 향해 당황한 표정만 지어보였다. 그건 그네들 언어에 하와이의 'h' 발음이 없기 때문이다. 하와이의 러시아식 발음이 '그-바이(Gavai)'라는 것을 알아내서 그렇게 말하자, 그 사람들은 갑자기 일제히 내 말을 알아들었다. 두 눈은 기쁨으로 춤추고, 얼굴엔 활짝 웃음을 띤 채 고개를 끄덕였다. 아, 의사소통의 중요함이여!

1989년에 나는 인도와 네팔에서 지내면서 눈에 띄는 모든 마라톤 대회에 참가했다. 이번에도 역시 비슷한 경험을 했다. 거기서도 수많은 사람들과 한데 섞여서 내 경험을 함께 나누고 '나의 이야기'를 해줄 기회가 많았다. 그곳 사람들 역시 어떤 인간이 먹고 살기 위해 꼭 필요한 일이 아닌데도 나처럼 거기에 엄청난 힘을 쏟아 붓는다는 것이 믿기지 않는 것 같았다. 그 누구든 매일처럼 엄청난 육체노동을 하고 있는 사람이라면 '운동'이라는 개념 자체가 거의 필요 없게 느껴지는 것이다.

그것은 특히 네팔에서는 꼭 맞는 이야기였다. 국민 전체가 너무 심한 가난에 시달리고 있어서 신체의 에너지를 조금이라도 낭비하는 것은 거의 범죄적인 행위처럼 보일 정도였다. 내가 본 바로는 식량의 수요공급은 너무나도 제한된 양에 불과했고 사람들의 삶은 너무도 힘들었다. 그래서 운동 같은 건 아예 할 필요도 없었고 무엇을 먹고 살아야 할지 선택할 여지도 없는 것 같았다. 네팔 사람들로 말하자면, 그들은 이미 극단적인 저지방 식사만을 하고 있었고 매일처럼 낮 시간의 전부와 밤 시간의 절반을 '운동'하고 있었다. 그것도 휴일 없이 일주일에 7일씩!

또한 그 사람들의 스트레스 수준이 극도로 높다는 것을 알게 되었다. 나는 이들의 스트레스 형태와 미국인들이 일의 마감시간, 교통 혼잡, 소음, 기타 등등으로 받고 있는 스트레스의 형태를 마음속으로 비교해보았다. 이 사람들은 거의 하루도 쉬는 날이 없이 종일, 그것도 밤늦게까지 장시간 노동을 한다. '커피 브레이크' 따위의 휴식시간조차 없다. 이렇게 중노동을 하는데도 그 사람들 중 일부는 가장 밑바닥 기초생계조차 꾸려나가기 힘들었다. 자기들은 고사하고, 어린 자녀들의 밥조차 제대로 먹이지 못하는 사람들이 많았다. 이 세상에 자기 아이가 굶주리는 걸 보는 것보다 더 큰 스트레스가 또 있을 것인지,

나는 도저히 상상이 안 된다.

역설적인 것은, 이런 네팔인들이 평균적으로 성년기, 장년기, 노년기에 이르기까지 활발하고 건강하게 생명을 유지한다는 점이다. 비만 같은 것은 없었다. 심장질환이나 가장 흔한 암, 궤양, 당뇨병, 골다공증, 고혈압, 관절염 같은 것도 없었다. 이론적으로 궤양이나 암, 고혈압은 스트레스가 원인이며, 관절염은 닳아 없어지는 것이 원인이라고 한다. 나는 내가 내 몸에서 느끼는 변화, 남들에게도 그렇게 보이는 변화를 겪으면서, 인간의 생존과 건강에 있어서 식사가 지극히 중요한 역할을 한다는 사실을 확신하게 되었다. 그건 모든 연령층의 운동경기 종목에서도 마찬가지다. 나는 느닷없이 스포츠 경기의 국제무대에서 총알처럼 솟아올랐는데, 그것도 최소한 부분적으로나마 내 식사요법의 결과라고 생각한다.

2

철인3종경기

1986년 10월 11일, 나는 호놀룰루 국제공항에 앉아 있었다. 다섯 번째 철인3종경기 도전을 위해서 코나(Kona)행 비행기를 타려고 기다리는 중이었다. 나는 내가 거기 있는 것조차 신기했다. 겨우 7개월 전에는 뉴질랜드에서 열린 철인3종경기 대회에 참가했었다. 장년부 1위로 금메달을 따냈을 때, 이제는 스포츠계의 정상에 올랐다는 생각이 들었다. 그때는 3월이었고, 1985년도 코나 철인3종경기에 나간 후 거우 다섯 달밖에 되지 않았었다. 지금 1986년도 코나 대회에 또 나가면, 이건 1년도 안 되는 사이에 세 개의 철인3종경기에 출전하는 셈이 된다. 결국 나는 코나 대회에 다시 출전하는 것을 포기하고 뉴질랜드 대회에 나가기로 결심했다. 내 계산으로는 이 두 개의 대회를 연속해서 완주한다는 것은 불가능했다.

그 뉴질랜드 대회를 마치고 났을 때, 누군가가 나에게 이제 다음에는 무엇을 할 거냐고 물었다. 나는 1년 안에 두 개의 철인3종경기를 해낸다는 게 과연 가능할 것인가가 궁금했다(상식적으로는 철인 대회가 인체에 미치는 후유증은 너무도 커서, 어떤 사람이라도 1년에 한 번밖에는 참가할 수가 없다고 알려져 있었다).

그 뒤 8월에 나는 다시 한 번 선택의 기로에 섰다. 그 달에 열리는 일본 철인3종경기 대회에 나가느냐, 10월의 코나 대회에 나가느냐 하는 문제였다. 나는 여전히 매주 주말마다 빼놓지 않고 달리기, 자전거, 수영 대회에 참여하고 있었지만, 같은 해에 철인3종경기를 또 나감으로써 1년에 두 개 대회를 다 뛴다는 것은 전혀 꿈조차 꾸지 못했다.

나는 그때까지 일본에 가본 적이 한 번도 없었고 콘티넨털 항공사가 여비를 후원하겠다고 해서 일본 대회를 선택했다. 대회기록에 관한 한 목표치를 최저로 내려 잡아야 할 것으로 예상하고 있었다. 그러나 나 스스로도 깜짝 놀랐다. 나는 그 대회에서 아주 잘해내서, 내가 속한 연령대 그룹에서 또 1위를 차지했다. 그때 나는 내 몸이 아마도 경기에 참가하는 것과 연습을 하는 것의 차이를 전혀 구별 못하는 건지도 모른다는 생각이 처음으로 들었다. 그렇지만 아직도 확신을 가지지는 못했다. 어쩌면 내 몸에 적절한 휴식기간과 제대로 된 연료를 공급하기만 한다면, 내가 하고 싶은 횟수만큼 자유롭게 경기에 계속 출전할 수 있을지도 모른다고 생각했을 뿐이다.

내 머릿속에는 바로 그해 1년 동안 세 개의 철인3종경기 대회를 전부 다 해낼 수 있을 거라는 생각은 떠오르지도 않았다. 사실은 절대 그렇게는 못할 거라고 믿었다. 사람들은, 특히 내 코치들은 내가 경기에 너무 많이 나간다고 항상 말하고 있었으니까. 하지만 뉴질랜드 대회와 일본 대회를 너무 잘 끝내고 나자 코나 대회에도 마저 나가서 내 한계를 시험해보기로 결심했다. 정신적으로든 신체적으로든 내 평생 언제나 스스로 자신의 한계를 설정하고 실천해왔다는 사실을 깨닫자, 내 심장이 먼저 두근거리며 경주에 나서고 싶어 했다. 게다가 중도탈락하거나 완주를 못한다고 해도 누가 나를 어쩔 것인가? 해고하거나 자를 건가?

51세의 '암 환자' 선수가 1년도 안 되는 사이에 네 개의 철인3종경기를 다 해낼 수 있을 거라고는 아무도 감히 상상조차 하지 못했을 것이다.

첫 번째 철인3종경기

1982년, 아직도 암 수술의 회복기에서 몸을 추스르고 있던 시기에 나는 자신을 위로도 할 겸 부모님을 찾아뵙기 위해 하와이 본섬 빅아일랜드(Big Island)로 날아갔다. 내가 부모님 댁을 찾은 시기는 마침 1982년도 코나 철인3종경기 대회 일정과 타이밍이 일치했다. 이 엄청나게 격렬한 경기가 열리고 있는 길가에 서서, 참가 선수들이 수영 2.4마일(3.9km), 자전거타기 112마일(180.2km), 마라톤 26.2마일(42.195km)을 완주하고 골인하는 것을 나는 경악 속에서 지켜보았다. 내 머릿속은 지금 눈에 보이는 광경을 받아들이기가 어려워 혼란스러웠다. 내 두뇌의 한 쪽에서는 '지금 이건 인간으로서 불가능한 일이야! 이렇게 엄청난 양의 운동을 해낼 수 있는 인간은 없어! 이건 도저히 할 수 없어!' 하고 외치고 있었다.

'아냐, 할 수 있어!' 하고 다른 한 쪽에서 외쳤다.

'아냐, 할 수 없어! 이건 불가능한 일이야!'

'아냐, 할 수 있어. 보라고!'

'아냐, 아냐, 아냐, 절대로 안 돼!'

이런 다툼은 완주자들이 기진맥진해서 골인 지점을 통과해 들어오는 몇 시간 동안이나 계속되었다.

나는 이미 여러 차례 풀코스 마라톤 대회를 뛰어봤기 때문에 마지막 골인 지점을 통과할 때의 느낌이 어떤지를 잘 알고 있었다. 완전히 체력이 소진된 채 기진맥진, 힘이라고는 하나도 남아 있지 않은 그 느낌을! 도대체 이 사람들은 어떻게 해서 한 시간 내지 두 시간 이상 수영을 한 다음에, 지독한 땡볕에서 보통 선수들 같으면 여섯 시간 내지 여덟 시간 걸릴 거리를 자전거로 주파한 다음, 다시 마라톤 풀코스를 뛸 수가 있단 말인가! 이건 아무리 해도 믿을 수가 없는 끔찍한 운동량으로밖엔 느껴지지 않았다.

계속해서 경기 광경을 지켜보고 있는 동안에, 내 머릿속에서는 어떤 한 가지 생각이 다시 형성되기 시작했다. 이번에는 '어쩌면 나도 할 수 있을지 모른다'라는 생각이었다. 하지만 이내 그 생각은 다시 두 개의 목소리로 갈라졌다.

'아냐, 나는 도저히 해낼 수 없어!'

'나도 할 수 있을 거야.'

'관둬. 말도 안 되는 미친 생각이야.'

'하지만 나도 훈련만 충분히 하고 난 다음이라면 ……, 어쩌면 …….'

'천만에, 그건 불가능해! 더구나 너는 너무 늙었어!'(그 당시 나에게는 마흔일곱이라는 나이가 완전히 노인으로만 여겨졌다).

'그래도 일단 시도는 해볼 수 있을 거 아냐?'

'하느님 맙소사, 이 아줌마야. 네가 그렇게 늙지 않았다고 쳐, 그래도 넌 암 환자라는 사실을 잊고 있잖아!'

내 머릿속의 말다툼은 대개 거기서 끝이 났다. 그리고 이내 다시 계속되었다. 내가 완주선을 뚫고 골인하는 장면의 이미지는 계속해서 내 머리를 떠나지 않았다. 매일 매일 달리기 연습을 하면서도 하와이 코나 섬의 그 결승장면을 언제나 그리고 있었다. 완주선에 있는 그 커다란 시계, 골인 지점 주변을 에워싼 화려한 열대 꽃들, 환호하는 군중들 …….

하지만 나는 아직도 자신이 없었다. 그래서 내가 육체적으로 할 수 있는 일에는 한계가 분명히 있으며, 괜히 이룰 수도 없는 말도 안 되는 일을 하려고 설치다가 스스로 실패를 자초하는 일은 하고 싶지 않다고 쉴 새 없이 스스로를 설득했다. 그리고 확실히, 중년을 넘긴 '암 환자'에게 그런 도전은 완전히 웃기는 짓이 아닐 수 없었다. 그리고 그 사실을 '증명'해주는 것은 그 당시까지도 그만한 나이의 여자가 철인3종경기에 도전해서 완주한 사람이 단 한명도 없었다는 점이었다. 잊지 마시라. 우리가 얘기하고 있는 경기는 수영 2.4마일, 자전거 112마일을 끝낸 다음에 다시 26.2마일의 마라톤 풀코스를 뛰는 것임을 …….

나는 스스로에게 그런 미친 짓을 염두에 두고 고려해보는 것 자체만 해도 완전히 정신이 나간 짓이라고 몇 번이나 거듭 강조했다.

매일하는 규칙적인 달리기 운동 중간에도 내 마음은 계속해서 방황하고 있었다. 내가 연습으로 점점 더 강해지는 모습이 계속해서 머리에 떠올라왔다. 가끔씩은 철인3종경기에 나가는 상상도 되살아나곤 했다. 나는 매일하는 운동으로 자전거타기를 시작했다. 그리고 즉시 자전거타기의 강도와 시간을 내 한계점까지 밀어붙이기 시작했다. 그리고 얼마 안 가서 아마추어 선수용 수영강습에도 등록했다. 내가 정말 철인3종경기를 해낼 수 있을지는 알 수 없었다. 그렇지만 모든 사람들의 전설이 될 만한 '적극적인 태도'를 보이고 싶다는 것이 내 소원이었다. 그러자 얼마 안 가서 하나의 영감이 떠올랐다.

만약에 내가 한 사람의 '암 환자'로서 철인3종경기를 사상 최초로 완주한 인물이 된다면 어떨까? '암'과 '철인 경기'라는 극과 극의 대조적인 개념에 나는 매혹되었다. 그렇게 되면 나는 진정으로 그 병을 이겨내고 생존자가 되었음을 스스로 증명하는 것이 되지 않겠는가? 암 선고라는 저주를 받은 내가 오히려 그것을 평생의 도전으로 받아들이고, 그 투쟁 과정에서 '철인'이 되어보는 것은 어떨까? 극한적인 체력 단련이 암과 싸우는 데 도움이 된다면? 내 몸을 평생 최고의 단단한 몸으로 훈련시켜서 아직도 내 몸 안에 남아 있을 게 틀림없는 암세포에 대한 최고의 공격수단으로 삼는다면 얼마나 멋지겠는가?

그것은 참으로 흥분되는 새 목표였다. 내 삶을 새롭게 포장할 수 있는 멋진 수단, 삶의 주목적으로 삼을 만한 가치가 있는, 앞으로 내 생활의 대부분을 점유할 제1의 목표가 될 수 있는 위업이기도 했다.

나는 내가 철인으로 살아가는 삶에 대해 사랑에 빠져들고 있다는 것을 느꼈다. 그래서 달리기, 자전거, 수영의 세 가지 운동 모두에 대해서 대단히 진지하게 연구하기 시작했다. 심지어 웨이트 트레이닝까지 추가했다. 그리고 그 네 가지 운동에 관한 잡지들을 모두 정기구독하기 시작했고, 앞장에서 끝장까지 철저하게 읽고 또 읽었다. 철인3종경기에 대해 쓴 글이나 책도 구할 수 있는 대로 전부 찾아서 읽었다. 그렇지만 아직 이 종목의 초창기였던 그 시절에는 그런 자료조차도 많지 않았다. 그래서 내가 구할 수 있는 이 종목 선수들의 훈련 스케줄을 전부 구해서 검토하기 시작했다. 이 경기에 완전히 빠져들고 만 것이다.

그러자 내 몸과 마음 모두에 변화가 관찰되기 시작했다. 근육들은 좀 더 또렷한 모양을 갖추기 시작했고, 온 몸에 걸쳐서 새로 생긴 근육들이 튀어나오기 시작했다. '보니 K'라는 내 친구 하나는 어느 날 내 몸을 장난삼아 역겨운 표정으로 훑어보더니 고개를 가로 저으며 이렇게 외쳤다. "네 몸도, '서른 한 살짜리' 너의 다리 근육도 정말 장난이 아니네!"

나는 밤마다 바윗돌처럼 꿈쩍 않고 깊이 잠들었다. 그리고 잠든 지 겨우 대여섯 시간 뒤에는 잠이 깨곤 했다. 빨리 새벽 달리기를 하고 싶어 안달이 났기 때문이었다. 일단 달렸다 하면 시간이 모자라서 더 뛸 수 없을 때까지 달리기를 했다. 나는 엄청나게 먹어댔지만 단 1킬로그램도 체중이 늘지 않았다. 스스로 아주 강해지고 자신감에 넘쳤으며 생전 처음으로 진짜 삶을 즐기고 있다는 느낌마저 들었다. 내 마음을 완전히 빼앗길 만한 새로운 도전을 시작했기에 어떤 때는 잠깐씩이나마 암에 대한 기억조차도 완전히 잊어버리는 때가 많았다. 더욱 중요한 것은 내가 진짜 암하고 대결할 수 있는 어떤 일에 종사하고 있다는 느낌이 들었다는 점이다.

만약에 암에 대한 '치료법'이 정말 영원히 없는 거라면 어떻게 할 것인가? 암과 싸우는 방법이 인체의 면역력을 증강시키는 것 외에 아무것도 없다면? 나는 내 주치의인 항암 전문 의사에게 물어보았다. 암과 싸우는 데 도움이 되도록 내 면역 시스템을 만들어내려면 어떻게 해야 하느냐고. 그는 고개를 가로

흔들면서 "우리는 모릅니다"라고 대답했다.

그 이론은 내가 스스로 개발해냈다. 식사와 운동 양쪽을 다 동원하면서 몸을 극한까지 몰아가는 방식이었다. 하지만 지금 생각하면 그건 내가 처음 생각했던 것만큼 극단적인 것도 아니었다. 또 한 가지 아이러니로 여기는 것은 식사조절에 비중을 두는 의사들은 내 운동요법에는 반대를 했고, 운동요법에 비중을 두는 의사들은 내 식사방식에 반대를 했다는 점이다. 내가 알고 있는 한, 그 두 가지를 병행해서 함께 해본 사람은 아무도 없었다. 이처럼 아무도 그 깊이를 재본 적이 없는 물길을 혼자 건너 가본다는 것은 무섭기도 했다. 하지만 나야 어차피 뭐 별로 잃을 것도 없지 않은가 하는 것이 내 생각이었다.

우리 인체는 운동을 열망하고 있어서 적절한 적응기간만 주어진다면 엄청난 위력을 발휘할 수 있다. 그것은 몇 해 전만 해도 이미 늙었다고 생각하고 있었던, 이 50대의 내 몸도 마찬가지였다. 나는 그전보다 훨씬 젊어진 느낌이었다. 적어도 50살의 여자가 어떻게 보이고 어떻게 행동하는가 하는 그전의 통념에는 분명 맞지 않는 모습이었다. 또 한 가지, 나는 우리 몸에는 한계라는 것이 없다는 것을 알게 되었다. 한계란 오직 우리가 우리 마음속에 스스로 설정해놓은 것이 있을 뿐이었다.

그러한 철학은 내가 틴맨(Tinman) 3종경기(이것은 대략 철인3

종경기의 4분의 1 정도다)를 졸업하고 철인3종 하프코스 경기로, 다시 철인3종 풀코스 경기로 진보해 나가는 동안에 위력을 발휘했다. 내 첫 번째 틴맨 경기를 앞두고 나는 자전거 경기에 대비한 훈련에 대해서 너무도 아는 게 없었기 때문에, 그냥 그만한 거리를 한번 가기만 하면 그걸로 다 되는 줄로만 알았다. 나는 자전거를 타고 '완전히 기진맥진할' 기회를 처음 가진 다음에야, 이 경기를 하려면 실제 경기와 똑같은 과정을 정확히 거쳐봐야 한다는 사실을 알게 되었다.

그 과정이라는 것은 가슴과 다리의 통증이 일어나기 시작하는 첫 출발, 다음엔 그 고통을 잘 참아낼 수 있을 만큼의 저력이 필요한 중간 코스, 그리고 최종 완주선이 보일 때 즈음의 종결 부분이었다. 그것은 나에게는 대단한 발견이었다. 왜냐하면 내가 예상했던 것처럼 다른 대부분의 사람들은 초창기 3종경기가 시작될 때 그냥 모험 삼아 거기에 참가한 것이지, 배움을 얻을 만한 '전문가들'이나 참고로 할 만한 교과서 같은 것이 전혀 없었기 때문이다.

그런 다음에는 주행거리를 늘려야 한다는 문제가 있었다. 내가 살고 있는 하와이에서는 그 당시 가장 짧은 3종경기의 자전거 경기 구간 길이가 25마일이었다. 1983년, 하와이에서는 윈드워드(Windward) 3종경기란 이름으로 알려진 최초의 하프코스 3종경기가 거행되었다. 나는 그 경기장의 50마일짜리 자전거 경기 구간을 보면서 내가 그렇게 먼 거리를 탈 수나 있을까 하고 생각했다. 그런데 나는 그것을 해냈다. 그런 다음엔 당연히 100마일짜리 자전거 경기 구간을 바라보면서 또 다시 그 엄청난 거리에 겁을 집어먹었다. 그런 다음에는 50마일짜리 자전거 경기쯤은 식은 죽 먹기가 되었다. 나는 지금까지 200마일짜리 자전거 경기가 들어 있는 더블 센추리 경기는 한 번도 참가해보지 않았지만, 일단 내가 그것을 목표로 정해놓고 나면 100마일짜리는 거기 비해서 쉬워질 것이라는 걸 알고 있다. '어려운' 것을 '쉽게' 만드는 비결은 바로 그런 데 있는 것이다.

뒤에 나오는 장에서 나는 독자 여러분께 철인3종경기의 세 가지 경기 구간 ― 달리기, 수영, 자전거 ― 에 대비해서 어떻게 훈련을 해야 하는지 알려드리려고 한다. 물론 여러분이 운동의 이득을 취하기 위해서 반드시 달려 나가 철인3종경기를 해봐야 되는 것은 아니지만 말이다. 여러분이 알아야 할 것은 만약에 여러분이 진정으로 그것을 하고 싶어 한다면 틀림없이 해낼 수 있다는 나의 믿음이다. 달리기, 자전거, 수영 같은 운동을 좋아하지 않는다면, 그와 비슷한 이득을 안겨줄 다른 운동들도 많이 있다. 줄넘기라든가 계단 오르기, 심지어 댄스 같은 것도 해볼 만하다. 전부 다 도움이 될 것이다.

3

정보를 최대한 수집하라

내가 평생 만나본 사람들 중에 3종경기를 하는 사람처럼 사교적이고 싹싹한 사람들은 없었던 것 같다. 달리기, 수영, 자전거 운동을 시작한 초기에 그 세 가지 운동에 대해서 끝없이 질문을 할 때마다, 그 사람들은 종합적으로, 완벽하게, 열정적으로 대답을 해주었다. 그처럼 유쾌하게 서로 정보교환을 하는 것을 보고 나 역시 그 경기의 요령을 점점 더 배워감에 따라서 그 정보를 남들과 함께 나눠야겠다는 생각이 저절로 들었다.

첫째, 나는 도움을 청하는 사람들에게 적극적으로 응대를 해주었다. 그 다음에는 자발적으로 남들과 정보를 공유하기 위해 나섰다. "내가 방금 새로 알게 된 건데 말이지 ……" 하는 식이었다. 지금은? 평생 달리기, 수영, 자전거는 고사하고 운동 자체의 즐거움에 대해서 알려고 하는 꿈조차 꾸어보지 못한 사람들을 설득하기 위해서 세미나, 라디오 토크쇼, 책 출판, 비디오 출간 같은 방식의 갖가지 활동을 하고 있다.

사람들과 함께 정보를 교환하고 운동과 자문을 동시에 하는 역할을 맡게 되면서, 나는 불행하게도 잘못된 정보들이 흔히 전파되고 있는 것을 목격하게 되었다. 사실이지, 나조차도 한때 이러한 '뜨내기 날림 정보'의 희생양이 된 적이 있었다. 현실과 환상을 구별하는 데는 나 역시 오랜 세월이 걸렸다. 그런데 그런 일들은 항상 진행되고 있으며 결코 끝나는 법이 없다. 스포츠가 발전하고 새로운 장비, 기술, 전략이 개발되어 사람들의 훈련이나 경기에 널리 쓰이게 되면서 일어나는 하나의 필수과정이라고도 볼 수 있다.

뒤뜰에 코끼리들이 들어오지 않게 하는 데 이런 방법을 쓴다면 어떨까. 당신이 해야 할 일은 간단하다. 매일 저녁 정확히 여섯 시가 되면 뒷문 밖에다 깨끗한 물을 좀 뿌려주기만 하면 된다.

어떤 친구가 항변했다.

"하지만 너의 집 뒤뜰에는 코끼리 같은 건 한 마리도 없잖아!"

"그것 봐! 물 뿌린 효과가 있는 거라고!"

위의 이야기는 일반적으로 미신적인 행동이 계속 유행하는 이유는 그것이 언제나 틀림없이 '효과를 발휘하기' 때문이라는 것을 말하는 좋은 실례다. 이런 종류의 황당한 이론적 주장은 여러분 주변의 어디에서나 계속되고 있다. 혹시 실생활 속에서 코끼리 퇴치 비방(祕方)의 실물 샘플까지 나와 있지는 않은지 잘 살펴보시라.

내가 암 선고를 받고난 초기의 한동안, 수많은 사람들이 '틀림없는 치료법'을 들고 나에게 접근해왔었다. 그중 어떤 것들은 너무나 말도 안 되는 것이어서 아예 고려해보지도 않았다. 그렇지만 왜 남들은, 그렇게도 많은 사람들은 그런 말에 현혹되는 것일까 궁금했다. 심지어 그런 치료법의 성공 확률에 대한 증언들까지 열렬한 체험담으로 나오고 있는 판이었으니까.

'돌팔이 가짜약'은 어떻게 효력을 발휘하나

여러분이 만약 어떤 한 가지 질병에 걸린 수많은 환자 그룹을 대상으로 조사해본다면, 병세가 아무리 위중한 사람이라도 그 병의 진행을 보면, 죽음에 이르기까지 곧장 일직선으로 진행하지는 않는다는 것을 알게 될 것이다. 그 과정엔 좋은 날들도 있고 나쁜 날들도 있다. 이것은 '질병의 원초적 변동성'이라고 널리 알려져 있다. 만약 여러분이 이 환자들 전부에게 돌팔이의 엉터리 약이나 그 비슷한 어떤 것들을 처방해 먹인다면 그중 밑바닥에 가 있던 몇 명에겐 적시에 효력을 발휘해서 상태가 호전되기 시작할 것이다. 마침 그 시점에 그 약을 처방해서 썼다는 사실 때문에 사람들은 그 엉터리 약이 병을 '낫게' 해준 것이라고 믿게 된다. 우리 인간은 실제로는 아무런 관계가 없는 일들에 대해서도 어떤 인과관계를 만들어내려고 하는 경향이 있기 때문이다. 이런 일이 일어날 때면 당신은 '신도(信徒)' 집단을 거느리게 되는 것이다.

그런데 병세가 최선의 상태에 올라가 있거나 어중간한 상태에 있던 사람들이라면 어떨까. 이들에게는 그 약을 좀 더 꾸준히 복용해야 한다, 효과가 나타날 때까지는 시간이 조금 더 걸린다 하고 말해주기만 하면 된다. 어차피 이런 환자들은 두 번 다시 당신에게 연락을 할 일이 없을 것이고, 그러면 당신의 평판은 안전할 것이다. 그 약을 먹고도 그냥 죽어버린 사람들의 사인은 '뻔하다'. 그 가짜 특효약을 좀 더 일찍 먹었어야 하는데 너무 늦게 먹어서 죽은 것이다.

만약에 그 자칭 '대가'라는 돌팔이가 당신의 눈을 깊숙이 들여다보면서 "그대의 림프샘에 독소가 들어 있다"라고 진단을 내렸을 때 즉시 병이 낫는 느낌을 갖지 않는다면 그건 당신 몸이 너무 무례한 것이다. 특히 당신이 체내의 그 '독소'들을 제거하기 위해서 돌팔이 가짜 치료법에다 엄청난 거액을 쓰고 난 뒤라면 더욱 그렇다. 그런 일이 있은 뒤 일주일 쯤 지나서 다시 연이어 치료를 받기 위해 그 사람을 찾아갔을 때, 그 '대가'께서는 당신의 두 눈을 깊숙이 들여다보면서 당신은 완치되었다고 선언할 것이다.

또 한 가지 내가 관찰한 사실은 누구든지 통증에 대해 집요하게 관심을 집중하면 흔히 그 통증의 성격이 변화하게 되고, 심지어 어떤 때에는 사라지는 일도 있다는 점이다. 이런 경향도 역시 의식 속에서 인과관계를 설정하기 때문에 일어난다.

우리가 아는 지식의 세계 전체와 그것이 우리에게 어떻게 작용하는가를 살펴보는 데 유익한 방법이 있다. 그것을 네 개의 상자로 생각해보는 것이다. 첫 번째 상자 안에는 우리가 알고 있다는 것을 아는 것이 전부 들어 있다. 두 번째에는 우리가 모르는 것들, 하지만 우리가 모른다는 것은 알고 있는 것들이 들어 있다. 세 번째 상자에는 우리가 알기는 하지만 안다는 사실은 모르고 있는 것들이 들어 있다. 그리고 네 번째에는 우리가 모르고 있으며 모른다는 사실도 모르고 있는 것들이 들어 있다.

우리는 대개 첫 번째와 두 번째 상자 속에서 움직이는 것이 편하다. 우리가 매일처럼 하는 일상적인 일의 많은 부분은 우리가 알고 있다는 것을 잘 알기 때문에 거의 자동적으로 행해진다. 예를 들어 우리는 출근하러 가는 길에 대해서는 잘 알고 있다는 것을 안다. 또 우리가 전혀 들어본 적도 없는 거리를 찾아가는 길은 모른다는 것을 안다. 우리가 모르고 있다는 것을 안다는 건 대개는 지나치게 잘못된 일을 벌이거나 곤경에 처하는 것을 막아준다. 우리는 일단 지도가 필요하다는 것을 알기 때문이다. 세 번째 상자에 들어 있는 모든 정보는 우리의 한계를 지어놓아서 자신의 진짜 능력을 알 수 없게 하는 것들이다. 그건 우리가 그것을 한 번도 감히 시험해볼, 아니면 오히려 써먹어볼 엄두를 내지 못했기 때문이다. 예를 들자면 시험해보는 게 겁나서 한 번도 발휘해볼 생각조차 못했던 지도자의 역량이라든가 사업수완 같은 것들이 거기 속할 수 있다.

그런데 네 번째 상자 — 우리가 모르고 있다는 것을 모르고 있는 그 상자야말로 가장 많은 잠재능력이 들어 있는 곳이다. 거기야 말로 우리의 '내세'가 들어 있는 곳, 우리의 '무의식'이 스스로의 힘만으로는 어떤 지식을 파악할 수가 없었던 곳이다. 따라서 우리가 스스로를 개방하고 실제 모습 이상으로 이해하기 쉽게 남들에게 다가가야만 그동안 그런 것이 있다는 것조차 몰랐던 어떤 세계에 영입될 수가 있다. 식사조절의 세계와 나와의 관계가 바로 그런 것이었다.

그러한 세계는 우리 각자에 따라서 서로 다르다. 그건 마치 숲속에 살고 있으면서 그 숲속 너머의 공간에 사막이라든가 산맥, 바다 같은 것이 있다는 것조차 상상해본 적이 없는 거나 같다. 이 숲속의 주민들은 자기들이 몰랐던 것들을 영원히 모를 수도 있다. 아니면 물고기를 예로 들어보자. 물고기들은 물에 대해서 엄청나게 많이 알고 있지만 자기들이 알고 있다는 사실을 모르지 않는가! 우리 인간의 지적 능력에 그처럼 잠재력이 많이 들어 있다는 이유가 바로 그것이다. 일단 우리가 우리의 어마어마한 두뇌능력의 근원을 두드리기만 하면 얼마나 많은 일을 해낼 수 있을 것인가!

여기 어떤 미신의 예를 하나 들어보자. 이것은 '내가 모르고 있다는 사실을 모른 채로' '알고 있다는 걸 알고 있는' 것으로 착각한 사례이기도 하다. 나는 어렸을 때 어른들로부터 식사 후에 바다에 헤엄치러 들어갈 때는 언제나 한 시간을 기다렸다가 들어가야 한다는 지시를 받았다. 이것은 결국은 하나의 상식에 불과한 것이다. 그냥 들어갔다가는 위경련이 나거나 익사할 수도 있으니까. 그런데 내가 강도 높은 수영 훈련을 시작해서 한 번에 두세 시간씩 수영을 계속하게 되자, 우선 뭐든 먹어 두지 않고는 그만한 운동량을 해낼 수가 없다는 사실을 깨달았다. 그리고 다른 중요 수영선수들 역시 운동 전에 우선 식사부터 한다는 사실도 알게 되었다. 이로써 나는 '식사 → 수영 → 익사'로 직결되는 믿음이 미신일 뿐이라는 걸 알게 되었고, '내가 알고 있다는 것을 아는 것'의 내용을 약간 수정했다.

내가 대학에서 철학 강의시간에 연역논리학을 선택해서 들은 지 40년이 넘었다. 대학시절에 나는 각 과목마다 배우는 엄청난 지식과 정보를 잘 활용하면 도움이 될 것이라고 생각했다. 그래서 대학생으로서 당연히 공부를 열심히 했지만, 가장 첫째 이유는 졸업에 필요한 학점을 채우기 위해서였다. 그런데 전에는 나의 일상생활에 실제로 적용할 만한 것이 별로 없다고 느꼈던 그런 지식들이 어느 날 갑자기 순전한 우연과 가치 있는 정보를 구별해내는 데 필요불가결한 지식으로 떠올랐다.

그건 10년 뒤인 1969년의 일이었다. 그때 나는 석사학위와 박사학위를 준비하면서 대학원 수준의 통계학과 연구 설계과정을 마치느라고 힘들게 공부하고 있었다. 그리고 나서 다시 10년 뒤에야 나는 여러 가지 사실, 가설, 원자료, 학설, 추측, 시행착오, 통계상의 종(鐘) 모양 곡선, 있을 법하지 않은 사건들, 돌발변수들을 제대로 판별하는 것이 얼마나 가치 있는 일인지를 진정으로 깨닫게 되었다.

그 과목들을 섭렵한 뒤 내 머릿속에 조금이나마 남아 있던 지식들이 갑자기 내가 꿈조차 꾸지 못했던 만큼 대단한 응용 능력을 발휘하기 시작했다. 그건 마치 내가 쩔쩔매면서 나사못 드라이버 대신 손톱을, 펜치 대신 이를 사용하느라 허덕이고 있다가 갑자기 바지 뒷주머니에서 스위스 군대용 다용도 주머니칼을 발견한 거나 같았다. 나는 옛날의 그 교수님들이 얼마나 명석했는지 새삼스럽게 놀랐다.

나는 암 환자들을 종 모양 곡선 그래프에 올려놓고 보기 시작했다. 사람들을 분포도상의 중앙이나 양쪽 끝에 배치해놓고 보기도 했다. 수집한 샘플의 수나 샘플 표집을 할 때의 오차에 대해서도 생각해보기 시작했다. 자, 어떤 친구가 늘 가장 최신의 전해질 음료를 마시고 뛰는데 언제나 최신 기록을 갱신하고 있다면 그것은 무슨 의미인가? 그런데 또 다른 친구 하나는 똑같은 조제 음료를 마셨는데도 너무나 심하게 실패를 해서 아예 경기 도중에 탈락해버린 경우도 있었다. 이렇게 해서 어떤 선수는 이 제품을 엄청나게 장려하고, 또 어떤 선수는 욕을 해대고 있다.

내가 직접 시험을 해봤을 때, 나는 아무런 차이도 알아낼 수가 없었다. 왜냐하면 수없이 많은 시험의 결과가 전부 각양각

색으로 달랐고 그 다른 정도가 아주 커서 어찌된 영문인지조차 알 수가 없었기 때문이다. 어떤 경기의 전날엔 밤잠을 아주 잘 자고 일어났지만 평소처럼 경기 전에 먹는 오트밀을 먹을 시간이 없어서 그냥 나간 적이 있었다. 또 그 다음 경기 때에는 어떤 골치 아픈 문제를 가지고 밤새 씨름하느라고 밤잠을 절반쯤 설쳤다. 그래서 새벽에 깨어났을 때에는 기진맥진한 상태였지만 그래도 평소처럼 오트밀로 아침을 먹을 시간은 충분했다. 어떤 때는 내 멋진 12단 기어 자전거를 아예 타지 않을 때도 있었고, 세 가지 경기마다 옷을 갈아입는 대신 아예 처음부터 3종경기복을 입기로 작정했던 때도 있었다. 그 결과 나타난 무한대의 변수들을 천천히 들여다볼 때면 나는 무엇인가를 제대로 '안다'는 것이 거의 불가능하다는 것을 깨달을 수밖에 없었다.

내 생각에는 어떤 것을 진짜로 '안다'고 말할 수 있으려면, 수많은 운동선수로 구성된 커다란 두 집단이 필요할 것 같다. 하나는 변화하는 요소가 없는 표준 집단이고, 다른 하나는 단 한 가지 변수만을 가지고 있는 실험 집단이어야 한다. 어떤 변수의 효과를 확실히 입증하기 위해서는 오직 그 방법밖에 없다. 그렇지 않으면, 어떤 원인이 어떤 결과를 유발하는지 알 수가 없다.

한 가지 예를 들자면, 여러분은 100명의 운동선수를 실험 집단으로 삼는데, 그들이 전부 여덟 시간 동안 질 좋은 수면을 취하고, 모두가 아침으로 4온스짜리 오트밀과 사과주스를 먹고, 전원이 똑같은 복장을 하고, 전원이 똑같은 운동 장비를 갖추고, 전부 다 똑같은 정도의 승부욕을 가지고 있는 등등을 상상할 수 있겠는가? 다음으로, 두 개의 집단 중에 어느 쪽이 표준 집단이 되고 어느 쪽이 실험 집단이 될 것인가도 무작위로 결정해야만 할 것이다. 그런 다음 또 모든 수영선수들이 헤엄치는 물의 상태가 똑같이 일치하고, 사이클 타는 사람들에게는 바람의 속도와 방향이 똑같고, 마라톤을 하는 사람들은 발의 착지자세가 똑같이 일치하는, 그런 경기를 선택하지 않으면 안 된다. 그리고 나서 양쪽 집단의 모든 사람들의 완주시간을 조사해 두 그룹 구성원들의 평균(산술평균을 말한다) 완주시간을 계산해낸 다음에, 만약 차이가 나타난다면 그것이 통계적으로 의미가 있는지, 즉 우연히 발생한 차이가 아니라는 의미인지 여부를 결정해야 한다.

그렇게 해서 두 집단 사이에 어떤 차이가 드러난다면, 그 전해질 음료가 차이를 만들어낸 변수라고 결론을 내릴 수 있을 것이다. 하지만 확실한 결론을 내기 위해서는 그 테스트를 내가 아닌 다른 사람들도 똑같이 되풀이할 수가 있어야만 한다.

플라시보 효과와 헤일로(후광) 효과

그럼 이제부터 '플라시보 효과(Placebo Effect)'와 '헤일로 효과(Halo Effect)'에 대해서 이야기해보기로 하자. 최고 수준의 3종경기 선수 한 명이 어떤 특정한 전해질 음료를 추천해준다는 사실 하나만으로 간단하게 '자기가 얻고자 하는 것을 얻은 듯' 느끼는 공통적 현상이 바로 이 플라시보 효과다. 또는 어떤 '대가'께서 어떤 사건을 예언할 때, 실제로 일어난 사건이 어떻든 간에 그 결과는 들은 사람이 원래 기대했던 것과 관련해서 해석을 하게 되는데 그것이 헤일로 효과다. 이것은 주로 어떤 한 분야의 대가라면 다른 여러 분야에서도 그만한 권위가 있을 것이라고 보는 데서 일어나는 현상이다.

그런 심리는 너무도 강력하기 때문에, 당신이 들은 얘기가 이 조그만 알약 하나를 먹기만 하면 훨씬 더 빨리 달릴 수 있다는 얘기라면 당신은 그대로 해낼 것이다! 또한 여러 가지 음식이나 장비 또는 심리 치료 등을 시도해보는 동안에도 플라시보 효과나 헤일로 효과를 완전히 없애기는 불가능한 일이다. 피실험자인 당신이 어떤 알약 안에 어떤 활성물질이 들어 있는지 없는지 모른다고 해도, 당신에게 그 알약을 준 사람은 그걸 알고 있을 수 있기 때문에 이미 실험의 왜곡이 일어날 수 있다.

이래서 모든 실험의 효과나 정확성은 믿을 만한 것이 못 된다. 양쪽 사람이 모두 알약 안에 무엇이 들어 있는지 완전히 모르는 이중맹검법(二重盲檢法)의 실험이 아닌 한 그렇다. 어떤 사람들이 어떤 것을 너무나 간절하게 믿고 싶어 할 때는 그 반대의 증거가 아무리 많은 양이라 해도 그들의 확신을 흔들어놓을 수 없는 법이다.

그것은 특히 음식에 관련된 분야에서는 꼭 맞는 이야기다. 그렇지 않다면, 전 세계 인구의 4분의 3이 채식주의자인데도 유독 서구인들만이 건강을 위해서는 낙농제품이나 고기를 꼭 먹어야 한다고 믿고 있는 현실을 어떻게 설명할 수 있겠는가? 이것은 서구 문명사회에서 모든 사망자의 70퍼센트 이상이 동물의 고기 때문에 죽어간다는 엄청나게 많은 과학적 증거가 나와 있기에 더욱 당황스럽기 짝이 없는 사실이다. 죽고 싶어 하는 사람은 아무도 없다. 그런데도 우리는 심장병, 암, 뇌졸중, 당뇨병, 골다공증, 관절염 등등을 일으키는 바로 그 음식들을 끊임없이 계속해서 먹고 있는 것이다. 나는 식사를 완전히 바꾸고 그 좋은 결과를 직접 체험해보고 난 다음부터, 내가 지금까지 너무나 완강하게 사로잡혀 있어서 아예 의문조차 품어본 적 없었던 다른 확신들이 또 어떤 게 있을까 하는 의문을 갖게 되었다.

또 어떤 사람들은 'X'만큼의 양이 좋다면 '2X'는 두 배만큼 좋을 것이고 '3X'는 세 배만큼 좋을 것이라고 믿고 있는데, 그것은 과연 어떠한가? 내가 만약 일주일에 40마일씩 달리기를 하고 경기 기록이 가장 좋았다면, 일주일에 80마일씩을 달릴 경우엔 어떨까 하는 식으로 논리는 전개된다. 그리고 믿어지지 않을 정도지만, 실제로 일주일에 120마일씩 달리기를 하는 사람들도 있다. 문제는 우리 중 누군가가 주간 훈련량을 이 정도 수준으로 끌어올린다면 돌아오는 것은 부상뿐이라는 데에 있다. 앞에서 예로 들었던 전해질 음료 이야기로 돌아가 보자. 우리의 실험 집단 중 어느 하나가 탁월하게 빠른 속력을 내고 있다면 우리는 그들이 마시는 음료의 양에 주목할 필요가 있다. 그 양이 24온스라고 가정해보자. 그 사람들이 10온스만을 마시거나, 아니면 52온스나 되는 양을 마실 때에는 어떤 일이 일어날까? 아시다시피 이제 우리는 다시 한 번 실험을 해볼 수밖에 없다. 각 실험집단의 다른 조건들은 똑같이 맞춰놓은 채 한 개의 표준 집단과 세 개의 실험 집단을 테스트해야 한다. 그렇다면 마시는 음료의 양이 10온스, 24온스, 52온스인 것은 최적의 양이라고 할 수 있을까? 혹시 24온스는 너무 적고 52온스는 너무 많다면? 만약에 44온스까지는 마시는 양에 따라서 기록 수준이 계속 올라가다가 그보다 더 많이 마셨을 때에는 점점 하강하기 시작한다면? 아니면, 우리의 실험 대상 세 그룹 중에서 24온스와 52온스 그룹의 결과가 똑같다면, 우리의 '과학자들'은 24온스 이상을 마실 때에는 기록이 조금도 향상되지 않는다고 결론을 내릴 수 있지 않겠는가?

척도의 기준점이 잘못되었을 때

통계의 가치나 진실성에 대해 고려해야 할 또 한 가지 요소는 측정치의 '통계점'이라고 할 수 있는 부분의 범위나 숫자다. 그 측정치가 충분히 높은지, 충분히 낮은지, 딱 중간의 최적 기준치를 제대로 잡았는지 못 잡았는지가 중요한 것이다. 이 문제를 생생하게 증명해주는 사례가 8만 9,494명의 여성의 식사를 대상으로 조사한 이른바 '하버드 간호사 연구'의 조사결과다. 이 중에는 식사 중의 지방 섭취량이 유방암 발생률에 영향을 미치지 않는다는 항목이 포함되어 있었다. 이 결론의 문제점은 피실험자 전원이 모두 고지방 식사를 하고 있었다는 점이다. 그러니까 당연히 유방암 발생률에는 차이가 없을 수밖에! 그렇지만 그 연구결과로 실험여성들이나 일부 담당 의사들이 "섭취한 식품의 지방성분은 유방암 발생 원인이 아니다"라는 이야기를 믿고 있는 동안에 사람들은 엄청난 해를 입고 있는 셈이 되었다. 만약에 그때 실험의 통계점이 좀 더 밑으로 내려 갔다면, 예컨대 식사 중 지방 섭취량 10퍼센트 정도에서 조사를 했더라면, 그 결과는 전혀 달라졌을 게 틀림없기 때문이다.

그 연구에서는 운동과 관련된 조사에서도 똑같은 오류가 되풀이 되었다. 이들의 연구결과는 '심한' 운동을 하는 사람들과 '가벼운' 운동을 하는 사람들 사이에 유방암 발생률이 차이가 없었다. 이것은 그들이 설정한 '심한' 운동의 정도가 너무 가볍다는 데에 문제가 있었다. 이것도 역시 통계점의 설정이 충분치 못한 데서 생기는 척도의 기준점의 오류라고 말할 수 있다. 하지만 이 문제점을 인정한 조사자들은 그래도 역시 여성은 운동을 해야 한다는 얘기를 결론에 포함시키기는 했다.

그 외에도 개인 차이에 대해서 수많은 논란이 있다. 어떤 사람들은 우리 모두가 기본적으로는 똑같다고 전제한다. 또 어떤 사람들은 우리는 각자가 너무 다르기 때문에 서로 배울 수 있는 것은 아무 것도 없다고 추론한다. 진실은 그 사이에 놓여 있다. 광범위 내에서 본다면, 인간은 놀랄 만큼 비슷하다. 하지만 소범위 내에서 본다면 우리 개개인은 손가락의 지문만큼이나 각자가 다르다. 그 결과 우리는 어떤 다른 사람의 실험 결과를 평가할 때 그 결과가 나온 것이 광범위 안에서인지 소범위 안에서인지를 염두에 두어야 한다. 예를 들어, 혈액검사 결과를 보고 우리의 철분이나 콜레스테롤 수치가 정상이라고 말하거나, 외과의사들이 우리 모두에게 똑같은 기본적인 수술을 할 때에 그것은 같은 공통점들을 기초로 한 것이다. 결국 어떤 외과의사가 우리 몸을 절개한 다음에 정말 깜짝 놀랄 이변을 만나게 되는 일이란 매우 드물기 때문이다. 물론 견해 차이는 많이 있을 수 있다. 그래서 우리는 무엇보다도 열린 마음과 탐구적인 마음을 유지해야 하고, 섣불리 결론을 내리지 않도록 아주 조심할 필요가 있는 것이다. 일단 어떤 결론을 내린 다음에는 그 결론을 지식의 발전에 비추어서 생각해야 한다. 어떤 일에 대해서 당신이 내린 결론이 틀렸다는 것을 스스로 발견한다면 당신은 옳은 길을 가고 있는 것임을 명심하라.

이 장에서 여러분이 이해해야 하는 핵심은 자신의 건강에 대해서 정확한 정보를 가지고 있어야 하지만 그래프나 통계표들을 너무 믿지 않는 게 좋다는 것이다. 그러나 나의 신체 단련 계획은 여러분에게 자신의 몸이 말하는 것에 귀를 기울이며 자기가 할 수 있는 것에 도전하라는 내용이지, 여러분으로부터 음식이나 에너지, 삶의 즐거움을 박탈하려는 것은 아니다.

4

당신의 태도를 바꿔라

당신은 자기 인생 최대의 중요한 변화를 결심했다가 주변 환경이나 주위 사람들의 지원이 전혀 없다는 사실에 직면해서 스스로 의지력이 무너져버리는 경험을 해본 적이 있는가? 정규 교육이 가끔 효과가 없는 이유 중의 하나가 바로 그것이다. 우리는 학교 안의 교실이라는 환경에서는 자기 행동을 잘 변화시킬 수 있지만, 그 전의 환경으로 돌아가기만 하면 옛날의 그 행동이 고스란히 다시 나타나기 때문이다.

학습이론의 가장 기초적인 원리 중 하나가 어떤 행동은 그것에 대한 보상이 있을 때 다시 나타나며, 보상 받지 못한 행동은 소멸하거나 서서히 사라진다는 이론이다. 수많은 사람들이 어떤 운동 프로그램을 시작하거나 식생활을 개선하겠다고 결심한다. 그런 다음엔 자기도 모르게 옛날 습관으로 돌아가 운동도 하지 않고 옛날에 먹던 그 음식들을 다시 먹게 된다.

뭐? 내가 변해?

행동의 변화는 일반적으로 세 단계의 과정을 거친다. 첫째, 이론을 먼저 배워야 한다. 둘째, 변화된 행동을 이끌어내야 한다. 셋째, 그 행동에 긍정적인 보답이 뒤따르거나, 아예 보상을 받아야 한다. 이 말은 우선 우리가 무엇을 해야 할지를 알아야 하고, 그것을 해야 하며, 그런 다음 계속해서 그것을 하고 싶어 해야 한다는 뜻이다. 이렇게 강력한 추진과정이 있어야만 우리는 우리 행동을 통제할 수 있고, 스스로 어떤 일을 끝까지 해낼 수가 있다.

이 책의 내용은 우리의 행복, 신체 단련, 질병 극복이니까 이제 우리의 행동의 변화를 식사와 운동에만 국한시켜 논의해보기로 하자.

나의 특수한 경우에는, 처음부터 식사를 변화시키겠다는 강력한 동기를 가지고 있었다. 내가 판단한 당시 상황에서는 실패할 경우엔 죽음이라는 형벌을 받게 되어 있었다. 내 식사 습관은 말 그대로 하루아침에 바뀌었다. 그런 다음에 깜짝 놀란 것은 내가 음식을 먹는 일을 더욱 즐기게 되었다는 점이었다.

가장 기본적인 식품들, 예를 들어 현미, 사과, 감자, 브로콜리, 당근, 오트밀 같은 것들이 생전 처음으로 아주 맛있게 느껴졌다. 그런 식품들을 맛있게 하기 위해 소스나 양념, 설탕 같은 감미료 따위를 넣어서 먹을 필요조차 없었다.

나는 이론을 배웠다. 저지방 식사가 사람들의 수명을 더 길게 해준다는 설이었다. 나는 그것을 채택하려는 강력한 동기를 가지고 있었다. 그리고 그것에 대한 보상으로 순수하고 건강한 식품의 좋은 맛을 재발견했고, 훨씬 더 기분 좋게 살 수 있었다.

환자는 당신이지, 나는 아니야

단 하나의 어려움은 내 환경에 있었다. 그 당시 남편은 그런 식사가 자기에게는 좋을 게 없다고 생각했는지 "환자는 당신이지, 나는 아니야!"라고 말하곤 했다. 심지어 내가 식사를 변화시키기 위해 노력하는 것을 지나친 열성으로 보고 '종교적 광신자'라고 욕하기까지 했다.

내가 마음 한편에 실패했을 경우에 대한 공포라는 반면의 동기를 가지고 있지 않았더라면 식사요법의 변화를 지속해나 갈 수 없었을 것이 틀림없다. 어쨌든 그런 환경 때문에 몸에 해로운 식료품을 부엌에서 전부 추방할 수가 없었고, 계속해서 유혹과 싸우지 않으면 안 되었다. 그러나 고기나 유제품이 어떤 문제들을 일으키는지 잘 알고 있었던 나에게는 그런 식품들의 유혹이 그리 컸다고 말할 수는 없을 것이다.

사회생활에서의 친구들이나 환경은 그와 좀 달랐다. 내 변화를 잘 아는 친구들은 내 앞에서 식사를 하는 것을 꺼렸고, 레스토랑 같은 데에서는 내가 먹을 수 있는 건 아무것도 없을 거라고 생각했다. 하지만 내가 채식주의자로 변한 이후로는 모든 게 많이 변했다. 거의 모든 레스토랑에서 기꺼이 채식으로만 된 요리를 제공해주고 있을 뿐 아니라, 먹어볼 만한 채식 식단도 원래부터 꽤 많이 있었다.

환경주의 식당 같은 곳이 아마도 가장 안전한 선택이 될 것이다. 왜냐하면 그런 곳의 메뉴에는 여러 세대에 걸쳐서 수많은 사람들이 안전하게 먹고 생명을 유지해온 요리들이 꽤 많이 포함되어 있으니까. 멕시코 식당들도 아주 좋다. 쌀밥이나 콩 요리, 옥수수 토르티야 같은 것을 따로 시켜 먹을 수 있기 때문이다(주의: 보통은 옥수수와 밀가루, 두 가지 종류의 토르티야 중에서 선택을 해야 한다. 그런데 밀가루 토르티야는 정제된 하얀 밀가루를 많이 쓰기 때문에 옥수수 쪽으로 하는 게 좋다). 그렇게 하면 굉장히 멋진 식사가 되는 것을 물론이고, 얼마나 값싸게 맛있는 음식을 먹을 수 있는지 당신은 놀라고 말 것이다. 중국 식당이나 일본 식당에서는 이미 상당히 괜찮은 건강식들을 팔고 있다. 소바(메밀국수)와 채소 요리를 한번 먹어 보시라. 요즘은 현미밥을 내놓는 식당들도 점점 더 많아지고 있다. 나는 원래 현미밥을 주지 않는 것을 알고 있는 식당에 가서도 일부러 현미로 달라고 한다. 그런 식당에서는 기름을 전혀 넣지 않은 음식을 달라고 주문할 수도 있고, 만약 저염식을 꼭 해야 하는 사람이라면 인공화학조미료(MSG)를 빼고 해달라고 말해도 된다. 그런 메뉴들도 역시 아주 맛이 있을 뿐 아니라 가격도 저렴하다. 인도 식당들도 건강한 식단을 위해서는 훌륭한 선택이다. 인도 식당들은 대개가 좋은 채식 요리들을 하고 있는데, 그중에는 카레나 달, 차파티 같은 것들이 포함되어 있다.

집단의 힘은 위력적

운동을 변화시키는 문제에 대해서 생각해보자. 우리는 이미 이론상으로 운동이 몸에 좋다는 것, 그런데 우리 대부분은 충분한 운동을 하지 못하고 있다는 것을 안다. 그럼 우리는 좀 더 많은 운동을 하고 그에 대한 보답을 얻기로 한 결심을 어떻게 실천에 옮길 것인가?

내가 알아낸 비결 중 하나는 단체에 가입하는 것이다. 이것은 나에게 지금껏 강력한 동기를 부여해왔다. 첫째, 어떤 집단이든 일단 지도자나 코치가 있어서 가르침과 함께 응원을 해준다. 둘째, 동료집단의 압력은 우리가 어떤 목표를 세우고 그것을 잘 해내는 데 있어서 기적과 같은 힘을 발휘할 수 있다. 그리고 집단의 사회학적 성격 중에는 우리의 다른 욕구도 역시 충족시켜주는 기능이 있다. 그것은 동료의식, 롤 모델, 뜻이 맞는 친구들, 어떤 경우에는 잘 맞는 연인 역할을 해주기도 한다.

나는 거의 15년 동안이나 '나홀로' 러너였다. 나는 똑같은 코스, 똑같은 거리를 똑같은 달리기 스타일로 달렸고, 별로 실력이 늘지도 않았다. 그런데 전설적인 뉴질랜드의 울트라 마라톤 선수 맥스 텔포드(Max Telford)가 회장으로 있는 공식 달리기 단체에 가입한 뒤로 나의 발전은 눈부셨다. 나는 주행 거리를 아주 쉽게 늘릴 수 있었다. 서로 친해진 사람들의 우정 덕분에 이야기도 하고 재미있게 놀면서 고통 없이 몇 마일이고 계속해서 달릴 수 있었기 때문이다. 우리는 가파른 오르막길들과

씨름했지만 그때마다 언덕 위로 힘껏 도약을 하거나 성큼성큼
달리면서 시종 웃고 떠들며 그 길들을 주파했다. 그리고 운동
을 마치는 최종점에 도달할 무렵이면 우리 전원이 그날의 달리
기 훈련과 서로에 대한 좋은 감정으로 하나가 되는 것을 느낄
수 있었다. 대회에 참가할 때면 우리는 서로 서로를 찾아내서
각자의 노력에 대해 칭찬과 응원을 해주었다.

　나는 도로 주행 경기에 점점 더 많이 참가하게 된 후로는 정
규 경기 트랙에서 훈련하기 시작했다. 나이 마흔일곱 살의 내
가 '400미터', '800미터', '인터벌', '쿼터스' 같은 온통 새로
운 달리기 용어들을 새로 익히고 있는 모습이라니! 그러면서
경기장 트랙에서 원을 그리며 달리는 것도 막상 해보니 재미가
있다는 것을 알게 되었다. 이 단체는 지금도 매주 수요일 저녁
마다 하와이 대학 캠퍼스에서 여자육상선수단 코치인 자니 패
어버(Johnny Faerber)의 지도하에 연습을 계속하고 있다.

　나는 아주 불가피한 비상사태가 아니면 운동을 거르는 법이
없다. 예를 들자면, 언젠가는 로스앤젤리스에서 호놀룰루까지
다섯 시간이나 비행기를 타고 날아온 다음, 비행기에서 내리자
마자 곧장 경기장으로 달리기를 하러 간 적도 있다. 또 100마
일짜리 하와이 섬 일주 자전거 경기를 마친 뒤, 자전거에서 내
리자마자 트랙 훈련을 하기도 했다. 가끔씩 자전거 안장에 쓸

려서 통증 때문에 잘 걸을 수 없을 때에도 그렇게 했다.

수영장에서 하는 수영 훈련은 너무나 재미가 없어서 도저히 혼자 수영연습을 하러 갈 수가 없었다. 그렇지만 단체로 연습을 하면 그것도 정말 재미가 있다. 여기서는 코치들이 꼭 필요하다. 왜냐하면 빠른 경기 기록을 위해서는 수영의 기술이 절대적인데, 피로에 지쳤을 때에는 수영 자세가 급속하게 엉망이 되어버리기 때문이다. 꼭 지쳤을 때가 아니라도, 나는 팔꿈치를 높이 들라고 누군가 끊임없이 지적해주는 사람이 꼭 필요하다고 느꼈다.

내가 위에서 말한 자전거 훈련은 절대로 혼자 해서는 안 되는 운동이었고 실제로 그런 적도 없다. 첫째, 나는 언제나 자전거 연습을 할 때면 2인 1조 방식의 '버디 시스템(buddy system)'(수영이나 캠핑에서 사고 방지를 위해 두 명씩 조를 짜서 하는 것 __ 역자 주)을 택했다. 사고나 기계 고장이 일어날 경우에는 그것이 가장 안전한 방식이다. 둘째, 지루한 자전거타기도 마음이 맞는 사람들과 함께라면 아주 즐거운 것으로 변한다. 우리가 함께 하는 경험은 너무나도 보람이 있어서, 나는 훈련을 하고 있지 않을 때에도 그 매력에 흠뻑 취할 수 있었다. 그건 다른 사람들에게도 그랬을 것이다. 우리는 언제나 아주 멋있고, 적극적이고, 인원수가 많은 그룹을 이루고 있었으니까.

게다가 덤으로 우리가 누릴 수 있는 것은 세계에서 가장 아름다운 장엄한 경관을 볼 수 있다는 점이었다. 하와이, 특히 오아후 섬에서 우리의 출발점은 다이아몬드헤드 너머였다. 그리고 하나우마 베이를 지나서 샌디 비치까지 내리막을 신나게 내리 달린 다음, 섬에서 가장 아름다운 바위 해안을 감상할 수 있었다. 날씨가 맑게 갠 아침이면 몰로카이, 마우이, 라나이 같은 먼 바다 바깥 쪽 섬들까지 한눈에 들어왔다. 이런 경험이 너무도 황홀해서 이것을 전 세계 사람들과 함께 나누고 싶은 생각이 들었다.

여러분도 아마 짐작하시겠지만, 나는 일종의 건강 전도사 같은 사람이다. 나는 사람들을 끌어내서 길 위를 달리게 하거나 바다 속으로 헤엄쳐 들어가게 할 뿐 아니라, 단 21일 동안만이라도 100퍼센트 채식을 체험해보라고 간청하고 다니는 사람이다. 많은 사람들이 자기들도 해보겠다고 말했고, 해본 다음에는 아주 좋아했으며, 아직도 그것을 계속하고 있다. 그중 일부는 그것을 시험해보았고, 다시 한 번 해보려는 의도는 가지고 있었지만 어떤 이유로든 두 번 다시 할 수가 없었고, 그런데도 아직 그것을 좋아하고 있다. 그리고 그중 어떤 사람들은 절대로 시도조차 하지 않는다. 앞의 두 그룹의 사람들은 여러분의 운동을 응원하는 사람들이고, 세 번째 그룹은 응원하지 않

는 사람들이다. 여러분의 주변을 운동의 응원단이 둘러싸도록
해야 한다. 그러면 건강하고 재미있는 운동 계획이나 다이어트
프로그램을 지속해 나가는 데 아무런 어려움이 없을 것이다.

5

식사를 바꿔라

내가 엄격한 채식주의자 베건(vegan)이 되어 채식 저지방 식사로 식단을 바꾸자, 처음으로 내장이 제 기능을 발휘하는 것이 느껴졌다. 그 전에는 체중이 늘어날지도 모른다는 염려 때문에 많이 먹지를 못했다. 그 결과 항상 굶주림에 시달렸고 잔뜩 힘을 주어야만 겨우 토끼 똥 모양의 변을 볼 수 있었다. 의사들이 늘 내게 그렇게 말했기 때문에 나는 일주일에 두세 번 그런 변을 보는 게 정상이라고 생각했다. 그러다가 식사를 바꾼 그날이 되어서야 나는 비로소 어떤 것이 정상적인 배변인지 알게 되었다고 생각한다.

모든 TV 광고나 라디오, 잡지의 광고, 기타 정보에 따르면 미국에서 변비나 치질은 흔한 병인 것이 분명하다. 그렇지만 데니스 버킷(Denis Burkitt) 박사가 했던 것처럼 다른 문화권에 있는 사람들의 배변습관을 조사, 분석하는 작업을 할 수 있었다면, 나는 아마 이들 대부분의 사람들이 크고, 양이 많고, 부드러운 변을 그리 힘들이지 않고 자주 보고 있다는 사실을 알 수 있었을지도 모른다. 그리고 그들이 체내에서 음식물을 통과시키는 시간(입으로 들어가서 항문으로 배설되는 데 걸리는 시간)은 버킷 박사가 행한 주목할 만한 연구의 대상이었던, 영국인이나 미국인들의 36~52시간보다 훨씬 적은 8시간 이하의 시간밖에 걸리지 않는다는 사실도 알 수 있었을 것이다. 또한 치질 발병이 단 한 건도 없는 나라, 치질이 무엇인지조차 알지 못하는 사람들이 살고 있는 나라가 이 지구상에 존재하고 있다는 사실도 알게 되었을 것이다.

나는 대회 시작 전에 배변을 해서 장을 다 비우느라 고생을 하거나, 대회 중에 임시화장실을 사용해야만 할 경우에 대비하느라고 더 이상 골머리를 썩이지 않아도 괜찮게 되었다. 적당량의 식사는 실제로 내장활동을 정상화한다. 그러나 가끔씩 나는, 여행을 하느라고 평소보다 식이섬유의 섭취량이 적을 때는 이 교훈을 다시 배워야만 했다.

게실증(Diverticulosis)은 미국인에게 흔한 질병이지만, 저지방 고섬유질 식사를 하는 나라 사람들에게는 드문 병이다. 게실(Diverticula)이란 내장의 연동(근육수축)운동이 계속해서 이어질 만큼 충분한 양의 음식물이 장 속에 없을 때 생기는 내장 벽의 작은 주머니다. 그것은 약한 부위가 부풀어 오른 풍선 같은 것이라고 할 수 있다. 내장 벽의 약한 부위가 튀어 나와서 생긴 작은 주머니인 것이다. 이런 게실은 과민한데다가 감염되기 쉬워서 염증이 잘 생기며 심한 통증을 수반한다. 이 단계에 도달한 게실증을 게실염(diverticulitis)이라고 한다. 그런데 미국인에게 흔한 다른 모든 질병처럼 이 병 역시 예방 가능한 질병이기도 하다.

놀랍게도 수많은 미국인이 부수적으로 시달리고 있는 또 하나의 부작용은 급성 공복통(空腹痛, hunger pangs)이라는 증상이다. 위장 속에 충분한 양의 음식물이 없어서 생긴다. 많은 사람들은 체중을 줄이기 위한 방법으로 무조건 적게 먹는 것, 즉 '식탁에서 치워 없애기' 방식을 채택하고 있다. 그리고 그 결과, 공복 때문에 고통을 겪는 것이다. 문제는 이 방법이 소용이 없다는 것이다. 가까스로 1~2킬로그램의 체중을 줄이는 데 성공한다고 해도 일단 옛날 식사습관으로 되돌아가기만 하면 순식간에 이전 체중을 회복할 뿐 아니라, 덤으로 몇 킬로그램 더 불어난다. 100칼로리의 기름(테이블스푼 1개분)과 100칼로리의 감자(큰 감자 1개)의 차이를 비교해보라. 어느 쪽이 포만감을 주는 데 더 효과적이겠는가.

먹는 즐거움을 두세 배까지 늘려라

대부분의 사람들이 모르고 있는 것은 실제로 식사량을 (양적 기준으로) 두 배에서 세 배까지 늘리더라도 체중을 줄일 수 있다는 사실이다. 대부분의 채소류 식품은 칼로리가 매우 낮기 때문에 이런 식사는 누구나 많이 먹을 수 있고 포만감까지 즐길 수 있다. 하지만 호두, 잣, 아보카도, 올리브, 코코넛 같은 종류는 예외다.

배를 채우려는 욕망은 인류의 가장 강한 본능 가운데 하나다. 그래서 이 욕망을 억제하려는 의지는 쉽게 꺾인다. 그런데 마음속으로 '이제 집어 치워야겠다'며 다이어트 의지를 버리는 순간, 인체는 '배고픔에 시달린 시기'의 반대급부로 더 많은 음식 섭취를 요구한다. 그 다음은 다시 죄의식의 고통과 새로운 결심 ……. 그런 식으로 또 다른 악순환을 시작한다. 그리고 인체는 굶주림의 시기가 끝났고 음식이 다시 많아졌다는 것을 알게 된 순간 지방저장고를 복원하기 시작한다(문자 그대로 다시 채우기 시작한다). 인체는 다음 굶주림의 시기를 대비하려는 일종의 생존 메커니즘으로 이런 과정을 반복한다. 나쁜 소식은, 이럴 때는 인체가 지방을 평상시보다 더 효율적으로 저장한다는 사실이다. 그 결과 지방이 상대적으로 많고 근육은 적은 몸으로 변한다. 이는 칼로리를 태울 수 있는 인체의 근육이 점점 더 적어진다는 뜻이다. 그리고 이것이 인체가 이전보다 점점 더 빨리 체지방이 늘면서 살찔 수밖에 없는 이유이기도 하다.

이는 또 왜 운동이 그처럼 중요한가 하는 이유이기도 하다. 운동은 근육을 급속히 잃어버리는 근육감소현상을 막을 뿐 아니라, 실제로 오히려 근육량을 더 늘려준다. 이것이 바로 저칼로리 다이어트 요법이 효과를 발휘하지 못하는 이유이기도 하다. 음식 섭취량을 좀 제한하기 시작할 때마다 우리는 이런 가장 강력한 생존 메커니즘에 맞닥뜨리기 때문이다.

그러나 사람들이 먹고 싶은 만큼 충분한 양의 식사를 할 수 있고, 자기가 완전히 만족할 수 있는 시간까지 실컷 먹을 수가 있으며, 그런 다이어트를 하고도 오히려 체중을 줄일 수 있는 식단이 있다는 사실을 알게 된다면, 그런데도 아무도 이를 실천해보려고 하지 않는다면 이상한 일이 아닌가? 내가 놀랍게 생각하는 게 바로 그것이다.

나는 내가 좋아하는 식품을 전부 먹는다. 우선 아침은 오트밀, 바나나, 건포도를 물이나 사과주스에 넣은 다음에 당밀 한 스푼을 더 타서 먹는 것으로 시작한다. 이것은 배를 든든하게 채워주고, 새벽운동과 달리기 대회 참가도 너끈히 버티게 해준다. 그때부터 계속 먹는 것은 말 그대로 '초식동물의 식사'다. 전곡류(whole grain; 현미처럼 도정하지 않고 겉껍질만 제거한 곡식류 ── 역자 주) 와 생야채(당근, 브로콜리, 꽃배추)를 날로 먹고 과일로 사과, 오렌지, 바나나를 더 먹고 건포도도 먹는다.

점심과 저녁은 보통 감자와 쌀을 주식으로 삼아서 먹는다. 고구마, 마, 보통의 흰 감자는 얇게 썰어서 전기오븐에 5~10분 익히면 바로 먹을 수 있다. 내가 제일 좋아하는 식품 중 하나는 현미다. 현미의 구수한 냄새와 쫄깃한 씹는 맛은 일반미에 비해서 워낙 뛰어나기 때문에 나는 아직도 백미를 먹는 사람들이 꽤 많다는 사실이 믿어지지 않을 정도다. 또 이런 좋은 맛에 더해, 현미는 섬유소와 비타민 B 복합체 성분이 많이 들어 있다. 나는 자동 전기밥솥에 물과 현미를 2대 1의 비율로 넣어 밥을 짓는다. 밥을 짓는 데는 시간도 얼마 걸리지 않는다. 기껏해야 25분 정도면 끝이다. 압력밥솥을 사용하면 짓는 시간을 더 줄일 수 있다. 보통의 현미밥을 좋아하지만 칠리와 토마토소스를 얹은 스페인식 라이스 요리도 좋아한다. 끓는 물에

데친 나물과 채소를 듬뿍 넣은 중국식 잡채밥도 즐겨 먹는다.

디저트로는 기압으로 뻥튀기한 옥수수를 큰 그릇 하나 가득 먹는다. 이것을 먹는 데는 양손과 입이 모두 바쁘기 때문에 긍정적인 효과가 있고 그 밖의 많은 이로운 영양소들 — 예를 들면, 다량의 섬유소와 비타민 B 복합체 — 을 섭취할 수 있다. 여러분이 소금과 버터 맛이 간절한 고비만 일단 넘기고 나면 이 뻥튀기 강냉이는 맛이 매우 좋아질 것이다.

나는 거의 20년 동안 이런 식사를 해왔다. 내가 발견한 사실은, 평범하고 도정되지 않은 미가공의 식품도 맛이 무척 좋다는 것이다. 내가 문자 그대로 죽음의 위협 아래서 식단을 바꿨다는 것은 인정한다. 그러나 식단의 변경과 동시에 간소하고 잡물이 섞이지 않은 자연식품의 훌륭한 맛도 재발견한 것이다.

그러나 에너지 공급원으로는 어떤가

식사를 바꾸자 몸속 에너지 수준의 급상승이 느껴지는 게 아닌가! 이것은 철인3종 같은 힘든 경기를 준비하는 훈련과정에서는 반드시 필요한 몸의 변화가 아닐 수 없다. 그 점은 누구라도 동의할 수밖에 없을 것이다. 나는 거의 하루도 빼놓지 않고 훈련을 했다. 훈련을 쉬었다면 그것은 다른 업무에서 오는 스트레스 때문이었다. 훈련시간을 줄이지도 않았다. 훈련시간을 줄였다면 대개는 (다른 일 때문에) 시간이 모자랐기 때문이었다.

나는 속담에 나오는 말처럼 '바위처럼 잠을 잔다'. 그동안 어떤 종류의 의기소침이나 우울증도 겪은 적이 거의 없었다. 코치나 친구들로부터 가장 자주 들었던 조언은 내가 너무 많이 달린다는 것이었다. 나보다 20~30년이나 젊은 '어린 것들'로부터 이런 말을 들을 때는 기분이 좋다. 그리고 사실, 나는 이 책의 제1장에서 자세하게 설명한 것처럼 경주를 많이 한다. 암 선고를 받은 때부터 매년 평균 50개 대회에 참가해왔다. 그리고 1997년에는 63개 대회에 참가함으로써 횟수의 신기록을 세우기도 했다. 대부분의 대회가 일요일 아침 7시라는 똑같은 시간에 출발하지 않았더라면 아마 더 많은 대회에 참가했을지도 모른다.

어디에서 어떤 영양소를 얻을까?

나는 엄격한 채식주의 저지방 식사가 섭취 칼로리, 단백질,

칼슘, 필수 지방산, 필수 미네랄과 반채식주의자들이 흔히 인용하는 것처럼 다른 영양소들의 결핍원인이 될 수 없다고 생각한다. 그 증거로서 다음과 같은 모든 것을 제시한다.

칼로리는 단백질, 지방 그리고 탄수화물같이 식물의 생장에 많이 요구되는 원소인 다량영양소(macronutrients)로부터 나온다. 그러나 근육에서 우선적으로 사용되는 영양소는 탄수화물이며 가장 좋은 탄수화물의 원천은 식물성 식품이다. 동물성 식품에 탄수화물이 있다고 하더라도 그 양은 아주 제한적이다. 섭취 칼로리가 충분한지 아닌지 여부는 칼로리가 높은 식품인 곡물, 마른 과일류의 섭취량과 저칼로리 집적식품인 녹색잎 채소의 섭취량 사이에 균형을 맞추는 문제다. 이것은 체중을 줄이거나 늘리는 체중관리법이기도 하다.

칼로리를 충분히 섭취하고 있는 한 단백질 결핍 상태에 빠질 수는 없다. 또한 필수 아미노산도 식물식품으로 짠 식단에서 충분히 얻을 수 있다. 왜냐하면 모든 채소나 곡물류는 적당한 양의 필수 아미노산을 갖고 있기 때문이다. 이해가 잘 안 되는 사람들은 뒤로 돌아가서 이 문단의 앞부분을 다시 읽어볼 필요가 있다.

나는 대중 매체의 기사에서 사람들에게 동물성 단백질 또는 '복합' 단백질 섭취가 모자란다거나 대두(soybean)가 유일한 완전 단백질 식품이라는 등의 미신이 되풀이되고 있는 것을 자주 발견한다. 이 중 어느 것도 진실이 아니다. 그것은 쌀, 감자, 옥수수, 오트밀, 브로콜리, 토란 그리고 모든 녹색잎 채소의 필수 아미노산 함유량을 조사해보면 명백하게 알 수 있다. 이런 식물성 식품들은 완전 단백질을 함유하고 있을 뿐 아니라, 필요량의 칼로리를 충족시킬 정도의 충분한 양을 섭취하면 저절로 필수 아미노산도 충족된다.

그러나 서구사회의 문제는 단백질을 충분히 섭취할 수 없다는 단백질 결핍의 문제가 아니다. 오히려 단백질의 과잉 섭취가 문제인 것이다. 그런데 이 과잉 섭취된 단백질이 동물성 단백질인 경우는 골다공증, 신부전증, 관절염, 알레르기 그리고 천식, 가래, 축농증 같은 호흡기 관련 질환에 걸릴 위험에 부닥치게 된다.

소, 말, 코끼리, 무소 등 초식동물들이 몸에 필요한 칼슘을 얻는 곳 ─ 이는 식물성 식품으로 주로 녹색잎 채소다 ─ 에서 사람들도 필요충분한 양의 칼슘을 얻을 수 있다. 어떤 경우라도 통상적으로 제기되는 문제는 칼슘 결핍이 아니라 단백질 과잉이다. 사람들이 너무 많은 단백질(아미노산)을 섭취하면 인체는 그 아미노산 과잉 섭취의 충격을 완화하지 않으면 안 된다. 이 경우 인체의 뼛속에서 빠져나온 칼슘이 그 완충작용을 한다.

지방

　사람들은 흔히 "그렇지만 우리의 식사에서는 지방도 상당량이 필요하다"라고 말한다. 물론 상당량의 지방이 필요하다는 것이 틀린 말은 아니다. 이들은 필수 지방산으로 대부분 매일 매일 섭취하는 음식으로부터 얻어지는 것들이다. 예를 들면, 상추는 13퍼센트가 지방이며 셀러리는 6퍼센트, 오트밀은 16퍼센트가 지방이다. 문제는 우리가 지방을 너무 적게 섭취하는 것이 아니라 대체로 너무 많이 섭취한다는 점이다.

　이는 또한 식물성 기름(vegetable oil)이나 마가린을 더 섭취해야 한다는 뜻도 아니다. 그럴 필요가 없다. 만일 이것들을 더 섭취한다면 섭취 지방의 비율이 암, 특히 유방암 또는 전립선암이 발병할 수 있는 위험한 수준까지 높아질 것이다. 마가린이 버터의 좋은 대체물이 될 수 없는 수많은 이유가 있다. 비록 마가린 자체에는 콜레스테롤이 없지만 실내온도에서 액체로 된 기름을 고체로 굳히기 위해 수소로 경화처리하지 않으면 안 되기 때문에 인공지방이 만들어진다. 마가린을 만들기 위해 지방분자는 고형화된 식물성 기름의 핵심성분인 트랜스지방산으로 변환되지 않으면 안 된다. 이 트랜스지방산으로의 변환이 지방분자의 구조를 바꾼다. 게다가 마가린을 사용하면 콜레스테롤 수치를 끌어 올린다. 그뿐 아니라 혈압을 낮추고 인체로부터 염분을 제거하는 데 도움을 주는 생리활성화 물질(prostaglandins)의 활동을 억제한다.

마가린이나 식물성 기름을 포함해서 모든 지방은 모든 종류의 암 발병 가능성을 높이는 것으로 나타나고 있다. 그 지방이 포화지방이든 불포화지방이든, 또는 불포화지방 중에서도 단순불포화지방이든 복합불포화지방이든, 그것은 문제가 되지 않는다. 지방 섭취 비율은 가능한 한 최저치로 낮춰야 한다. 콜린 캠벨(Colin Campbell)은 『중국 식사연구(China Diet Study)』에서 사람들이 지방으로부터 얻는 열량을 필요열량의 5퍼센트 수준까지 낮추어야 하고, 낮추면 낮출수록 더 건강해진다는 사실을 발견했다고 주장한다.

많은 사람들이 이러한 식사를 좋다고 느끼는 것 같다. 왜냐하면 한 번 이 방법으로 식사법을 바꾼 많은 사람들은 다시는 이전 식사법으로 되돌아가지 않기 때문이다. 내가 발견한 새로운 사실은 이런 식사 프로그램은 실제로 훈련 프로그램을 더욱 증진시킨다는 점이다. 더 좋다고 느끼는 만큼, 훈련도 더 하게 되는 것이다!

탄수화물 섭취(카보-로딩)

카보-로딩(carbo-loading)이란 글리코겐(glycogen)의 체내 축적량을 늘리기 위해 많은 육상선수들이 흔히 사용하는 기법이다. 글리코겐이란 근육활동에 사용될 수 있도록 체내에서 탄수화물이 당의 형태로 변환된 것을 말한다. 한 차례 힘든 훈련을 하거나 대회를 치르면 체내 글리코겐은 소진된다. 이 경우 외부로부터 탄수화물을 섭취함으로써 소진된 글리코겐을 보충해주지 않으면 안 된다. 그러나 만일 이들이 평소에 엄격한 채식주의 식단으로 식사를 해왔다면 그동안 해왔던 식사와 조금이라도 다른 식사를 할 이유가 없을 것이다. 결과적으로 이들은 항상 모든 것 — 거의 모든 스포츠 종목에 대비한 훈련이나 대회 참가 — 에 준비가 되어 있었던 셈이니까!

헬스와 피트니스의 비결

나는 2마일의 수영연습을 마치고 새로운 사실을 크게 깨달았던 어느 하루를 기억한다. 헬스와 피트니스의 '비결'은 어떤 음식물을 섭취할 것인가, 그리고 어떤 방법으로 섭취음식물의 영양분을 소진시킬 것인가 하는 데에 달려 있다. 비결의 답은 좋은 음식물만 섭취해야 하고 많은 운동량으로 그 섭취영양분을 소진시켜야 한다는 것이다. 그 모든 것은 보기에 매우 간단하다. 우리 인체의 300만 개에 이르는 세포들은 그 하나하나의 세포가 세 가지 요소를 필요로 한다. 영양분, 산소 그리고 노폐물의 제거가 그것이다. 적당한 양의 식사는 첫 번째 요소인 영양분의 공급을, 운동은 두 번째와 세 번째 요소의 필요를 충족시킨다!

영양분에 관한 이번 장의 논의는 서구사회의 가장 일반적인 질병 가운데 하나인 비만 문제를 빼놓고는 끝을 맺을 수 없을 것이다. 비만은 부적절한 식사와 앉아만 있는 생활습관이 연계되어 일어나는 실질적인 질병의 하나다. 다이어트 방법을 이 방법에서 저 방법으로 바꾸거나, 상업적 살빼기 프로그램도 이 프로그램에서 다른 프로그램으로 계속 바꾸기를 잘하는 사람들이 많이 있다. 그러나 그런 사람들은 문자 그대로 수천 달러를 쓰고도 여전히 뚱뚱한 과체중의 몸을 가지고 있다.

비만이라는 쟁점은 많은 사람들에게 미용상의 문제다. 이 점은 지방흡입술의 인기가 높다는 것으로 가장 잘 증명된다. 이런 사람들에게 건강은 주된 관심사가 아닌 게 명백하다. 그들의 관심사는 주로 심미적인 것이거나 외모를 꾸미기 위한 것이다. 이 글은 좋은 느낌을 주는 외모의 중요성을 깎아 내리려는 것은 아니다. 내가 생각해도 보기 좋은 외모는 매우 중요하며, 많은 사람들에게 높은 자긍심을 갖게 만드는 역할을 한다. 다만 여러분이 알아야 할 것은 아름답고, 늘씬하고, 성적 매력이 풍부한 몸매로 가꾸어줄 수 있는 생활습관을 채택해서 자기 몸을 그렇게 만드는 것이 좋다는 사실이다.

우리 중 절대 다수는 생애의 언젠가에는 체중을 줄이기 위해 저칼로리 식사를 하게 될 것이므로, 여기서 왜 체중 줄이기 식사 또는 저칼로리 식사가 효과를 보지 못하는지 그 이유에 대해 조금 더 논의를 해보자. 다이어트를 하던 사람들이 그런 식사를 그만 두고 애초부터 비만 문제를 일으켰던 이전의 식습관으로 되돌아가면 그동안 줄었던 체중이 곧바로 다시 불어나고 이전보다 오히려 더 늘어난다. 이는 인체가 지방을 더 효과적으로 축적하는 방법을 '학습'하기 때문이다.

좋다, 그렇다면 산소공급을 억제하라

체내 조직을 이길 수 있는 길은 없다. 우리 인간은 대부분 아주 강력한 생존의 메커니즘을 가지고 있다. 예를 들면, 우리의 생존에는 산소가 필요하다. 이제, 공기흡입을 제한해보자. 사람들이 2분 정도 숨을 멈출 수 있을지는 모르지만, 숨을 쉬려는 본능이 곧 이길 것이다. 잠자기를 제한해보자. 하루나 이틀, 어쩌면 열흘까지도 버틸 수 있을지 모른다. 그러나 잠자려는 본능이 역시 이기고 말 것이다. 단 하루나 이틀만 지나도 사람의 뇌는 잠깐씩 깜박 잠에 빠져든다고 한다. 자, 이번에는 음식을 제한해보자. 사람들에게 평상시에 먹는 식사의 75퍼센트만 먹을 수 있다고 말해보라. 아마도 그들은 시작할 때부터 당장에 따끈한 밀크캐러멜을 끼얹은 아이스크림선디, 초콜릿 캔디바, 아이스크림을 얹은 바나나 스플릿을 잊지 못하고 괴로워하기 시작할 것이다. 아마도 잠시 동안은 75퍼센트로 줄어든 식사량을 지킬 것이고 그 보상이 무엇인가에 따라 버티는 시간이 달라질 수는 있겠지만 그리 오래 가지는 못할 것이다.

다음과 같은 말을 하는 살빼기 센터를 상상할 수 있겠는가?

"좋다, 이제 우리는 여러분에게 산소 호흡을 제한하는 다이어트를 실시하도록 하겠습니다. 이에 따라 여러분은 다음 한 주일 동안 정상적인 평상시 호흡량의 4분의 3만 호흡할 수 있습니다. 그런 다음 우리에게 보고해주시면, 어떻게 한 주를 보냈는지 함께 검토해보기로 합시다."

여러분 모두 강력한 동기를 가지고 있었기 때문에 그 지시를 따르기로 굳게 결심하고 문을 나섰다고 가정해보자. 여러분은 과연 얼마나 성공했을 것이라고 생각하는가?

그렇다. 우리가 음식을 먹고 싶어 하는 본능에 간섭하는 것은 이와 매우 비슷한 상황을 겪고 있는 것으로 이해해야 한다. '의지력' 덕분에 한동안은 지속할 수 있겠지만 결국에는 생존본능이 이길 수밖에 없다. 만일 그렇지 않다면 거식증(拒食症)으로 사망한 젊은 인기 여가수 카렌 카펜터(Karen Carpenter)처럼 인생을 끝마칠 위험에 빠지고 말 것이다.

체중이 빠질 만큼 그 '의지력'이 오랫동안 지속되었다고 하더라도, 이전의 식습관으로 되돌아갔을 때에는 감소된 체중이 그대로 유지되지 않을 것이다. 대부분의 사람들은 그동안 신경 쓰던 생각을 당장에 내던져버리고 못 먹었던 음식을 보충하기 위해 흥청망청 먹고 마실 것이다. 이것이 스스로 결심하고 하는 것이든 의사의 처방에 따른 것이든 아니면 돈을 내고 구입한 상업적 프로그램에 따른 것이든 관계없이, 다이어트의 모든 과정이 실패로 돌아가는 이유다(비만과 체중조절에 관한 글은 이 책의 제8장에서 더 읽을 수 있다).

체중을 빼고, 그 뺀 체중을 그대로 유지하려면 생활습관을 바꾸지 않으면 안 된다. 이 생활습관의 변경에는 저지방 식사와 함께 엄청난 양의 운동이 뒤따라야 한다. 최근 많은 신문에서 저지방 식사는 효과가 없다고 주장하는 베스트셀러 다이어트 책자들을 소개하고 있다. 이들은 저지방 식사 대신 고단백질 식사를 추천한다. 그러나 이런 책들은 저지방 식사와 채식을 함으로써 건강하게 살고 있는 수많은 사람들에 대한 사실을 외면하고 있다. 채식주의 식사는 분명히 효과가 있다. 그리고 그 사실을 증언할 수백 만 명의 사람들도 지금 바로 여기에 존재한다.

문제의 다른 측면은 사람들이 동물식품을 먹어도 괜찮다는 말을 듣고 싶어 한다는 점이다. 동물식품은 사람들이 스스로 그것을 포기하기가 너무도 어렵다고 느끼고 있는 것이어서 그렇다. 슬픈 소식은 이런 사람들의 건강은 장기간에 걸쳐 심하게 약화되어 있다는 것이다. 해답은 인체가 원하는 만큼 자거나 숨 쉬는 것처럼 인체가 원하는 만큼 음식도 섭취하라는 것이다. 어차피 그렇게 될 것 아닌가! 그중 어느 것도 우리가 조절할 수 있는 게 아니다. 그러나 어떤 음식을 먹을 것인가 선택하는 것만은 조절이 가능하다.

체중조절 프로그램은 식료품 쇼핑으로부터 시작된다. 내 쇼핑 규칙은 마트의 구석진 곳에서만 구입하라는 것이다. 물론 배치형태에 따라 차이가 있겠지만 보통은 가공식품을 전시한 곳이 한 쪽 코너에 있다면 빵류를 전시한 곳은 반대 쪽 코너에 있다. 그렇기 때문에 여러분은 채소, 과일 그리고 도정하지 않은 곡물을 '마음 놓고 신나게' 쇼핑해도 된다.

만일 얼굴을 가졌거나 라벨이 붙었다면 먹지 마라

식품쇼핑에서 내가 사용하는 간단한 판단규칙이 있다. 만약에 그 식품이 얼굴이 있고 눈이 있어 우리를 마주 쳐다보고 있는 어떤 것으로부터 나온 것이거나 엄마, 아빠가 있는 것이라면 먹지 마라. 그런 기준에 해당하는 식품이면 살코기도 가지고 있을 것이다. 모든 살코기는 콜레스테롤과 포화지방을 갖고 있다. 이 두 가지 물질의 섭취는 사람의 몸에 큰 손상을 입히며, 순환계의 혈관이 틀어 막히게 만들고, 면역 체계를 저하시킨다. 콜레스테롤은 각종 심장질환과 심장마비를 유발하고, 포화지방은 암의 발병원인이 되는 물질이다. 심장병, 심장마비, 암, 이 세 가지가 미국인의 3대 사망 원인이다. 그래서 나는 채식주의 식단의 이점을 홍보하면서 어떻게 만들어진 것이든 동물식품은 좋지 않다는 것을 알리고 있다.

내가 따르는 다른 하나의 간단한 판단규칙은 식품의 라벨에서 읽을 수 있는 각종 경고로부터 나온 것이다. 라벨은 식품이

담겨진 상자, 깡통, 통조림 또는 병조림에만 붙어 있다. 나의 규칙은 만일 식품에 라벨이 붙어 있다면 먹지 말라는 것이다. 아니면 적어도 상당한 의심을 갖고 살피라는 것이다. 물론 약간 극단적으로 들릴 것이라는 건 잘 알고 있다. 그러나 어떤 식품이든 라벨이 붙어 있다면 통상 그 식품은 가공된 식품이라는 뜻이다. 뭔가 첨가되었거나 제거된 식품이다. 그 어느 쪽이든 인체에는 좋지 않다.

완전식품만 고른다면 잘못될 일이 없을 것이다. 그것은 코끼리, 기린, 그리고 대부분의 영장류들이 식품으로 어떤 것을 선택하는지 살펴보기만 하면 안다. 그렇게 하면 그 동물들이 필요한 모든 필수영양소들을 식물식품으로부터 얻고 있다는 것을 알 수 있을 것이다. 이런 채식주의 동물들은 어찌되었든 육식동물들보다 훨씬 더 수명이 길다. 거의 2배 이상의 긴 수명을 갖고 있다.

그러나 생선은 먹어도 되는 게 아닌가요?

나는 이 질문을 끝없이 받고 있다. 그리고 그럴 때마다, 내가 단호하게 "안 돼요. 절대로 안 돼요!" 하고 대답했을 때 상대방의 충격 받은 표정도 언제나 보고 있다.

예상대로 그 다음 질문은 "아니, 생선이 왜 나쁘다는 거지요?"이다. 하지만 생선도 인체에 좋지 않은 것이 상당히 많다.

우리는 동물성 단백질의 과잉 섭취는 골다공증(제6장 참조) 발생 위험을 증가시킨다는 사실과 생선은 단백질의 집중적인 공급원으로 분류된다는 것을 잘 알고 있다. 사람들 대부분은 이미 너무 많은 단백질을 섭취하고 있으므로 그 이유만으로도 생선은 먹을 필요가 없는 것이다. 그럼 몸에 그처럼 좋다는 오메가-3 지방산의 섭취는 어떻게 할 것인가? 허나 만일 사람들이 녹색잎 채소를 많이 먹는 식사를 하고 있다면 물고기들과 똑같은 영양공급원으로부터 오메가-3 지방산을 직접 섭취하고 있는 거나 같다. 물고기가 먹는 녹색잎 채소가 해초나 그 밖의 바다 조류(藻類)이기 때문이다.

생선의 살은 사실 가장 심하게 오염된 식품 가운데 하나이기도 하다. 대양에 사는 물고기라고 하더라도 살충제나 제초제, 그리고 수은, 납, 카드뮴, 비소 같은 중금속에 이미 노출되어 있다고 봐야 한다. 그들은 또한 간염, 소아마비, 대장균의 원천이거나 살모넬라, 감염성 어류 중독증의 원인, 고래 선충(위장 내에 기생하는 벌레의 일종) 또는 간흡충(간디스토마)과 같은 일련의 기생충이 사는 숙주이기도 하다. 자, 이처럼 식물성 식품에 기초한 식사를 해야 하는 이유는 무한히 많다. 그리고 그렇게 해서 안 되는 이유는 하나도 없다. 게다가 이런 식사는 맛도 좋고 먹을 때의 느낌도 굉장히 근사하다. 한 끼 식사에서 그보다 더 바랄 게 무엇이 있겠는가?

다이어트 출발: 음식에 관한 힌트와 조리법

이 프로그램에 따른다면 부엌을 정리하는 일은 더 쉽다. 아래 주방용품들이 유용하게 쓰일 것이다. 구이용 접시, 도마, 조리용 스푼, 여과기, 강판, 계량용 컵과 계량용 스푼, 믹싱 볼 세트, 머핀 틀, 자르기용 칼과 다지기용 칼, 피자 냄비, 다양한 크기의 눌어붙지 않는 코팅 냄비와 프라이팬들, 스프용 국자, 새싹 틔우는 용기들과 덮개. 그 밖에도 나는 자동 전기밥솥, 슬로우 쿠커, 팝콘 뻥튀기 기계, 그리고 거의 무한대의 다양한 데침 채소요리를 (물을 넣고) 만들 수 있는 있는 밑이 둥근 중국냄비가 없이는 살아갈 수가 없을 정도다.

부엌에 상비해둘 주요 식품들로, 여러 종류의 도정하지 않은 전곡류(오트밀, 현미, 밀알, 메밀가루 등), 채소(감자, 당근, 양배추, 양파, 마늘, 토마토, 브로콜리 등), 과일(바나나, 사과, 딸기, 멜론, 건포도 등) 그리고 향신료(바질, 고춧가루, 쿠민, 겨자, 꽃박하, 세이지, 백리향, 카레용 심황뿌리 등)를 들 수 있다. 이런 상비식품들로 우리는 다양하고 맛있는 건강식을 만들 수 있는 것이다. 다음은 음료, 식사, 스낵, 디저트 등에서의 유의점과 설거지와 관련된 지침이다.

음료: 세상에서 가장 좋은 음료는 자연 그대로의 순수한 물이다. 식당에서 음료로 물을 주문하면 촌스럽고 어색했던 시절이 있었다. 다행히 그런 시절은 오래 전에 사라졌다. 힘든 훈련을 한 차례 마치고 나면 보통 나는 몹시 목이 마르다. 그래서 그냥 물을 주문하는 데 그치지 않고, 아주 큰 컵의 물 한 잔을 주문한다. 그것은 내가 칵테일파티든 다른 어떤 파티든 간에 파티에 참석했을 때에도 똑같다. 정말 축하의 건배를 하고 싶을 때에는 소다수 한 잔에 칵테일주를 살짝 쳐서 대신한다.

다양한 음료를 즐기려는 사람들을 위해 두 가지 다른 음료를 추천한다. 첫 번째 추천 음료는 모닝커피를 대체할 아침 음료로서, 티스푼 하나 분의 당밀을 뜨거운 물 한 컵에 탄 음료다. 이 음료는 흥분제 성분이 없을 뿐 아니라 그 속에는 하루 필요량의 상당한 퍼센트를 채워줄 만한 철, 칼슘, 그리고 미네랄 등의 성분들이 들어 있다.

두 번째 추천 음료는 냉장고에 넣어두고 마시는 음료로서, 큰 물병에 담은 옛날식 레모네이드 주스다. 물 2리터에 레몬 반개를 짜서 넣고 톡 쏘는 신맛을 없앨 만큼의 감미료만을 탄 것이다. 이것은 건강에 좋고 갈증을 가시게 하는 훌륭한 주스지만 그것도 나는 과용하지는 않는다. 보통 나는 섬유질과 포만감을 얻기 위해 과일을 통째로 먹는다. 물론 이것은 식욕을 억제할 수 있게 해주는 효과도 있다.

아침식사: 내가 통상 먹는 아침식사는 전자레인지에 2분쯤 살짝 익힌 오트밀 한 사발이다. 그러나 원래 날 것을 좋아하기 때문에 가끔씩은 생오트밀 한 사발로 대신할 때도 있다. 오트밀이 보통 오트밀인지 아니면 빨리 익는 속성 오트밀인지는 문제되지 않는다. 속성 오트밀은 보통 오트밀 알갱이를 눌러서 더 납작하게 만든 것에 불과하기 때문이다. 이 밖에 건포도와 바나나도 더 넣는다. 또 훌륭한 성찬에다 배부르게 잘 먹었다는 느낌을 가지기 위해 블랙스트랩 몰라시스(blackstrap molasses; 당밀음료의 일종 _ 역자 주)도 약간 먹는다. 그리고 필수 영양소의 섭취를 위해 채소도 추가한다. 여러 사람들에게 이런 아침식사는 좀 이상하게 들릴지도 모르겠다. 그러나 한번 시도해보시라!

내가 처음으로 이런 아침식사를 한 곳은 1988년 서울올림픽에서 이 올림픽에 참가한 육상선수들의 선수식당이었다. 아시아인들이 매우 많았고 그중 많은 이들이 아침식사에 김을 싸 먹는 방식으로 녹색잎 채소들을 먹고 있어서, 나도 한번 해보기로 했고 이런 식사를 좋아하게 되었다. 그러고 나서 케일이나 식용 히비스커스, 심지어는 양배추 같은 다른 채소까지도 먹게 되었다. 녹색잎 채소를 먹는 것이 내 영양 섭취의 '황금률'이었기 때문에 되도록 자주 채소를 먹었고, 심지어 아침식사에서도 거르지 않으려고 노력했다.

특별한 아침식사인 경우, 팬케이크나 와플을 만들어 먹는다. 이 경우 사과소스나 과일 퓨레(puree)로 토핑을 한다. 자연스럽게 버터나 마가린 사용을 기피하게 된다. 한 번 원재료가 가진 맛에 익숙해지면 버터나 마가린의 맛은 만족할 만한 요리의 맛을 느끼는 데 전혀 필요하지 않은 것들이 된다.

이런 선택은 밖에서 먹는 아침식사에서도 유효하다. 식당의 메뉴에서 사람들은 거의 언제나 팬케이크를 발견한다. 고객의 건강에 더 신경을 쓰는 식당들은 통밀 또는 메밀가루 팬케이크를 만들어 내놓기도 한다. 물론 그런 팬케이크들은 보통의 흰 밀가루를 기본으로 만든 팬케이크 반죽보다 몸에 더 좋다. 다시 강조하지만, 그런 팬케이크라도 버터나 마가린을 빼는 것은 필수다. 다른 사람들이 계란을 중심으로 한 아침식사로 콜레스 테롤과 지방 수준을 끌어올리고 있는 동안, 우리는 몸에 좋은 건강한 식사를 할 뿐 아니라 그만큼 맛도 있는 아침식사를 즐 길 수 있는 것이다.

점심식사: 점심식사는 여러 가지 선택을 조합해서 할 수가 있 다. 몇 가지 가능한 선택들을 보자. 불에 굽거나 전자레인지에 익힌 감자에 당근과 브로콜리 토막을 곁들이거나, 얇은 통밀 빵에 얇게 썰어서 한데 섞은 채소들로 속을 채워 말은 것, 오렌 지와 사과를 곁들인 통밀 베이글, 냉동한 강낭콩 요리를 섞은 현미밥 같은 음식이 여기에 해당한다. 이런 음식은 훌륭한 점 심 도시락이 될 수도 있다.

외식하러 밖에 나갔을 때 식당에서 로스트비프 샌드위치 같 은 것들을 제공한다면, 그럴 때 내가 즐겨 사용하는 책략 가운 데 하나는 '채소 샌드위치'를 달라고 주문하는 것이다. 패스트 푸드점에서도 이런 주문이 식당과 마찬가지로 통한다. 여기서 는 통밀로 만든 둥근 빵 또는 녹색잎 채소, 토마토, 피망, 양파, 기타 등등으로 만든 샐러드를 얇게 썬 빵 두 장 사이에 채워 넣 어서 만든 샌드위치가 좋을 것이다. 특히 그 빵이 호밀이나 도 정하지 않은 통밀로 만든 빵이면 더 좋다. 전곡으로 만든 발효

빵도 또 다른 선택이 될 수 있다.

저녁식사: 하루의 마지막 식사는 위에 언급한 여러 가지 음식 가운데 하나를 선택해도 되지만, 요리를 하고 싶은 기분일 때에는 다음과 같은 요리를 한다.

* 스파게티는 통밀가루 반죽으로 만든 것에다 소스는 토마토 페이스트, 양파, 마늘, 피망, 다진 브로콜리, 그리고 양념들을 함께 넣어서 만든다(반죽 속에 넣은 다진 브로콜리 완자는 사람들을 미트볼을 보는 것 같은 착각에 빠지게 한다).
* 칠리는 강낭콩, 토마토소스, 양파, 마늘, 피망, 고춧가루, 그리고 현미를 듬뿍 넣어서 만든다.
* 피자는 밑판은 통밀로 만든, 겉껍질이 딱딱하고 둥근 빵으로 하고, 그 위에 토마토로 만든 소스를 뿌리고 잘게 썬 양파, 둥근 양파, 피망, 버섯, 알팔파 싹 등을 얹어서 만든다. 즉석 피자 판을 빨리 만들기 위해서는 피타 빵을 이용하거나 인도 빵 차파티스를 사용한다.

이런 식의 식사가 가진 장점 가운데 하나는 이전에 좋아했던 거의 모든 요리들을 수정하거나 바꿀 수 있다는 점이다. 동물성 식품, 지방, 기름을 빼기만 하면 된다. 고기를 재료에서 빼고 채소를 그만큼 늘리면 된다. 기름을 빼고 요리할 때에는 물을 대신 쓰면 된다. 튀김이나 데친 요리가 필요하면 기름대신 물이나 간장을 사용하라. 그래도 잘 된다.

진짜 재미있는 음식들에 대해서 아이디어를 많이 얻고 싶다면 소수민족 식품점에 가보면 좋다. 예를 들면, 이웃에 있는 아시아 식품점에서는 가끔 수많은 종류의 쌀을 판다. 샐러드는 보통 건강식으로 선택할 수 있는 음식이기는 하지만 흔히 먹는 양상추에 토마토조각을 섞은 것이라면 너무 맛이 없어서 질릴 수도 있다. 농산물 코너를 이리저리 둘러보면서 잘 다듬어놓은 다양한 양배추나 녹색잎 채소들, 특히 새로 반입된 특이한 채소를 특별히 유의해서 살펴보자. 보통 그런 채소들은 별로 비싸지 않으며 고기에 비하면 특히 싸다. 그런데도 그 색깔이 짙은 녹색과 붉은색, 결이 있고 없는 것 등 여러 가지로 다양한 조합들을 볼 수 있다. 그런 것들 외에도 흰 콩, 완두 싹, 옥수수, 오크라, 가지 또는 보기에 좋은 것이면 무엇이든 더 넣어도 된다. 지금 당장 구할 수 있는 맛있는 채소들을 가지고 마음껏 창의성을 발휘해보는 것도 좋다!

샐러드드레싱에 대해서 말한다면, 나는 이미 오래 전부터 샐러드에 드레싱을 하지 않고 먹는다. 나는 아무것도 끼얹지 않은 맨 샐러드를 좋아한다. 맨 샐러드를 못 먹는 사람은 발사믹 식초나 레몬주스를 채소에 뿌려서 먹어도 좋다.

간식: 식사 사이에 즐기는 음식으로 다음과 같은 것들이 있다. 과일, 당근, 도정되지 않은 밀로 만든 빵, 팝콘, 감자 등 집에 있는 모든 음식들을 조금씩 먹는 것이 내가 간식하는 방식이다. 집 바깥에서 고지방 식사를 하고 있다면 이런 것들은 먹고 싶은 생각이 나지 않을 것이다. 명심할 것은 이런 식의 식사를 하게 되면 결과적으로 많이, 자주 먹게 되지만 충분한 운동량만 유지한다면 체중은 불어나지 않는다는 사실이다.

디저트: 단 것에 끌리는 입을 즐겁게 하면서 건강에도 좋은 디저트를 즐기려면, 철 따라 나오는 다양한 과일을 먹어보는 것이 좋다. 제 철에 나오는 과일을 구할 수 없다면 냉동과일을 선택할 수도 있다. 내가 특별히 좋아하는 군것질거리는 뻥튀기한 팝콘으로 매일 밤 이걸 먹는다. 나는 맨 팝콘을 좋아하지만, 맛이 필요하다면 그 위에 물로 묽게 희석한 간장이나 계피가루를 뿌려서 먹어도 좋을 것이다.

비용: 마지막 강조점은 비용에 관한 것이다. 이런 식사를 하는

데 드는 비용이 얼마나 싸게 먹히는지 알면 놀랄 사람들이 많을 것이다. 내 한 달 식비 이야기를 하면 아무도 믿지 않는다. 나는 식품점을 나올 때면 여러 개의 식료품 부대들을 들고 나온다. 감자, 양배추, 양파, 파파야, 사과, 오렌지, 바나나, 기타 채소와 과일들은 원래 부피가 큰데다 내는 돈에 비해서 엄청나게 많이 주기 때문이다.

이런 쇼핑에서 많은 돈을 절약하게 되는 이유들 가운데 하나는 멋진 포장에 대해 돈을 지불할 필요가 없어서이다. 이는 쓰레기를 만들지 않음으로써 지구를 살기 좋은 환경으로 만드는 데 공헌하는 일일 수도 있다. 쓰레기를 버리는 한 그 쓰레기로부터 벗어날 길이 없다는 점을 명심해야 한다. 우리는 이 모든 포장재를 만들기 위해 자원을 무절제하게 사용하는 사회에 살고 있다. 그러므로 여러분이 그런 식의 식재료를 쇼핑하는 것만으로도 산업사회의 쓰레기로부터 환경을 보호하는 데 나름의 일조를 하고 있다고 볼 수 있다. 그러나 비용이 덜 드는 가장 큰 이유는 자연 그대로의 식품을 재가공하고 꾸미느라 추가의 노동력을 투입할 필요가 없기 때문이다.

추가의 노동력이 절약되는 점은 개인에게도 마찬가지다. 자기의 식사를 위해 요리하는 데 들이는 그 많은 시간이 절약될 것이다. 자기가 특별히 원하지 않는 한 맛있고, 영양분 많고,

포만감 주는 음식을 만들기 위한 저 수많은 멋있는 조리법들이 필요 없게 될 것이다. 나는 내 요리사(CHEF) 기준에 맞는 100가지 조리법에 관한 요리책을 썼다. 내 CHEF 기준이란 싸고(Cheap), 건강에 좋고(Healthy), 쉽고(Easy), 무지방(Fat-free)이란 것이다. 이것들은 수년에 걸쳐 내가 개발하고 획득한 조리법이다. 이를 통해 사람들이 아주 쉽게 인체에 필요한 영양분을 섭취할 수 있다.

그렇다. 나의 조리법에는 사람들이 누릴 수 있는 또 한 가지 장점이 있다. 설거지를 너무 쉽게, 빨리 할 수 있게 된다. 접시, 냄비, 프라이팬에 묻어 있는 기름막이나 켜로 앉은 지방층 같은 것이 전혀 없으니 빠른 설거지가 가능하다. 심지어 여러분 싱크대의 하수구들까지도 박수를 보낼 것이다! 그러니 어떻게 이런 좋은 기회를 놓칠 수 있겠는가? 우리는 빛나는 건강과 돈과 환경, 이 세 가지를 동시에 챙길 수 있다. 볼에 홍조가 흐르는 건강을 챙기면서 식사에 드는 돈도 절약하고 환경보호주의자도 될 수 있는 일석삼조의 효과를 볼 수 있는 것이다.

6

숨어 있는 복병, 골다공증

새로 알게 된 익숙한 친구지만 너무 많이 사용하지는 않는 컴퓨터 앞에 앉아 있으면서도 나는 내 뼈대를 더 강하게 만들고 있다. 뜨거운 물 한 컵에 한 숟가락의 블랙스트랩 몰라시스를 타서 커피 대신 조금씩 입맛을 다셔가며 마시고 있기 때문이다. 이 맛있는 당밀음료 한 숟가락에는 3.2밀리그램의 철분 이외에도 131밀리그램의 칼슘이 훌륭한 보너스로 더 들어 있다. 이것을 부정적 효과가 더 많은 커피와 비교해보자. 1990년, 10만 1,771명을 대상으로 한 어느 연구는, 지나친 흡연이나 고혈압 같은 다른 주요 위험요인을 갖고 있지 않은 사람이라 하더라도 지나친 커피 섭취는 심장질환 사망위험을 높인다는 결론을 내렸다. 커피도 그 자체의 성질은 산성이기 때문에 뼈에서 칼슘을 빼앗는다. 또 나중에 인체의 면역체계를 위축시키는 작용을 하는 중추신경자극제를 함유하고 있으며 발암물질의 가능성이 있다는 의심을 사고 있는 음료다. 지나치게 많은 커피를 마시는 사람들은 적당히 마시는 사람들보다 콜레스테롤 수치가 높다는 사실이 발견되었다. 청량음료도 인산을 함유하고 있는 것이면 뼈의 손실을 초래한다.

사람들은 칼슘의 장점을 격찬하는 광고의 홍수 속에 살고 있다. 그렇다. 물론 칼슘은 중요하다. 그러나 '최악의 수준'일 것 같은 식사를 하고 있는 세계에 사는 사람들의 뼈가 가장 강하다는 사실은 무엇 때문인가? 그리고 가장 훌륭한 유제품을 섭취하는 세계에 사는 사람들의 골다공증 발병률이 가장 높다는 사실은 무엇을 말하는가? 그리고 어떻게 해서 소가 인류의 칼슘 공급자의 지위를 얻게 되었을까? 왜 말이나 개나 고래가 아닌가? 우리가 원하는 것이 칼슘이라면 쥐의 젖이 우유보다 훨씬 많은 칼슘을 함유하고 있다. 어떤 한 종(種)의 동물이 가진 젖 분비기관의 목적은 그 종의 새로 태어난 새끼에게 그가 스스로 먹이를 구해 먹을 수 있을 때까지 독특한 성분의 영양분을 공급하는 것이다. 각각의 종이 분비하는 젖의 단백질 함량은 각각의 종에 속한 새끼들의 성장속도가 상이한 것에 따라 다르다. 인류는 다른 종의 가슴 분비물을 먹는 지구상의 유일한 종이라는 점에서 독특한 동물이다.

비록 그 원인이 전부 밝혀진 것은 아니지만 서구식 고단백 식사가 뼈에서 칼슘을 유실하게 만드는 주범으로 드러나고 있다. 고단백 식사는 강한 산성도를 갖고 있으며, 이 산성은 뼈 속에 저장된 칼슘을 사용해서 중화시키지 않으면 안 되는 것이다. 그런 식사가 앉아만 있는 생활습관과 결합된 경우에는 마치 사용하지 않는 근육이 퇴화하는 것처럼 우리로 하여금 약하고 부러지기 쉬운 뼈를 갖게 만드는 것이다. 누군가가 넘어져서 엉덩이뼈를 다쳤다는 얘기를 자주 듣지만, 사실은 엉덩이뼈를 먼저 다쳤기 때문에 넘어지는 수도 있다. 또한 누군가는 재채기를 한 것뿐인데 갈비뼈가 부러졌다는 말도 듣는다. 여기에는 뭔가 크게 잘못된 것이 있다. 왜냐하면 이런 얘기들은 사람의 뼈 조직이 평생 동안 튼튼하게 유지되는 조직이라고 가정하고 있기 때문이다.

채식하는 여자들이 육식하는 여자들보다 더 강한 뼈를 갖고 있다는 사실을 보여주는 연구결과들이 있다. 테니스선수들의 테니스채를 잡은 쪽 팔뼈는 채를 안 잡은 쪽 팔뼈보다 골밀도가 더(35퍼센트) 높다. 테니스선수들이나 수영선수들은 모두 운동하지 않는 그들의 코치진보다 더 강한 골밀도를 보여준다.

이런 연구들이야말로 인체의 뼈대를 강하고 단단하게 만들고 이를 유지하기 위해서는 식사와 운동, 이 두 가지가 모두 중요하다는 사실을 단적으로 보여주는 믿을 만한 증거다.

유전적 요인이 골다공증을 일으킨다는 말을 자주 듣는다. 이것은 고단백 식사나 적은 운동량이 인체에 미치는 영향에 한정한다면 맞는 말이다. 그러나 다른 연구들에 따르면, 아프리카에서 미국으로 이민 온 (강하고 단단한 뼈를 가진) 사람들이 미국에서 전형적인 서구식 식사를 하게 되자 골다공증 증세를 보이기 시작했다는 사실도 나타난다.

태어난 아기에게 모유를 충분히 먹여서 강하고 튼튼하게 키우려면 임신 중이거나 수유 중인 여자들이 우유를 마셔야 한다는 미신도 있다. 한 번도 유제품을 먹은 적이 없는데도 건강하게 잘 사는 사람들이 세계인구의 대다수에 이르고 있음에도, 의사들이 하나같이 이들을 대상으로 활발한 유제품 소비촉진 운동을 벌이고 있다는 점은 좀 우스꽝스럽게 느껴진다. 게다가 우유는 알레르기, 당뇨병, 중이염, 식품 부작용, 변비의 발생률을 높이는 등 많은 문제를 일으키며, 어린이의 지나친 고단백 식사는 성적으로 조숙한 어린이를 만든다는 수많은 증거들도 존재한다.

그렇다면 골다공증에서 철인3종경기 같은 스포츠가 하는

역할은 무엇이 될 것인가? 3종경기보다 뼈를 강하게 만드는 데 더 좋은 것을 생각할 수 있는가? 수영과 사이클은 뼈에 가하는 충격이 없거나 아주 적은 종목이지만 그래도 근육으로 뼈를 잡아당기는 힘이 많이 필요한 운동이다. 이 힘은 뼈를 튼튼하게 유지시켜주며, 뼈가 저절로 부스러져 나가는 증상을 회복시켜주기에 충분하다. 해부학이나 생리학 교실의 학생들이 배우는 '볼프의 법칙(Wolff's Law)'이라는 원리가 있다. 이것은 요컨대, 뼈는 인체가 요구하는 수준의 강도(强度)만큼 강해진다는 법칙이다. 이는 뼈가 활동하고 있으며, 살아 있고, 끊임없이 스스로를 재생하고 있으며, 사실상 인체조직에서 가장 활발한 세포조직 중에 속한다는 것을 뜻한다. 용골 세포(osteoclasts)는 낡은 뼈를 분해하는 세포이며 골아 세포(osteoblasts)는 새 뼈를 만드는 세포다. 이 두 가지 세포들의 역할은 인체의 필요에 부응해서 뼈 물질의 끊임없는 상호교환이 일어나게 하는 것이다.

그러나 뼈대를 크게 키우는 데 훨씬 더 효과적인 방법은, 비록 그 효과가 주로 하체 뼈와 등뼈에 제한되는 듯이 보이지만, 달리기 운동이다. 골다공증으로 일어나는 가장 심각한 골절상은 엉덩이와 등뼈에 발생하는 골절이기 때문에 달리기는 골다공증으로 인한 부상을 막는 가장 효율적인 운동이 될 수밖에 없다. 말하자면 달리기는 뼈를 단단하게 만들어주거나 골다공중 같은 병이 아예 일어나지 않게 하는 데 가장 좋은 운동이다.

여기서 한 가지 더 덧붙이자면, 달리기는 다음과 같은 역할도 한다. 달리기는 등뼈 조직의 각 척추골 사이에 있는 아교질의 작은 쿠션이라고 할 수 있는 디스크, 즉 추간판(椎間板)을 튼튼하게 만든다. 여러분은 아마 '빠져나온' 또는 '파열된' 척추 디스크에 관해 많이 들어봤을 것이다. 그리고 오랫동안 사람들은 그처럼 다양한 등 부위 통증의 원인이 이것이라고 생각해왔다. 실제로 등 부위 통증의 원인은 보통의 경우, 등뼈를 당겨서 지탱하고 있는 근육들이 약해져서 발생하는 것이다. 달리기 운동은 이 근육들을 강화한다. 식사도 운동과 마찬가지로 특정의 역할을 한다. 동물식품을 먹어서 작은 실핏줄들이 막히면 근육에 혈액의 공급이 중단된다. 이것이 국소빈혈(통증도 수반된다)을 일으킨다. 심장마비 발작 중에 가슴통증을 일으키는 것도 같은 메커니즘이다.

달리기에서 발이 지면에 착지할 때 인체가 충격을 받으면서 등뼈의 척추디스크에도 체중의 '부하(loading)'가 걸린다는 사실이 최근에 밝혀졌다. 다음 걸음을 위해 착지된 발이 지면에서 떨어지면 디스크에 걸린 부하는 풀린다. 이런 체중부하와 부하의 해제는 영양분과 산소를 척추디스크 세포 속으로 불어넣는 '펌핑'을 하며, 대사과정에서 나오는 폐기물질과 이산화

탄소를 그 세포에서 제거하는 작용을 한다. 그 결과 대부분의 러너들은 강한 척추와 등 근육을 가지고 있다. 뼈대의 형성과 재생에는 비타민 D의 긍정적 효과와 마찬가지로 특정 호르몬도 영향을 미친다. 그러나 우리 대부분은 자기 몸에 작용하고 있는 호르몬의 상태를 임의로 어찌할 방법이 없고, 꼭 필요하거나 당장의 편의에 따라서 쬐는 햇볕 말고는 햇볕에 노출되는 것도 별로 좋아하지 않기 때문에, 식사와 운동이야 말로 뼈를 강하게 만들고 발달시키기 위해 당장 실행이 가능한 두 가지 현실적 선택이라고 할 수 있다.

이렇게 인체조직들이 놀라울 만치 서로 협력하고 있다는 것을 보여주는 또 한 가지 재미있는 측면은 내장의 소화관이 그것을 통과하는 음식물로부터 인체가 필요한 영양분을 섭취하는 것과 관련이 있다. 예를 들어, 인체가 빈혈상태에 있으면 소화관을 통과하는 음식물로부터 더 많은 철분이 흡수된다고 한다. 이는 TIBC(Total Iron-Binding Capacity) 테스트라고 불리는 실험으로 측정된다. 인체는 철분이 더 필요하면 더 흡수한다. 그러나 한편으로, TIBC만큼 우리에게 인체가 흡수하는 칼슘의 양을 알려주는 간편한 작은 테스트도 없지만, 어차피 우리는 더 많은 칼슘이 필요하면 더 흡수한다는 사실을 알고 있다. 이는 하루 칼슘 섭취량이 200~400밀리그램에 불과한 아프리

카 여자들이 여러 명의 아기를 낳고 긴 수유기간을 포함한 20
년의 세월이 지난 뒤까지도 높은 골밀도의 강한 뼈를 갖고 있
는 이유를 설명해준다.

칼슘정제 부족?

위에서 언급한 모든 이유에도 불구하고, 우리는 칼슘정제
복용량이 부족해서 골다공증이 생기는 것은 아니라는 것과 뼈
를 강하게 만드는 데 칼슘정제가 필요한 것도 아니라는 사실을
잘 알고 있다. 게다가 이미 골다공증이 진행되고 있는 사람들
에게 칼슘정제를 복용시키는 것은 아무 소용도 없다는 것을 보
여주는 연구결과들도 많이 나와 있다. 카니스(J. Kanis)가 1996
년에 행한 한 연구에 따르면, 고칼슘 음식을 많이 먹는 사람들
이라고 해서 저칼슘 음식 섭취자들보다 뼈 유실이 더 적은 것
은 아니라는 사실도 밝혀졌다. 폐경기가 지난 여자들에게 뼈
부실화를 방지하기 위해 종종 여성호르몬의 일종인 에스트로
겐의 복용을 권하지만 모든 여자들이 그것을 복용할 수 있는
것도 아니고 복용을 원하는 것도 아니다. 내가 가장 적절한 사
례다. 내 암의 유형은 에스트로겐 수용체 양성반응형이다. 그

의미는 내가 에스트로겐을 섭취하는 것은 암의 불에 휘발유를 끼얹는 짓이나 같다는 뜻이다. 자연 상태의 황체호르몬(프로게 스트론)은 유방암이나 자궁암의 발생 없이 골다공증의 진행을 거꾸로 되돌려주며 심지어 유방암 환자들의 치유에 도움이 된다는 설까지도 있다.

예방조치로 나는 매년 정기적으로 골밀도 검사를 받는다. 그 결과, 내가 하는 섭생법이 옳다는 것에 확신을 갖게 되었다. 골밀도 수준에 관한 한, 내 골밀도는 같은 연령대 여자들의 골밀도를 표시한 도표에서 최고의 위치에 가 있다. 나는 30대 여자들의 최고 골밀도 평균치를 능가하는 수준의 골밀도를 갖고 있는 것이다. 내가 골다공증을 '숨겨진 복병'이라고 부르는 이유는 수많은 여자들이 35세를 넘기고부터는 골밀도 수준의 심각한 감소를 경험하기 시작하기 때문이다. 그들은 자기네의 앞날에 뼈가 자주 부러지고 복합골절을 당하거나 키가 줄어들거나 갈비뼈 밑 흉곽의 고관절 유착, 일명 '과부의 혹(dowagers hump)'으로 불리는 꼬부랑 할머니 증상 같은 것이 기다리고 있다는 것을 전혀 예견하지 못한다.

내 경우를 예로 들면, 3년이라는 기간 동안에 많은 피로골절, 정확하게는 아홉 번의 피로골절을 경험했다. 내 섭생법에 대해 의문을 가진 사람들이라면 그것이 틀렸다고까지 말할 수도 있었을 것이다. 나도 처음에는 내 섭생법에 대한 의문부터 품었다는 것을 시인할 수밖에 없다. 그러나 잠시 조사를 해본 결과, 내가 과도한 훈련을 한 것이라는 데에 모든 결론이 일치했다. 달리기에 대한 열정과 기록 개선에 대한 열망 때문에 나는 철인3종경기 같은 격한 운동을 끝낸 다음 주일에도 매일 달리고 있었던 것이다. 어느 해인가, 25킬로미터 달리기 종목에서 주(州) 신기록을 세운 것도 철인3종경기 대회를 마치고 그 다음 주에 열린 대회였다. 나는 주말마다 대회에 참가해서 달리고 있었다.

많은 의사들은 내가 피로골절을 당한 것이 놀랄 일이 아니라고 말했다. 나는 충분한 회복시간을 거의 갖지 못했다. 사실, 일반적인 경험론의 하나는 심한 운동을 할 경우 전력질주 거리 1마일당 가벼운 훈련 하루의 비율로 훈련을 하라는 것이다. 나는 이 정도의 훈련과 휴식에는 근처에도 다가갈 수가 없었다. 골절이 낫고 난 뒤에는 내 몸속의 에너지 수준이 높은 상태를 지속했고 다른 모든 것도 빨리 회복되었기 때문이다. 그때 이후부터 지금까지 나는 과격한 대회에 참가한 다음날 하루는 심한 달리기를 피하고 있다. 따라서 피로골절도 더 이상 일어나지 않고 있다.

골절에 대한 또 한 가지 흥미로운 사실은 이것이 한 번 치유

되고 나면 그 골절이 있었던 부위에 경결(硬結)이 형성된다는 점이다. 이른바 '못(callus)'이 박히는 것이다. 그 못이 박힌 뼈 부위는 상당히 여러 해 동안 주변의 다른 뼈에 비해 더 단단한 상태를 유지한다. 나는 피로골절의 재발을 걱정해야 할 필요는 전혀 없었다. 단지 내가 가하는 부하를 견디지 못하는 뼈가 몇 개 쯤 될 것인지가 신경이 쓰였을 뿐이다. 이제 내 마지막 피로 골절이 있었을 때로부터도 많은 세월이 지났다. 그리고 골밀도 검사 결과 50세부터 60세까지 골밀도가 증가해서 지금은 매우 높은 골밀도를 보이고 있다. 골밀도가 정점에 이르게 되는 30세 나이의 여자 평균골밀도는 평방 센티미터당 411밀리그램이다. 그런데 나는 50세에 447밀리그램이었고 60세에는 이보다 더 높은 466밀리그램이었다!

그러나 나는 적당량의 칼슘과 이 밖에 뼈를 만드는 데 들어가는 모든 다른 필수 미네랄들을 적당량 섭취하고 있다는 것을 확실하게 하기 위해 매일 미네랄이 풍부한 식품들을 먹고 있다. 블랙스트랩 몰라시스 당밀차를 마시는 것에 추가해서 많은 양의 녹색잎 채소도 먹고, 앞에서 말한 것처럼 아침식사로 먹는 오트밀에까지 곁들여서 먹고 있다! 실제로 내가 커다란 브로콜리 한 송이를 먹지 않고 하루를 보냈을 경우에는 그날 밤 마지막 식사로라도 그것을 꼭 먹고 자기로 하고 있다.

고단백 식사는 약한 뼈를 만든다

골다공증 발병원인들 중에서 식품 섭취와 관련된 것은 오래 전부터 이어져 온 미국의 단백질 사랑이다. 벌써 몇 해 전부터 '고단백 식품'으로 선전되고 있는 식품들이 많아졌는데, 그것은 그렇게 라벨을 붙여 놓는 것이 판매에 도움이 되었기 때문이다. 고단백 정제, 고단백 분말, 고단백 화장품, 고단백의 어떤 것, 고단백의 모든 것. 고단백 일색이다.

그렇다면 사람들이 단백질을 지나치게 섭취하면 어떤 일이 일어날까? 그 결과는 인체가 과잉 아미노산을 중화하려고 노력한 결과 칼슘 불균형 상태에 빠지게 된다는 것이다. 인체는 혈액으로부터 〔증가하는 산(酸)의 중화제로 사용하기 위해〕 칼슘을 뽑아낸다. 그러고 나서 혈액 속의 모자란 칼슘을 다시 채우기 위해 이번에는 뼈에 있는 칼슘을 뽑아내게 된다.

가끔씩 하는 단백질 과잉 섭취는 위험한 것은 아니지만 한 주에 21번을 과잉 섭취하면 그 효과가 누적되어 나타난다. 예를 들면, 에스키모인은 매일 고단백 식사를 하고 있으며 하루 칼슘 섭취량도 2,500밀리그램에 이른다. 그렇지만 이들은 아주 젊은 연령대에서도 골다공증 발병률이 극단적으로 높다. 20대 여자들 가운데서도 골다공증 진단을 받는 사람이 많다.

패스트푸드 햄버거 단 한 개만 먹어도 그 속에 든 고단백질, 높은 염도, 낮은 칼슘 함량 때문에 22밀리그램의 인체칼슘 유실이 발생한다. 수많은 연구들이 이런 발견들을 지지하고 있으며, 역으로 식물단백질의 경우는 아무리 많이 섭취해도 인체로부터 칼슘 유실 현상을 초래하지 않는다는 사실 역시 지지해주고 있다.

남자들이라고 골다공증 증세로부터 면역이 되어 있거나 한 것은 아니다. 남자들의 경우는 좀 더 나이가 들어서 그 증세가 나타나고 있기는 하지만, 골다공증은 남자에게도 몸에 가장 심각한 손상을 입히는 병이다. 골다공증 때문에 낙상을 하게 될 뿐 아니라, 그렇게 된 사람은 골반골절이 되기 쉽고 결국은 침대에 드러누워 지내는 신세가 된다. 한 번 쓰러져서 드러누워 자리보전을 하게 되면 뼈에는 체중의 부하가 걸리지 않는다. 이것이 거꾸로 뼈의 부실화를 가속시킨다. 이는 결코 돌이킬 수 없는 하향 나선형의 악순환 원인이 될 수 있다.

이러한 손상은 결코 사소한 것으로 넘길 수 없다. 외계의 우주여행에서 돌아오는 우주인들의 몸을 조사하면 상당량의 뼈 유실 현상이 발견된다. 이를 알고 그들은, 뼈에 가해지는 이런 손상을 막기 위해서 우주 공간에서도 되도록이면 운동을 하려고 노력한다. 예를 들면, 섀넌 루시드(Shannon Lucid; 1943~, 미국의 생화학자이며 우주비행사. 여성으로 우주공간 최장기간 체류 기록을 남기기도 했다 __ 역자 주)는 우주공간에 머물러 있는 동안에도 하루 평균 2.7시간 운동을 했다.

운동을 많이 하고 올바른 식사를 하는 일은 여러분의 뼈를 위해서도 꼭 필요한 일임을 명심하고 이를 실천해야 한다.

7

관절염, 식사조절로 호전된다

내 이론의 중심적인 추정 근거는 내 몸이 상당히 평균적이며, 몸에 좋고 나쁜 것에 대한 반응도 보통 사람들의 평균적 반응과 같다는 가정이다. 물론 개인차가 있다는 것은 인정하지만 앞에서도 제시한 것처럼 우리 인간 사이에는 다른 점보다 유사한 점이 훨씬 많다. 그렇지 않다면 우리 모두는 같은 기준으로 혈액검사 결과를 판단하지 못할 것이고 '정상' 영역을 설정할 수도 없을 것이며, 방사선과 의사들은 엑스레이 사진을 판독할 때마다 의외의 결과에 놀랄 것이다. 하지만 그런 일은 흔히 있는 경우가 아니라는 것을 우리는 잘 알고 있다. 우리 인간은 모두가 예측 가능한 존재다.

우리는 관절염이 널리 알려진 만성병이라는 것을 잘 알고 있다. 관절염 재단(Arthritis Foundation)의 발표내용을 들어본 사람들도 많고, 신문과 잡지의 관절염 관련 기사를 읽은 사람들도 많이 있다. 그리고 우리 대부분이 이 고통스런 관절 질환에 시달리는 사람들을 안다. 우리가 들은 이야기로는, 관절염은 매우 광범위하게 퍼져 있는 질환이며 (최소한 퇴행성 골관절염 형태로 나타나는) 인류의 노화현상 가운데 하나로 미리 예상된 증세이며, 치료법도 없고, 식사조절로는 어떤 방식을 쓰든지 병세에 전혀 영향을 미칠 수가 없다고 한다.

내가 42살의 나이가 되었을 때, 차츰 등이 뻣뻣해지고 통증이 생기기 시작해서 의사에게 보이려고 병원에 갔다. 아침에 잠을 깨서 일어나면 거의 허리를 굽힐 수가 없었다. 화장실 변기에 앉으려면 양손을 벽에 대고 몸을 조금씩 낮춰야 했다. 신발을 신을 정도로 충분히 등을 굽히기 위해서는 그 전에 약 10분쯤 조금씩 몸을 움직여야만 할 수 있었다.

엑스레이 사진도 찍고 손으로 하는 촉진(觸診)도 받았다. 의사들의 판단은 골관절염이라는 것이었다. 나는 그것이 심각한 병이 아니며 노화과정의 일부일 뿐이라는 말도 들었다. 의사들의 말은 내가 하는 달리기 운동이 그동안 병세를 악화시켜왔을 것이라며 불가피한 상황이니만치 이제는 단념하고 그 운동을 그만두어야 할 것이라고 했다. 그들은 또 그것을 치료하기 위해 내가 할 수 있는 것은 아무것도 없다고 말했다. 그 대신에 무릎의 통증완화를 위해 나프록센이라는 새로운 비(非)스테로이드 항염증성 정제를 복용하는 약물요법을 추천했다. 의사들은 그것이 병 자체의 치료약이 아니라 대증요법을 위한 처방이라고 말했다. 그리고 아마도 내 여생 동안 계속해서 그 약을 복용해야만 할 것이라고도 했다.

그 알약의 효과는 대단했다! 매일아침 일어날 때마다 통증 없이 몸 전체를 유연하게 움직일 수 있었기 때문에 현대의학의 기적을 경이롭게 생각했다. 그리고 그 뒤를 이은 몇 해 동안 나는 의사들로부터 혹시 규칙적으로 복용하는 약이 있느냐는 질문을 받았다. 그때마다 아무 약도 먹고 있지 않다고 대답했다. 왜냐하면 나는 나프록센을 약이라고 생각조차 하지 않았기 때문이다. 나프록센 정제의 복용은 이미 내 생활의 '정상적'인 일부분이 되어 있었기 때문에 마치 비타민을 먹는 것과 똑같이 생각한 것이다.

그러자 내 몸에는 (이후 제17장에서 기술한 것과 같은) 의학적 비상사태가 찾아왔다. 트리플러 병원(Tripler Hospital) 응급실 의사들이 나에게 한 일반적인 질문에 나도 일반적인 대답을 했던 것이 생각난다. '어떤 약도 복용한 적 없다'라고.

빈혈이라는 진단을 받고 나서야 나는 내 '다이어트' 의사 맥두걸 박사에게 전화해서 내 위치를 알려주고, 의사들이 내가 하고 있는 채식주의 식사가 철분을 충분히 공급하지 못한 탓이라고 비판하는 중이라는 말을 전했다. 결국 그들도 붉은색 고기가 철분을 공급하는 최상의 원천이라는 '선입견'을 유지하고 있었던 것이다. 맥두걸 박사는 철분이 모자라서 생긴 빈혈이라면 몸속 어딘가에 출혈이 있는 것이 틀림없다고 말하면서 나를 안심시켰다. 그의 추측은 위장 내 출혈이라는 것이었다. 나는 그에게 힘든 달리기나 장거리 달리기 대회를 하고 나면 주기적으로 출혈이 생긴다고 말했다. 그때 그는 "무슨 약을 복용하고 있지는 않습니까?" 하고 물었다. 나는 늘 하던 자동응답을 시작하려던 순간 불현듯 내 잘못을 깨달았다.

"아니 잠깐, 맞아요!" 하고 말했다. "나프록센을 완전히 잊고 있었네요. 지금까지 몇 년 동안이나 복용하고 있었는데 말입니다."

"도대체 그 약은 왜 복용하고 있습니까?" 그가 묻자, "관절염 때문이지요" 하고 대답했다.

"관절염 증세는 없습니다"라고 그가 말했다. "그건 식단을 바꾸자 없어졌어요. 위장 내 출혈을 일으킨 건 아마 그 나프록센 때문일 겁니다."

나는 즉각 그 정제의 복용을 중단했다. 그리고 나프록센 복용 이전에 등 부위에서 일어나던 통증과 등이 뻣뻣해지는 느낌을 예상했다. 놀랍고 기쁘게도, 통증이나 굳은 느낌은 흔적조차도 없었다. 내가 이것을 맥두걸 박사에게 얘기하자, 그는 조금도 놀라지 않았다. 그는 "관절염 재단이 발표한 주장과는 반대로 관절염은 식사요법으로도 호전될 수 있습니다!" 하고 잘라 말했다.

아마도 내가 암 때문에 식단을 변경했을 때, 내가 의도한 것은 아니었지만 자신도 모르게 관절염 치료를 위해 할 수 있는 최선의 치료법을 시행한 셈이었다. 최근의 연구는, 내게 처방된 나프록센과 같은 보통의 비스테로이드성 항염증성 정제 약들이 생리활성화물질이라 불리는 호르몬의 생성을 억제함으로써 기대했던 효과를 창출한다는 사실을 보여준다. 그런데 이 과정이 실제로는 역효과를 일으킬 수 있는 것이다! 이 정제 약들은 관절염 자체보다도 더 심하게 무릎조직을 못쓰게 만든다.

또 한 가지 흥미로운 사실은 관절염의 발병 역시 내가 앞에서 식사와 암 발생의 관련 여부를 설명할 때 말한 바와 같은 패턴을 따라서 생기고 있다는 점이다. 염증성 관절염은 고지방 식사를 하는 나라에서 가장 많이 발생하고, 저지방 식사를 하는 나라에서는 거의 발생하지 않는다. 이것도 앞서 말한 바와 같이 유전적 요인에 의해 발병하는 것은 아니다. 저지방 식사를 하던 사람들이 미국으로 이민을 와서 고지방 식사를 하게 되면, 얼마 안 가서 주위의 미국인과 똑같은 수준의 높은 관절염 발병률을 보이기 때문이다. 게다가 이런 발병 패턴은 류머티스성 관절염에까지도 잘 들어맞는다.

이런 일이 생기는 이유는 이론상으로는 동물단백질 유입에 대한 우리 몸의 반작용과 관련이 있다. 이런 외부 단백질이 혈액 속으로 유입되면 인체의 면역체제는 어떤 외부 단백질이 들어와도 그렇게 하는 것처럼 그것에 대항하는 항체를 만들어낸다. 관절염에 걸리기 쉬운 소양을 가진 사람들의 몸속에서는 이들 '면역 복합체'들이 혈액으로부터 걸러져서 결국은 관절에 모여 쌓인다. 여기서 그것들은 잘게 쪼갠 나무 불쏘시개 같은 역할을 하면서 통증을 일으키고, 붓게 하고, 관절 안에 염증을 일으킨다. 그러나 그때 이후 지금까지 나는 등 부위나 다른 어떤 곳에도 관절염 증세가 나타난 적이 한 번도 없다. 더군다나 그것은 여생 동안, 죽을 때까지 관절염 약을 먹어야 할 것이라는 의사의 진단이 있은 뒤의 일이다.

나는 또한 지금 하고 있는 격심한 훈련 프로그램도 거기에 도움이 된다고 믿고 있다. 관절의 양쪽을 지탱해주고 있는 근육들이 약하면 관절 표면에 큰 스트레스를 주게 된다. 그와 반대로 근육들이 강하면 이들은 관절조직을 지탱해주고 관절의 조직들이 비정상적으로 마모되거나 부서지는 것을 막는다. 케네스 쿠퍼(Kenneth Cooper)는 저서 『유산소 운동(Aerobics)』에서 등뼈의 척추를 지지하기 위해서 복근과 등 근육을 강하게 단련하는 일이 얼마나 중요한가를 기술하고 있다. 달리기 운동은 그 역할을 반드시 해낸다. 그리고 달리기야말로 내가 달리기 프로그램을 시작하기 이전에 몇 년 동안이나 시달렸던 등 근육의 끔찍한 통증을 없애주는 데 큰 도움을 주었다. 물론 척추관절이나 다른 관절들을 강화하는 다른 운동도 있기는 하다. 여러분은 그중에서 자기가 즐겁게 할 수 있는 운동을 골라서 하기만 하면 된다. 그러면서 식단에서 동물식품이라면 어떤 것이든 다 제거해야 한다. 그렇게만 하면 여러분은 모든 관절 증상과 통증에서 해방될 수 있을 것이다!

8

체지방 또는 체중계가 말해주지 않는 것

대부분의 사람들은 체중에 대한 강박관념에 사로잡혀 있다. 그 사람들은 음식, 식사, 체중감량, 칼로리, 지방을 태워 없애기 위해 운동을 한다는 등에 관한 토론을 벌일 때면 그것이 저절로 귀에 들어온다. TV 광고, 신문·잡지의 기사와 광고에서는 물론, 슈퍼마켓에서도 그것이 눈에 들어온다. 우리의 식품산업 중 많은 회사들이 그 본래의 목적과 역할 — 인체에 영양을 공급하는 것 — 을 안 하는 식품에 집중하고 있는 셈이다. 불행한 일이지만, 어떤 사람이 과체중이라는 것은 그가 사람의 몸을 쇠약하게 만드는 갖가지 건강상의 문제를 한 아름 갖고 있다는 사실과 직결된다. 그 문제들이란 심장질환, 암, 뇌졸중,

당뇨, 고혈압 등 미국인(그리고 서구인 전체)을 가장 많이 죽이는 주 사망 원인들이다. 미국인들이 체중감량을 위해 쓰는 돈은 1년에 330억 달러나 된다. 거의 75퍼센트의 미국인이 정도의 차이는 있지만 과체중이다. 그리고 약 50퍼센트는 어느 시기에든 한동안 다이어트를 한다. 미국인들이 점점 더 뚱뚱해져 간다는 사실은 모든 연구에서 드러나고 있다.

슈퍼마켓에서 사람들은 '저칼로리(low-cal)', (칼로리가 적다는 뜻의) '라이트(lite)', '무지방(no-fat)'이라는 글자들과 수많은 마른 몸매의 모델 사진, 도저히 있을 수 없는 수준의 마르고 날씬한 몸을 그린 스케치화 따위들을 보게 된다. 대부분의 사람들은 그들이 태워 없애는 칼로리보다 더 많이 먹고 있는 것 같다. 그 잉여 칼로리는 체지방으로 변해 남녀노소 — 실제로 모든 사람들을 비참하게 만든다! 겉보기에 과체중으로 보이지 않는 사람들까지도 실제로는 '지방과다'인 경우가 많다. 이는 인체가 모든 잉여 칼로리를 지방으로 바꿔 허리, 엉덩이, 복부, 넓적다리 같은 부위의 눈에 띄는 지방저장고에 밀어 넣을 뿐 아니라, 근육 속에까지 집어넣고 있기 때문이다. 사람들이 큰 배가 앞으로 불룩하게 나온 사람의 옆모습을 보고 있을 때, 그들은 지방덩어리를 보고 있는 것이다! 지방은 내장기관을 맨 처음 둘러싼다. 이것이 복부 내벽에 압력으로 작용해서 배가 불룩 튀어나오게 만든다. 잉여지방은 또 복부의 내벽과 피부 사이에도 채워진다. 이렇게 되면 외관상 보기에 매력이 없을 뿐 아니라 실제로 몸도 매우 불편하다.

우리는 인체에 충분히 많은 영양분을 공급하고 포만감을 주면서도 비만으로까지는 가게 하지 않는 음식물에 관해 이미 이야기했다. 그러나 일단 체중감량 문제에 도달하면, 체중이 아니라 체지방률 개념을 우선 이해하는 것이 중요하다. 우리 몸에서 지방이 아닌 모든 것을 제지방(除脂肪)량(Lean Body Mass)이라고 한다. 이는 주로 뼈, 근육, 물이다. 그래서 누군가가 15퍼센트의 체지방을 가졌다면 이는 85퍼센트의 제지방량을 가진 것과 같다(15＋85＝100).

식사와 운동을 고려할 때에는 이것이 아주 중요해진다. 앞에서 말한 것처럼, 저칼로리 식사는 지방뿐만이 아니라 근육도 태운다. 특히 운동을 수반하지 않은 체중감량일 경우는 더욱 그렇게 한다. 이것은 또 최소한의 인체기능 유지에 필요한 칼로리양인 기초대사량도 극적으로 낮춰줄 것이다. 이는 사람들이 이전의 식사습관으로 되돌아가면 더 빨리 지방을 축적할 것이라는 의미다.

한편, 운동은 체지방을 태움으로써 인체의 제지방 체중의 보전을 도와줄 수 있다. 그것은 또한 기초대사율 높이는 데도 도움이 된다. 이는 장기적으로 보면 특별히 중요하다고 할 수 있다. 왜냐하면 여러분은 칼로리를 축적하는 효율적 방법을 인체가 학습하지 않기를 원하고 있을 테니까.

체중이 68킬로그램인 두 사람이 있다고 치자. 한 사람은 체지방률 5퍼센트, 다른 한 사람은 그것이 50퍼센트라고 하자. 이렇게 놓고 보면, 두 사람은 근본적으로 다르게 보일 것이다. 체지방률 5퍼센트인 사람은 겉보기에도 상당히 날씬하고 근육의 결도 단단하게 보이며, 피부는 혈관이 또렷이 비쳐 보이고, (피하에) 지방이 거의 없는 것을 말해주는 뚜렷한 얼굴 윤곽 등이 돋보일 것이다. 하지만 그와 반대로 체지방 50퍼센트인 사람은 전혀 날씬하게 보이지 않을 것이다. 근육은 두꺼운 지방층 아래에 숨어 있고, 퉁퉁한 피부 아래 핏줄 윤곽은 드러나 보이지 않으며, 몸의 윤곽도 둥글둥글하면서 근육질이 부족한 비만형일 것이다.

이것은 일종의 양극화다. 하지만 체지방률 20퍼센트와 40퍼센트 사이에 놓인 사람들에 대해서는 무슨 말을 할 수 있을까? 그들의 외모는 어떻게 보일까? 20퍼센트의 체지방률을 가진 사람이나 그것이 40퍼센트인 사람이나 외모는 똑같아 보일 수 있다고 말한다면, 여러분은 아마도 놀랄 것이다. 그것은 체지방의 분포에 따라 좌우되는 것들이 많기 때문이다. 대부분의 지방이 근육 속에 있다면 그런 사람은 아주 날씬하게 보일 수 있다. 겉모습만 보고는 판단할 수가 없는 것이다.

그렇다면 체지방은 어떻게 잴까?

사람들이 재보려는 체지방의 양을 알려준다는 저 모든 체중 통계표와 도표들은 어떻게 된 것인가? 우리는 이미 체지방률에 대해서 알 만큼 알고 있어서 그런 도표들이나 목욕실의 체중계가 우리가 정말 원하는 것은 알려주지 않는다는 사실을 안다. 그렇지만 아직 그것들을 다 내다버려서는 안 된다. 그 두 가지는 모두 우리에게 가이드라인을 제공해주기도 하고 벤치마크의 대상이 되어줄 수도 있기 때문이다.

사람들이 편하고 쉽게 자기 체지방을 측정할 방법이 있을 것 같지 않으므로, 자기 체중이 늘고 있다는 것을 처음으로 알려주는 것은 대개 체중계일 수 있다. 자, 그런데 근육은 지방보다 무게가 많이 나간다. 그러니 두 가지 중에서 어느 쪽이 불어난 것인지 어떻게 알 수 있는가? 불행하게도 당신이 전형적인 서구식 식사를 하고 좌식 생활을 하고 있다면, 우리는 증가한 체중은 체지방의 증가를 반영한 것이라는데 의견의 일치를 볼

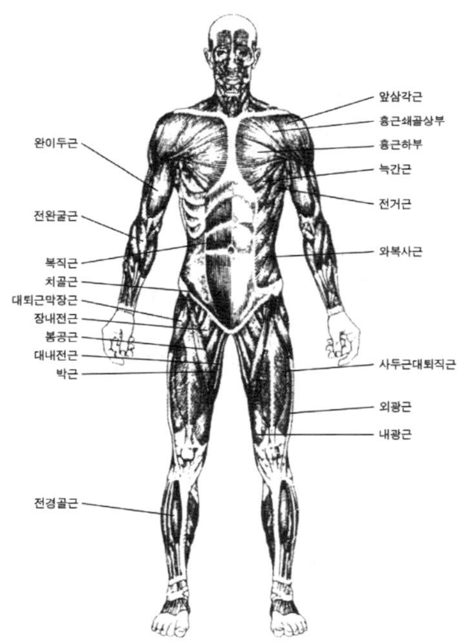

수가 있다. 또한 옷이 점점 몸에 꽉 끼게 되는 것도 한 가지 힌
트를 제공한다.

　그렇지만 혹시 여러분이 잉여 칼로리를 섭취하지 않으면서
일주일에 최소한 3회, 지속시간 1회당 최소한 20분(이것이 인
체를 지방소각 모드로 바꾸는 데 필요한 최소한의 운동시간이다)의
운동을 실천하고 있는데도, 여전히 체중계상으로 체중증가가

나타날 수는 있다. 하지만 이 경우는 옷이 힌트를 제공한다. 훨씬 섹시하게 변한 몸의 상반신에 옷이 더 멋지게 어울릴 것이기 때문이다. 잉여지방이 없는 인체를 보고 싶다면 앞의 인체 근육 해부도를 보면 된다. 원래 있는 인체의 모든 곡선이 보일 것이다. 우리가 해야 할 일이라고는 근육들을 숨기고 있는 위에 덮인 지방을 없애는 것이 전부다.

그렇다면 우리 몸이 얼마나 뚱뚱한지 알 수 있는 방법에는 어떤 것이 있을까. 체지방 구성을 측정하는 과학적 방법은 10여 가지가 넘는다. 그러나 이들 대부분은 병원이나 연구소 혹은 육류가공업계에서 사용하는 방법이다. 불행하게도 가장 정확한 측정방법은 일반적으로 가장 비싸고 가장 실행할 기회가 적은 것들뿐이다.

칼륨[40] 측정법

방사성 동위원소 칼륨[40](K^{40}) 측정법은 체지방 측정에서 현재까지 사용되고 있는, 지금까지 개발된 수많은 측정법들 가운데 가장 정확한 것이라고 할 수 있다. 그러나 불행하게도 이 측정법은 감마선의 미세한 양을 측정해야 하기 때문에 납으로 밀폐된 방과 매우 비싸고 많은 장비들이 필요하다.

생체 전기저항 측정법

또 한 가지 체지방 측정방법은 생체 부위의 전기 전도율 측정을 통해 제지방체중(Lean Body Mass)을 계산하는 것이다. 이 방법은 편리하고 간단하며 비용도 20달러에서 50달러 사이로, 너무 비싸지도 않다. 그러나 불행하게도 별로 정확하지 못하다. 비록 플러스마이너스 6퍼센트의 오차범위 안에서 정확하다고 말들은 하지만 체지방 측정보다 체내 수분함유(목이 마른 정도) 수준을 재는 쪽에 쓰이는 것이 더 효율적이다. 이 방법으로 체지방을 재려면 측정 12시간 이전에 금식에 들어가야 하고, 그 사이에는 알코올이나 카페인 섭취도 안 된다. 또 이전 12시간 동안은 운동도 안 된다. 측정 1시간 전부터는 목욕해서도 안 되고 여자들은 생리가 있어서도 안 된다. 또한 측정이 시작되기 전 15분 동안, 측정자는 꼼짝도 하지 않고 누워 있어야 한다. 전류가 통과하는 데가 제지방량 부위인가 아니면 지방 부위인가에 따라 전기저항이 달라진다. 전기저항은 손과 발에 부착된 전극을 통과하는 미세한 전류의 크기를 측정해서 산출한다. 요즘은 살빼기 사업체들이 새 고객 유인책으로 몇몇 달리기 또는 3종경기 대회장에서 이 측정법을 참가자들에게 서비스하는 행사가 유행하고 있다.

근접 적외선 진단법

더 새로운 방법 가운데 하나는 근접 적외선 진단법(NIR: Near-Infrared Interactance)이다. 가느다란 광선을 팔뚝의 이두근 위에 올려놓은 막대라이트를 통해서 통과시킨다. 광선이 지방이 있는 부위를 통과하면 그 광선의 스펙트럼에 변화가 생긴다. 판독은 빠른 시간 내에 가능하고(약 10초), 비용도 싸다(5~25달러). 그렇지만 아직 별로 보급되어 있지 않은 상태다. 측정값은 ±3퍼센트의 오차범위를 가진 것으로 알려져 있고 측정 전에 운동을 하거나 물을 마셔도 상관없다. 그러나 이 방법에 따른 측정은 누구나 찬성하기에는 좀 어려운 가정을 전제로 측정값을 확정한다. 어떤 특정 부위(상완이두근)의 체지방률만 측정하면 그것이 모든 사람들의 몸 전체의 체지방률과 높은 상관관계를 갖고 있다는 가정을 하고 있는 것이다. 이것은 체지방 측정을 많이 해본 사람이라면 누구라도 알 수 있는 비현실적인 가정이다.

캘리퍼스 사용 측정법

체지방을 재는 가장 편리한 방법이면서 값도 비싸지 않지만 불행하게도 가장 정확도가 낮은 방법이 캘리퍼스(測徑兩脚器, calipers) 사용 측정법이다. 캘리퍼스란 큰 집게처럼 보이는 물건으로 — 사실상 쓰는 방법도 집게와 똑같이 집는 것이다 — 피하지방을 집는 데 사용된다. 이 방법으로 정확하게 측정하기 위해서는 눈금이 잘 정해져 있고 값이 비싼 캘리퍼스 세트가 필요하다. 건강용품 전시장 같은 데서 볼 수 있는 값싼 플라스틱 제품으로는 안 된다. 이 방법으로 측정을 하기 위해서는 잘 훈련된 전문 인력도 필요하다. 측정은 인체의 어디가 되었든, 세 군데에서 아홉 군데 정도의 장소를 정한 뒤 접힐 수 있는 피부 부위를 확보한다. 그곳을 캘리퍼스로 집은 뒤에 집힌 살의 두께를 재고, 차트에서 그 측정치의 합을 찾아낸 다음에 전체 체지방률을 구한다. 이 방법의 측정이 정확도가 떨어지는 주된 이유는 피하지방만 측정하고 근육 속에 골고루 퍼져 있는 마블링(marbling) 지방은 어느 것도 측정하지 않는다는 점에 있다(가장 부드러운 스테이크를 '마블 스테이크'라고 말하는 것을 들었다면 이 방법이 안 되는 이유를 알 것이다). 또한 이 방법으로는 인체의 내장기관 주위의 빈 공간이 지방으로 채워진 복부의 지방량도 측정할 수 없다. 우리 하와이 사람들은 이 복부지방을 '오푸 누이(opu nui)' 또는 '커다란 배(large tummy)'라고 부르고 있다.

게다가 인체는 유전적으로 지방을 여러 군데로 나눠서 저장하도록 되어 있다. 이 때문에 폭이 넓은 승마바지를 입어서 허벅지 부위에 축적된 지방만을 숨기려고 하는 많은 여자들은 실망하고 만다. 접혀진 피부지방 측정에 의한 체지방 측정의 오차범위는 ±3.5~5퍼센트로 알려져 있다. 그러나 이 방법의 주된 가치는 측정치를 기준선으로 사용할 수 있다는 점이다. 일단 첫 측정치가 구해지면 그 다음에는 사람들의 생활양식에 변화를 줄 수 있고 자기가 어떤 결과를 얻고 있는가를 알기 위해 정기적으로 재측정을 할 수 있다. 가장 좋고, 어쩌면 유일하게 할 수 있는 잉여 체지방의 해소법은 운동하는 것과 소량이지만 결정적으로 칼로리를 줄여나감으로써 지방저장고를 소진시키는 것이다.

지방제거술

지방제거술이라는 또 다른 유력한 방법이 있지만 이에 대해 많은 사람들이 느끼는 것은 매우 극단적 방법이라는 점이다.

이 방법은 매우 비싸고 위험이 뒤따를 수 있는 외과적 시술이라는 점 이외에도 결과가 외과의사의 수술 솜씨에 크게 달려있다. 이것은 인체의 지방층을 관통하면서 지방의 흡입터널 역할을 하는 크고 작은 캐뉼러(흡입튜브)들을 분별력 있게 사용할 수 있어야 한다. 이 시술은 인체의 표면에 울퉁불퉁한 흔적을 남길 위험도 있다.

또 인체의 똑같은 양쪽 부위를 시술할 때 나중에 그 양쪽이 비대칭이 되는 위험도 존재한다. 시술한 부위의 피부가 축 늘어지거나 풀어질 수도 있다. 또한 이 시술과 관련해서 많은 사망사건도 보고되고 있다. 따라서 저지방, 식물성 식품 위주의 식사와 활발한 운동 프로그램을 사용하는 것이 무엇보다도 훨씬 낫다는 점을 다시 강조하고 싶다.

수중 체중 측정법

논의되는 마지막 체지방 측정법은 이른바 측정의 '골드 스탠더드'라는 수중 체중 측정법(Hydrostatic Weighing)이다. 이것은 사람의 체중을 수중에서 재는 것이다. 이 방법의 배후에 있는 이론은 물속에 잠긴 물체의 무게는 그 물체로 대체된 물의 무게

만큼 적다는 아르키메데스 원리에 기초한 것이다. 검시저울이 부착된 멜빵에 사람을 매달아서 물에 잠그면, 인체의 밀도를 계산할 수 있는 수중 체중을 구할 수 있다. (회귀방정식을 이용해서 구한) 정교한 수학방정식과 지방 1cc당 무게는 0.90그램, 비지방 인체조직(제지방량) 1cc당 무게는 1.10그램이라는 사실을 종합하면 매우 믿을 만한 체지방률 계산식을 구할 수 있다.

이 방법을 쓰는 데 있어 불리한 점은 쉽게 이용할 수 없고 매우 비싸며 물속에 있는 동안 피실험자의 폐 속에 공기가 조금도 남아 있지 않도록 숨을 거의 전부 토해낼 수 있어야 한다는 것이다. 많은 사람들이 이 점을 극복하지 못하고 곤란을 겪는다. 게다가 오류의 원천이 폐와 위장관 속에 존재한다. 폐용적량을 정확하게 측정하려면 매우 비싼 가스 희석 시스템이 필요하다. 그리고 고섬유질의 가스를 생성시키는 식사를 하게 되면 잘못 판독할 확률이 커지는 것이다.

올바르게 이해하기

체지방률의 정확한 측정은 육상선수에게 결정적으로 중요한 일이 될 수 있다. 이미 충분히 마르고 근육만 남은 사람이 빠르게 살을 빼는 것은 육상기록의 심각한 퇴보를 일으킬 것이다. 더욱 중요한 것은 근육 훼손이 생기면 이 때문에 암모니아나 요산 화합물이 피 속으로 많이 풀리면서 신장을 손상시킨다는 점이다. 다 큰 성인의 근육이 훼손되면 그 훼손 근육이 새 근육으로 대체되기는 한층 더 어렵다. 운동을 하지 않고 앉아서만 생활을 하는 사람이라면 그 근육은 결코 새 근육으로 대체되지 않을 뿐 아니라, 지방이 더 많은 몸으로 변해간다. 이것이 다시 칼로리를 덜 소진시키는 체조직을 만들어내는 결과가 되고, 이전보다 더 쉽게 체중이 불어나도록 몸을 변화시키는 것이다.

지금까지 말했듯이, 이것이 내가 절대로 금식이나 지나친 저칼로리 식사를 추천하지 않는 이유다. 우리는 인체가 근육이 아니라 지방을 태울 만큼의 칼로리 결핍 상태만 된다면 그것으로 충분한 것이다. 굶주림 모드에 놓이거나 굶주리고 있다고 '생각'만 해도 인체는 근육을 태울 것이다. 그리고 충분한 칼로리를 얻지 못할 때 인체는 굶주리고 있다고 '생각'할 것이다.

이것은 사람들이 칼로리 제한 식사를 하도록 유도될 때마다, 아무리 그런 식사가 온 세상 사람들의 갈채대상이 되었다고 할지라도 반드시 명심해야 할 점이다.

그렇다면 우리는 얼마만큼의 지방을 지닌 채 살아야 하는 것인가? 여러분은 사람이 생존하기 위해서 어느 정도의 지방은 갖고 있어야 한다는 말을 아마 들었을 것이다. 지방은 인체 내에서 여러 가지 역할을 담당한다. 예를 들면, 절연체로서 혹은 속을 채워 넣는 물질로서, 그리고 에너지 저장고로서의 역할 등이 그것이다. 그러나 30세의 평균적 여자의 체지방률이 30퍼센트라고 하면 우리는 그건 좀 지나치게 많다고 생각할 것이다. 30세의 평균적 남자의 체지방률이 19퍼센트라면 여기서도 우리는 좀 너무 많이 남는다고 생각할 것이다. 이런 수치들을 평균적 장거리 남자 러너들의 체지방률 4~9퍼센트와 비교하거나 평균적 여자 장거리 러너들의 체지방률 6~12퍼센트와 비교해보시라. 철인3종경기 선수들은, 수영선수들이 일반적으로 더 많은 지방을 갖고 있다는 사실에서 추론이 가능하지만, 다른 러너들보다 조금 더 많은 체지방을 갖는 경향을 보여주고 있다. 내 경험으로 보면, 대회 참가를 위해 8~10시간 지속되는 한 차례의 긴 훈련은 엄청난 식욕을 불러일으키기 때문에 그런 장시간의 힘든 훈련을 완수하는 데 필요한 체력을 유지하기 위해서라도 많이 먹지 않을 수가 없다. 그럴 때면 나는 정말 '돼지처럼 과식을 하면서'도 체중을 줄일 수 있다는 것을 알 수 있다. 그렇게 먹는 활동 역시 운동의 가장 즐거운 일부분임은 물론이다!

9

운동 프로그램 시작하기

"당신 말이 맞아" 하고 사람들은 말한다. "무슨 말인지 알겠어. 오래 전부터 나에게는 운동 프로그램이 필요했지. 하지만 그걸 어떻게 시작해야 하는지 몰랐을 뿐이야." 또는 그들은 운동에서 손을 뗀, 전(前)운동가일지도 모른다. 무엇을 해야 할지는 안다. 다만 그것을 지금은 하지 않고 있을 따름이다. 이런 사람도 아니라면 그들은 단발성 운동가일지도 모른다. 한동안 열렬한 운동애호가였다가 어느 순간 이를 외면한다. 어찌되었든 이제 복귀할 준비가 되었다면 운동을 처음 시작할 때 생기는 그 모든 고통과 부상들을 다시 겪어야 한다.

어떤 몸 상태에 있더라도 맨 처음 해야 할 일은 계획이다. 그리고 운동을 계획하기 위해서는 현재의 몸 상태가 어떤지 알아야 한다. 만일 완전 초심자라면 매우 낮은 수준의 프로그램부터 시작해야 한다. 이 경우, 이상적인 프로그램은 크로스트레이닝이다. 이는 인체의 근육조직들이 모두 움직이도록 해줌으로써 어떤 특정 근육 군에만 과부하가 걸리는 일이 없도록 두세 가지 종목을 함께 훈련하는 것을 말한다.

검사를 먼저 하라

평균적이거나 정상적인 사람이라고 하더라도(이 둘은 같은 뜻이 아니다), 오랫동안 운동을 하지 않았다면 의사의 검진을 받아야 한다. 이는 갑작스럽게 나타나서 사람을 놀라게 할 수도 있는 몸속의 숨은 문제점들을 제거하는 것이다. 35세 또는 40세 이상의 사람들이라면 이 점을 특히 유의해야 한다. 실제로 한 번도 운동을 한 적이 없는 젊은 사람이거나 체육시간은 어떤 핑계를 대서라도 빠졌던 사람 또는 운동이라면 언제나 공포증이 있었던 사람들에게는 체력검사가 훌륭한 대안이 될 수 있을 것이다. 일단 기본적으로 건강하고 훈련을 시작해도 좋다는 진단이 나오면, 그 다음에는 필요한 여러 가지 장비를 많이 모아야 한다.

달리기로 시작하라

가장 쉽게 시작할 수 있는 운동이 달리기다. 이를 위해서는 러닝용 반바지, 러닝셔츠나 티셔츠, 그리고 러닝화가 필요하다. 보통의 운동복과 스니커즈로 러닝을 시작할 수도 있지만 중요한 점은 그것들이 편안해야 하고 혹시 생길지도 모르는 부상을 피할 수 있어야 한다는 것이다. 러닝용이 아닌 평상시의 옷들을 입고 달리면 살갗이 쓸리거나 몸에 감길 수도 있다. 스니커즈를 신고 달리면 아마도 러닝에 필요한, 발의 지지력을 얻을 수 없을지도 모른다. 러닝용품점으로 가서 여러 가지 종류의 러닝화를 시험해보자. 그것을 신고 짧은 거리를 달리게 해서 신발이 발에 맞는지 알 수 있게 해주는 용품점도 많다. 대부분의 사람들이 저지르는 잘못은 너무 작은 신발을 산다는 것이다. 그러니 신발을 신어보고 발가락 앞쪽에 여유 공간이 있는지를 확인하자.

스포츠에 점점 더 빠져들수록 정밀한 스포츠용품들이 추가된다. 얼굴 가리는 면갑(面甲), 땀받이 헤어밴드, 구간 기록이나 달린 페이스를 계산해주는 최고급의 멋진 시계, 그리고 추운 날 다리를 보온해줄 타이즈가 그것들이다. 또 달리기 전후에 입을 운동복 슈트(suits), 착용 안전지역에서 달릴 때 쓸 헤드세트 라디오, 급수용 물병, 신발을 신고 벗을 때 시간과 노력을 절약해주는 신축성 있는 신발 끈, 귀걸이로부터 손가락 센서까지, 거기에다 원격데이터를 다른 위치에 있는 센서로 보내는 가슴 띠 형태로 만들어진 심박계측기도 추가된다. 시장에는 언제나 새로운 아이디어 상품들이 나와 있고 이들 가운데는 쓸 만한 것들도 상당히 있다. 그것을 직접 사용해보고 평가하고 싶으면 하면 된다. 그런 장비들 가운데 상당수는 훈련의 즐거움을 더해주고 새로운 도전을 가능하게 해줄 수 있다.

새 자전거는 필요 없다

사이클을 처음 타보는 사람에게 약간 복잡한 문제가 될지도 모르겠다. 어떤 사람이 이미 자전거를 가지고 있다면 그는 운이 좋은 사람이다. 운동을 시작할 때 처음부터 멋있는 대회용 자전거를 탈 필요는 없다. 사실, 자기가 무엇을 원하는지를 스스로 알게 될 때까지 기다리는 것이 더 낫다. 처음 한동안은 어떤 자전거를 타더라도 별 문제가 없다. 그러나 자전거를 그것을 탈 사람의 몸에 맞추는 데는 어쩌면 전문적인 도움이 필요할지도 모르겠다. 앉는 위치를 높이거나 낮추는 높이조절은 안장이나 중간대의 높이조절을 통해 할 수 있다. 초보자가 장거리 사이클링을 하게 되면 어떤 자전거를 타더라도 편할 수는 없을 것이다. 부상을 당할 수 있다고는 한 번도 생각해본 적이 없었던 부위에 상처를 입을 수도 있다.

어떤 구식 자전거라 할지라도 몇 가지 간단한 수리만 한다면 '유사' 대회용 자전거로 바꿀 수 있다. 우선 물병 고정 장치를 한두 개 달도록 하자. 이는 장거리 사이클링의 진정한 위험 요소인 탈수를 방지하기 위해서다. 기존 페달의 나사를 풀어 발가락 고정 장치(toe clips)를 달거나 아예 고정 장치가 없는 다른 페달을 부착할 수도 있다. 이것들은 자전거타기를 이루 말할 수 없이 안전하고 빠르고 편안하게 해줄 것이다. 경주용 안장은 처음 한동안은 썩 편한 느낌을 주지 못하겠지만, 여행용 자전거에 달려 있는 구식 스프링 안장보다는 나을 것이다. 자전거에 직립형 핸들이 달렸다면 선수용 드롭 핸들로 바꿔라.

자전거를 몽땅 바꿔버리고 싶다면, 가파른 언덕을 달릴 수 있도록 기어(gear) 뭉치를 바꿔라. 회전 저항을 줄이는 대회용 바퀴를 추가하는 것도 좋다. 자전거 타는 사람이 몸을 낮춰서 더 유리한 기체 역학적 자세를 가질 수 있도록 해주는, 팔꿈치 거치패드가 달린 3종경기용 핸들을 붙일 수도 있다. 그러나 이런 값비싼 수리는 사이클링을 어느 정도 즐기게 될 때나 대회에 나가보고 싶어질 때, 또는 그런 데에 돈을 어느 정도 쓰고 싶어질 때까지는 보류해도 좋다.

사이클 운동의 기본세트에다 안전성이 보장된 헬멧을 추가하는 것도 필요할 것이다. 운동을 시작할 때부터 헬멧을 쓰고 하는 것은 결정적으로 중요하기 때문이다. 사람들은 핸들 조작 기술을 익히는 초기에 가장 잘 넘어진다. 사실 넘어지는 것은 사이클 고수들도 피할 수 없는 것이다. 본인은 사이클링 기술에 있어서 완벽하다고 하더라도, 다른 사람 모두가 완벽하지는 못하기 때문이다. 그러므로 헬멧을 쓰고 안전하게 자전거를 타고, 우리의 가장 귀중한 자산인 두뇌를 보호하도록 하자!

나머지 사이클 장비는 주로 탈 때 편안함을 얻기 위한 것이다. 이를 위해 패딩된 사이클용 반바지, 저지, 장갑, 사이클용 신발이 필요하다. 초심자들의 눈에 적절하게 차려입은 사이클 주자의 복장은 볼 만한 구경거리다. 사이클용 반바지는 피부에 착 달라붙는 소재로 만들어져 있고, 갈라지는 부분이 섀미(혹은 모조 섀미) 가죽으로 패딩되어 있으며 허벅지 안쪽이 쓸리는 것을 막기 위해 바짓가랑이가 허벅지의 절반까지만 덮게 되어 있다. 그렇지만 다행히도 이 바지는 요즘에 와서는 내의로 주로 사용되고 있는 것 같다.

사이클용 상의도 피부에 착 달라붙는 소재로 되어 있고, 허리선 뒤쪽으로 작은 주머니들이 만들어져 있다. 한 시간쯤 자전거를 타고 나면 이 주머니들이 음식이나 햇볕 차단제 크림, 또는 보충용 음식들을 넣고 가는 데 얼마나 편리한지 알게 될 것이다. 위에서 말한 것처럼, 자전거에 물병을 고정시키는 장치는 반드시 부착되어 있어야 한다. 그런데 진짜 장거리 사이클링이라면 이 주머니들 가운데 어느 한 곳에 물병을 한 개 더 넣고 달리고 싶어질 것이다.

사이클용 장갑은 손가락이 없고, 두툼하고, 요란한 색상을 하고 있어 재미있게 보인다. 장갑에 손가락이 없는 것은 장갑을 끼고서도 손가락들을 아무 방해 없이 자유롭게 사용하기 위한 것이다. 장갑이 두툼한 것은 자전거가 갑자기 도로의 울퉁불퉁한 부분과 부딪쳤을 때 핸들로부터 사람에게 전해지는 도로의 충격을 잘 흡수하기 위한 것이다. 사이클리스트의 신발에는 여행용과 대회용 두 가지가 있다. 여행용 사이클 신발은 밑창이 딱딱하다는 것과 페달의 융기 부분에 걸리도록 신발 밑바닥 중간에 돌출부분이 있다는 것을 제외하면 보통 신발과 거의 다를 게 없다. 그래서 이 신발을 신은 사람들이 자전거에서 내리면 보통사람처럼 걸을 수 있다. 대회용 사이클 신발은 이를 신은 사람들의 걷는 모습을 재미나게 만든다. 페달에 신발을 고정시키는 밑바닥의 돌기(cleat) 때문에 이 신발을 신고 걷는 모습은 발끝으로 걷는 모습과는 정반대의 모습이다. 이런 것들은 익숙해지기가 약간 까다롭기는 해도 한 번 해보고 나면 다시 처음으로 돌아가기란 불가능하다. 이는 항상 헬멧을 쓰고 있어야 하는 또 다른 훌륭한 이유가 된다. 초보 사이클리스트들은(그리고 제법 많은 사이클 고수들도 마찬가지지만) 제때에 밑바닥의 이런 돌기를 페달에서 떼어내지 못해서 가끔 볼썽사납게 길바닥에 나가떨어지고 만다. 이런 경우에는 좀 창피하겠지만 그래도 헬멧 덕분에 생명은 건질 수 있다!

그 다음으로 사람들이 원하게 되는 액세서리는 자전거에 쓰이는 것들이다. (사이클리스트들이 '안장'이라고 부르는) 자전거 의자 아래에 보통 찍찍이 끈이 부착된 작은 가방들이 있다. 이 작은 키트 속에는 대개 타이어 펑크에 대비한 물건들이 준비되어 있다. 거에 추가할 것은 앨런 렌치(Allen wrench) 세트 1개, 크리센트 렌치 작은 것 1개, 스페어타이어 1개 또는 튜브 1개, 수리 키트 1개, 미리 물에 적신 작은 물티슈, 그리고 다른 방법이 전부 안 될 때를 대비한 전화를 걸 동전 등이다(이후 제11장에서 사이클링에 대해 더 읽을 수 있다).

발을 적셔라

수영에는 수영복과 고글, 그리고 물이 필요할 뿐이다. 가장 점잖은 여자 수영선수들은 원피스 수영복과 수영 모자를 착용한다. 이는 수영을 할 때 공기저항을 최대한 줄이기 위해서(아니면 물의 저항을 줄이기 위해서랄까) 그렇게 하는 것이다. 남자들도 같은 이유로 몸에 착 달라붙는 수영복과 수영 모자를 착용한다. 수영에서 머리털이나 솔기, 느슨하거나 헐렁한 원단으로 만들어진 것들은 속도를 내지 못하게 만든다.

수영 중에도 계속해서 물속이나 물 바깥의 시야를 확보하고 있으려면, 바다나 수영장 어느 쪽에서 수영을 하건 소금과 염소로부터 눈을 보호해줄 고글이 필요하다. 사실 내가 가장 좋아하는 바다수영 장소는 수중의 용암 흐름이 수년 전에 대양으로 흘러갔던 흔적이 보이는, 와이키키 해변이 끝나는 곳이다. 또 한 가지, 수영을 할 때 정확한 방향으로 헤엄치기 위해서는 수면 위의 상태도 눈에 잘 들어와야 한다. 따라서 좋은 고글을 확보해야 한다. 최악의 고글은 물론 렌즈가 수증기로 잘 흐려지는 것이긴 하지만, 그런 게 아니더라도 테가 딱딱한 플라스틱으로 되어 있어 눈 주위를 짓누르고 아프게 하는 것보다 더 비참하게 느껴지는 것은 없다. 내가 여태까지 그런 상태로 헤엄쳐서 간 최장거리는 5마일이었다. 수영을 하면서 다친 곳도 수없이 많았지만 그래도 머리만은 한 번도 다치지 않았다.

수영장의 같은 구간을 반복해서 헤엄치는 지루함을 진정시키는 데 도움을 줄 수 있는 다른 사소한 훈련보조물들도 있다. 이들은 손 물갈퀴(hand paddles), 다리 사이에 끼고 사용하는 발포제로 하체를 뜨게 해서 팔의 스트로크 훈련을 도와주는 '풀부이(pull buoys)', 팔의 스트로크에 신경을 쓰지 않게 두 손으로 붙잡고 발차기에 집중할 수 있도록 도와주는 '킥 보드', 그리고 낙하산 같은 모양의 포켓이 달린 수영복이나 수영장 끝을 차고 턴을 할 필요 없이 연속해서 헤엄칠 수 있도록 수영장 가장자리에 매단 고무 밴드 같은 무수한 반동 장치들이다(수영에 관해서는 다음 장에서 더 읽어보도록 한다).

운동일지 기록하기

운동을 시작하기 전에 필요한 마지막 두 가지 아이템은 초단위까지의 시간을 잴 수 있는 방수시계(화려한 것이든 단순한 것이든 다 괜찮다)와 운동일지다. 매장에 가보면 몇 종류의 운동일지들을 볼 수 있다. 어떤 서점이든 '달리기' 책 섹션을 점검해보면 된다. 운동의 유형, 심박 수, 그날의 운동에 대한 간략한 언급과 주간 누적총계도 기록하는 것이 좋다. 인체의 '혈류 속도'를 점검하는 즐거움을 더해주는 선택적 아이템으로는 심박측정기가 있다. 이것은 심박 수를 더욱 빠르고 정확하게 판독할 수 있게 해주고, 지나치게 빠른 심장박동이 일으킬 수 있는 장애를 확실하게 예방할 수 있게 해줄 것이다.

운동일지는 현재나 장래에 모두 유용할 것이다. 내 경우, 지난 몇 년 동안의 기록을 되풀이해서 읽어보고 지금 내가 어디쯤까지 와 있는가를 이해하는 데 이 기록이 유용하다는 사실을 알게 되었다. 일지에는 각 종목의 훈련 시간, 거리, 각 종목의 훈련 시 측정한 심박 수와 간단한 메모 등의 자료를 1년 치 이상 기록해야 한다.

맥박 재기

이제 기본 장비가 갖춰졌다면, 그 다음은 자기 몸이 어떤 상태에 있는가를 평가할 필요가 있다. 손목이나 목의 맥박 수 측정을 통해 휴면 심박 수를 구하는 것에서부터 시작하자. 그런데 내가 아는 한, 심박 수를 구하기 위해서 1분 동안 온전히 한 자리에만 서 있는 인내력을 발휘할 수 있는 사람은 아무도 없다. 그래서 10초 동안만 심박 수를 세고 그 수에 6을 곱하거나 6초 동안 그것을 세고 그 수에 '0'을 한 개 붙이는 방법도 있다. 가장 정확한 숫자를 얻으려면 '제로'에서 카운트를 시작해야 한다.

이 숫자를 일지에 기록하라. 평균적인 사람이면 휴면 심박 수는 1분당 약 72bpm(beats per minute)이 될 것이다. 일반적으로 말해, 이 심박 수는 어떤 사람의 유산소적 적응력이 어느 정도인지를 알려주는 지표다. 72보다 숫자가 낮으면 낮을수록 유산소적 적응력은 더 높다. 그리고 당연한 일이지만, 심박 수가 평균보다 높게 나온다면 앞으로 운동을 통해 그 높은 수만큼 더 많이 개선해야 할 여지가 남아 있다고 생각하라!

다음으로는 최대 심박 수를 산출한다. 이 방법에는 여러 가지가 있지만 가장 간단한 방법은 220에서 자기 나이를 빼는 것이다. 이는 태어날 때부터 정해져 있는 심박 수의 이론적 최대치다. 어떤 사람이 나이가 30세라고 가정하면 그의 최대 심박 수는 이론적으로 190이 된다. 이제, 그 사람이 할 수 있는 훈련 강도의 범위를 심박 수로 계산해보자. 이 범위가 최대 심박 수 190의 60퍼센트와 80퍼센트라고 가정하고 (190에 0.6과 0.8을 곱해서) 이를 구한다. 이 결과 114로부터 152까지의 범위가 나온다. 이는 곧, 어떤 훈련이든 그 강도가 114bpm에 못 미치면 그 훈련은 유익한 심혈관 능력 개선 효과를 얻기에 충분한 강도에 이르지 못할 수가 있고, 반대로 152bpm을 초과하면 그 훈련은 너무 강도가 세서 부상을 당할 정도라는 것을 말해준다. 이제까지 말한 세 가지 종목들 가운데 어떤 종목의 훈련을 하더라도, 이 심박 수의 범위 안에서 하는 훈련이라면 유산소적 적응력을 높이고 이에 따른 심혈관 능력을 개선할 수 있다.

심박 수는 사람이 운동을 어느 정도의 강도로 해야 하는가에 대한 정보를 제공한다. 그 다음 의문은 얼마나 오래 운동해야 하는가이다. 이제 시작에 앞서서, 현재의 몸 상태에 따라서 결정되는 운동의 기준선을 구할 필요가 있다. 그리고 그 기준선은 종목에 따라 각각 달라질 것이다. 사람들이 수영, 자전거 타기, 달리기에서 기본으로 잡을 각 종목의 거리들을 정확하게 설정하기 위해서는 그 종목들의 훈련장소를 먼저 찾아낼 필요가 있다. 내가 사는 지역의 예를 들면, 내가 자주 수영 훈련을 하는 25미터 길이의 수영장과 그 주위 15마일의 주로, 그리고 대학의 400미터 트랙이 그런 장소에 해당할 것이다.

기준거리 측정을 위해서 25미터 수영장 풀의 4배 거리(100미터)를 수영하고 그 시작 시간과 끝난 시간을 기록해둔다. 그리고 충분히 몸이 회복된 뒤에 15마일의 루프형 자전거 도로 (또는 그만큼의 거리)를 자전거로 달리고 걸린 시간을 기록한다. 그다음 충분히 몸이 회복된 뒤, 아니면 그 다음날 1마일(400미터 트랙 네 바퀴)을 달리고 그 시간을 기록한다. 이것으로 세 종목 각각의 기준선 설정을 위한 기준거리는 측정된 것이다. 세 종목 기준거리 측정의 마지막에 심박 수도 측정하자. 이 측정들은 피측정자 본인의 '전력을 다한' 운동에 기초해서 측정해서는 안 된다. 또한 그 종목을 편하게 운동하면서 측정해야 하는 것은 맞지만 너무 느린 페이스로 운동하면서 측정해서도 안 된다.

세 종목의 운동을 하는 중간에 심박 수를 심박측정기 없이 구한다는 것은 약간 어렵지만 어쨌든 하고 있는 운동을 중단하고 바로 맥박을 잴 수는 있다. 이렇게 하면서 우리는 심장이 뛰는 횟수의 범위를 짐작할 수 있게 된다. 그리고 얼마쯤 지나면 운동수준에 따라 심박 수가 어떤 위치에 와 있는가에 대해서도 아주 쉽게 느낄 수 있게 될 것이다. 만일 어떤 사람이 매우 '편하게, 지속할 수 있는' 상태에서 거친 숨소리를 거의 내지도 않고 운동을 하고 있다면, 그는 자기 최대 심박 수의 60퍼센트 밑에 해당하는 심박 수에서 운동하고 있다는 것을 스스로 알 수 있다. 반면에 크게 벌어진 눈으로 곧 '죽을 듯이' 격하게 숨을 헐떡거린다면 운동 심박 수 최고 범위를 벗어난 높은 수준의 심박 수에서 운동하고 있을 가능성이 크다. 이런 식으로 사람들은 얼마 안 가서 페이스를 더 올려야 할 때와 낮춰야 할 때를 바로 알게 되는 것이다.

많은 사람들이 자기 심박 수를 찾아내는 데 어려움을 겪고 있다. 그 가운데서도 특히 수영을 하는 중이거나 자전거를 타는 중이라면 알기가 더 어렵다. 내 의사친구 가운데 한 사람에 따르면, 심박 수와 호흡수는 높은 상관관계가 있다. 이것이 뜻하는 것은 1분당 심박 수가 아닌 호흡수를 통해서도 운동 강도를 느낄 수 있다는 것이다. 정상 호흡수를 찾아내라. 이것이 기준 호흡수 또는 몸이 완전히 회복된 상태의 호흡수가 될 수 있을 것이다. 그 다음, 앞에서 말한 것처럼 '편하게, 지속할 수 있는' 상태의 운동 호흡수를 찾아내라. 그것은 사람들이 가장 훈련하기 좋아하는 범위인 자신의 유산소적 능력의 한계 내에 자리 잡고 있을 것이다. 제발 최대 심박 수 상태의 훈련을 하면서 스스로를 고문하지 마라. 그것은 자신의 유산소 운동의 한계점을 넘어 스스로를 고통 속으로 밀어 넣는 훈련이 될 것이다! 운동능력이 보통 수준을 크게 넘는 전문선수가 되거나 연령대별 기록 달성이 목표가 아닌 한, 그런 높은 심박 수에서의 훈련은 필요 없다.

운동 계획 세우기

이런 기준거리들이 사람들이 운동을 시작하는 출발점이기는 하지만 그 가운데 한 개 또는 몇 개의 기준거리는 너무 짧거나 너무 길 수 있다. 예를 들면, 100미터 수영을 하고 나서도 어떤 사람은 숨이 조금도 가쁘지 않을 수가 있는 것이다. 이 경우는 200미터나 300미터로 기준 수영거리를 늘리는 것이 좋다. 피곤을 느끼기 시작하는 딱 그 지점에서 멈추고, 심박 수(또는 호흡수)를 측정해서 기록한다. 그러면 기준거리 자전거타기에서 15마일까지만 겨우 탈 수 있는 사람이 나올지도 모른다. 이런 경우는 그 코스를 10마일이나 심지어 5마일까지 줄일 수도 있다.

이것은 달리기에서도 똑같이 적용된다. 1마일이 운동을 시작할 때 설정하는 기준거리로서 적당한 거리라면 그 다음은 매 격주마다 세 개 종목 모두에서 운동할 거리를 이전 거리보다 5~10퍼센트 점진적으로 늘려가는 계획을 세워도 된다. 그리고 달력을 보고 하루 중 언제 운동할 것이며, 일주일에 며칠을, 그것도 무슨 요일에 운동할 것인지를 결정한다. 예를 들면, 수영은 일주일 가운데 월, 수, 금요일 사흘을 하되, 운동하는 시간은 낮 12시로 정할 수도 있다. 자전거타기의 경우, 일주일 가운데 화, 목요일 또는 출퇴근 시에 하고, 토요일 하루는 장거리 자전거타기를 하는 날로 잡을 수도 있다. 달리기는 아침 일찍 또는 퇴근 후에 하거나 아니면 하루 중 언제라도 한다고 정한다. 다만, 어떤 한 종목의 운동일과 그 종목의 다음 운동일과의 간격이 3~4일 이상 벌어지지 않도록 종목별로 유의해야 한다. 역으로, 적절한 회복시간을 가질 수 없을 정도로 같은 종목의 두 운동 날짜를 너무 가깝게 배치하는 계획을 세워도 안 된다. 엘리트 육상선수들은 하루 두 차례의 훈련을 소화한다. 그러나 보통 사람들인 우리 대부분은 그렇게는 못한다!

여러분은 이제 여러 주일에 걸친 운동을 계획하기에 충분한 정보를 얻었다. 예를 들어보자. 첫째 주에 월, 수, 금요일 사흘은 400미터 수영을 하고, 화, 목요일 이틀은 각각 15마일씩, 토요일 하루는 25마일의 자전거타기를 한다. 그리고 1마일 달리기는 월요일부터 금요일까지 매일 새벽에 한다. 주말에는 한 주간의 운동을 되돌아보고 필요하면 그것을 재조정한다. 그때까지도 여러분이 여전히 힘이 넘치고, 강하고, 운동을 더 해보고 싶은 상태라면, 잘 하고 있는 것이니 다음 주(제2주)에도 그대로 하면 된다. 그러나 두 번째 주말에는 그 다음 주, 즉 셋째 주에 운동거리를 늘릴 준비가 되어 있어야 한다. 그래서 셋째 주는 다음과 같이 될 것이다. 월, 수, 금요일 사흘은 수영 440

미터, 화, 목요일 이틀은 자전거타기 16.5마일, 토요일에는 자전거타기 27.5마일, 그리고 매일 하는 달리기는 1.1마일. 운동거리를 이렇게 서서히 늘림으로써 인체에 가해지는 새로운 스트레스에 몸이 적응할 수 있는 시간적 여유를 주고, 부상으로부터 몸을 지킬 수 있다. 그뿐만 아니라 그런 식으로 3종 스포츠의 라이프스타일을 스스로 개발해냄으로써 날씬한 몸과 훌륭한 운동능력, 멋진 기분을 지닌 채 살아갈 수 있을 것이다.

제4주까지도 주말 평가가 여전히 'OK'로 나온다면, 다시 한 번 거리를 늘려도 좋다. 그러나 거리를 늘려서 아프거나 지치기 시작했다면, 오히려 운동거리를 줄이는 것도 두려워해서는 안 된다. 반대로 몸 상태가 너무 좋게 느껴진다고 해서 성급하게 계획량을 성큼성큼 뛰어넘으려는 유혹에 빠져서도 안 된다. 그것이 바로 '걸어 다니는 부상자'들의 대부분이 곤경에 처하는 이유이기 때문이다.

걷기에 대해 말하자면, 우리는 몸매 관리 운동으로서 이 운동이 주는 유익한 점에 관해서는 할 얘기가 많다. 또한 어떤 이유에서건 달리지 못하게 된 사람이면 당연히 걸어야 할 것이다. 그러나 걷기가 달리기에 비견할 수 있을 만큼 효과적이거나 효율적 운동이 아니라는 것을 알게 될 것이다. 걷기 운동을 통해서 사람들의 심박 수를 운동 심박 수의 범위 안에 들어가게 만들기는 매우 힘들다. 그리고 똑같은 운동량을 얻는 데도 걷기 운동은 훨씬 더 많은 시간이 걸린다. 몸매 관리 프로그램을 시작할 때까지 너무 오래 쉬면서 세월을 보낸 것이 아니라면, 나는 시작 프로그램으로 천천히 달리기를 추천한다. 걷는 것보다는 천천히 달리기로 여러분은 수마일이나 더 빨리 앞서 갈 것이다. 게다가 태우는 칼로리양도 두 배가 될 것이다. 과학적 연구결과에 따르면, 63킬로그램 체중인 사람이 달리기를 하는 경우 1마일당 96칼로리를 태우는 데 비해, 걷기 운동을 해서는 1마일당 48칼로리밖에 태우지 못한다고 한다.

팽팽한 복부를 원한다면

마지막으로, 매주 하는 정기적 운동 프로그램에 몇 가지 복부운동과 웨이트트레이닝을 추가하는 것이 좋다. 팽팽한 복부는 두 가지 조건이 충족될 때 생긴다. 첫째, 내장을 지탱해줄 수 있는 강한 복근이 있어야 하고, 둘째, 잉여지방의 저장이 없어야 한다. 이것이 내가 매일 활발하고 정력적으로 운동을 하는 이유며, 저지방 채식주의 식사를 고수하는 이유다. 복근을 강화하기 위해서는 크런치(crunch; 윗몸일으키기의 일종 __ 역자

주)가 매우 효과적이다. 이는 두 손을 머리 뒤로 돌려서 가볍게 깍지를 낀 채 등을 평평한 바닥에 대고 위를 보고 누운 자세에서 상체의 상부만 똑바로 들어 올리고 그 상태로 2~3초 정지하는 동작을 반복하는 상복근 단련운동이다. 큰 근육 군을 단련하는 운동으로는 웨이트트레이닝의 기본 운동들, 즉 바이셉 컬(bicep curls), 랫 풀 다운(lat pull-downs), 트라이셉 컬(tricep curls), 스쿼트(squats), 런지(lunges), 카프 레이즈(calf raises) 그리고 카프 컬(calf curls) 등의 전면과 후면 운동이 있다. 이런 운동을 하기 위해서는 장비가 잘 갖춰진 체육관에 가는 것이 이상적일 테지만, 최소한의 장비만으로도 집에서 이런 운동들 대부분을 할 수 있다. 그러나 운동에 점점 빠져들어 그것이 생활의 일부분이 된다면 체육관의 회원등록이나 아예 집안에 체육실을 갖추는 것까지 고려해보는 것도 좋다.

10

수영, 어디서 어떻게 할까

여러분도 아마 나처럼 오래 전 어릴 때 수영법을 배웠을 것이다. 부모님이나 다른 아이들로부터, 아니면 학교 체육시간을 통해 (팔이 위에서 아래로 물을 똑바로 가르는 방식인) 구식 휠 스트로크 수영을 배웠을지도 모르겠다.

그런 어린 나이에 수영을 배웠기 때문에 나에게 호흡법은 전혀 문제가 되지 않았다. 효율적인 호흡이 문제가 되는 것은 수영을 처음 배우는 사람들을 지도할 때뿐이었다. 수영 초심자가 기억해야 할 몇 가지 기본 원칙들을 살펴보자.

효율적으로 숨을 쉬어라

사람들은 머리와 어깨가 만드는 좁은 틈에서 팔 스트로크 동작이 교차할 때 숨을 들이쉰다. 그리고 입이 수면 위로 나올 만큼만 머리를 왼쪽 또는 오른쪽으로 회전한다. 머리를 회전하면서 옆머리 쪽이 위를 향해 돌아갈 때 숨을 들이쉬고, 머리가 아래로 물속으로 향해 다시 들어갈 때 숨을 내쉰다. 입을 벌리고, 코와 입을 동시에 사용해서 숨을 내쉬어야 한다. 이렇게 해야 코와 기도로 들어온 물을 몸 밖으로 내보낼 수 있다. 아무튼 거의 언제나 어떻게 해서든 숨을 쉬면서 헤엄친다. 때때로 파도가 잘못 덮치면 물을 마시게 된다. 물을 한 모금씩 마시면서 계속 앞으로 나아가는 형태가 수영이라고 보면 된다.

3종경기 훈련을 시작한 후, 수영하는 법을 다시 배울 필요가 있다는 말을 누군가에게 들었을 때 내가 느꼈던 충격을 사람들은 상상이나 할 수 있을까? 여기 하와이에서 나는 고등학교 다닐 때부터 수영 팀의 일원이었고 심지어 수영지도자이자 해난구조원이기도 했다. 그런데도 이제 새 수영법을 배워야 한다는 말이었다. 이는 마치 걷기를 일체 새로 배우라는 것만큼이나 거북한 일이었다.

다행히 대학이나 YMCA 그리고 레크리에이션 센터 같은 곳에서 수영강좌가 자주 개최되고 있었다. 나는 그중 한 강좌에 등록해서 '올바른' 스트로크에 관한 시범동영상을 봤다. 이 영법은 팔꿈치의 각도를 90도로 구부리고 팔을 약간 'S'자 모양으로 스트로크하는 것이었다. 이렇게 하는 이론적 배경은 '새' 물을 팔로 긁어 당겨야 하기 때문이라는 것이다. 구식의 일직선 스트로크로는 똑같은 물을 저을 뿐이기 때문에 이 영법으로는 새 물을 끊임없이 양쪽 팔로 번갈아 저으면서 자기 몸 쪽으로 끌어당기지 못한다. 마치 프로펠러가 공기를 끌어당기지 못하면 공기를 뚫고 기체를 추진할 수 없듯이, 몸을 빠르게 앞으로 나아가게 하지 못한다는 것이다.

그 강좌의 다음날 코스는 자신의 영법을 동영상으로 찍어서 직접 보는 시간이었다. 우리는 새 영법을 익히고 다시 이를 동영상으로 확인하는 식을 반복했다. 이는 완전히 다른 영법이 아닌가! 그 영법이 처음에는 매우 어색했지만 훨씬 나은 영법이라는 것을 마음속으로 깨닫는 데는 그리 오랜 시간이 걸리지 않았다. 내가 받은 두 번째 충격은 동영상에서 내 다리가 물속 저 아래의 매우 낮은 위치에서 끌려가고 있는 것을 본 것이었다. 그것을 일단 한 번 보자마자 수영 중 내 다리와 발이 물 표면에 가까운 위치로 올라가서 움직이도록 골반의 기울기와 발차기를 바꾸는 것은 아무 문제도 되지 않았다. 그러자 내 수영

코스 완주시간은 바로 단축되기 시작했다. 그러므로 여러분이 지금 하고 있는 영법이 구식이거나 학교 다닐 때 배운 것이라면, 좋은 수영코치를 찾아가서 가장 효율적인 영법을 배우는 것이 좋을 것이다. 그렇게만 하면 당장에 얻는 것이 아주 많을 것이다.

만일 최신의 수영법을 최근에 배웠다면 이것만으로도 대회에서 벌써 저 만치 앞선 것과 같다. 새로 배운 동작으로 좋은 훈련 프로그램을 수행하기만 하면 될 것이다. 대부분의 다른 종목에서도 마찬가지겠지만 수영과 같은 스포츠 종목에서는 사교적인 측면도 매우 중요하다고 할 수 있다. 내 경우는 좋은 코치와 더불어 여러 사람의 그룹 속에서 훈련을 함께 하는 것이 매우 재미있었다.

어른들도 장난감이 필요하다

제9장에서 수영 훈련에 필요한 기본 장비들을 열거했다. 수영 훈련 중에 함께 할 장비로 풀 부이, 킥 보드, 물갈퀴(오리발), 손 물갈퀴, 기타 등등의 '장난감'을 추천했다. 그것들은 수영장에서의 구간반복 수영이 주는 지루함을 없애는 데 도움이 될

것이다. 대부분의 사람들은 수영 훈련을 수영장에서만 할 수 있기 때문이다.

바다는 들어가서 수영하기 좋은 곳이기는 하지만 대개의 사람들은 바다에 쉽게 접근하기 힘들다. 게다가 한 번 헤엄친 구간의 거리나 걸린 시간을 측정하기가 거의 불가능한 장소다. 이 종목에서는, 다른 종목들도 마찬가지지만, 훈련기록 측정이 주는 효과를 과소평가하면 안 된다. 측정에서 나온 긍정적 기록은 기쁨과 자긍심을 준다. 그런데 이런 기록측정을 못한다는 것은 문자 그대로 또는 수영하는 모습 그대로, 망망대해 속에 빠진 것과 같은 꼴이 되는 것이다.

나는 수영장에서만 수영 코스 훈련을 하는 것의 단점을 한 가지 발견했다. 수영장에서 연습을 할 때면, 매 25미터 또는 50미터(혹은 야드)에서 진행방향을 반대로 전환하는 순간에, 수영장 벽을 밀기 위해 몸을 웅크릴 때마다, 등 근육이 일시 정지하게 된다는 점이었다. 이 때문에 3종경기의 수영코스에서 장거리 수영을 해야 할 때가 되면 등 근육은 반마일 또는 1마일, 아니면 철인3종경기의 표준코스에서 요구되는 2.4마일의 수영을 하는 동안에 같은 자세를 계속해서 유지하기가 어려워지는 것이다. 훈련할 필요가 있는 또 한 가지 기술은 수영 중에 방향을 잡는 기술이다. 수영장 바닥의 검은 선에만 의존할 수는 없다. 왜냐하면 바다수영 코스가 포함되어 있는 많은 3종경기 가운데 바다 밑에 검은 선을 코스에 따라 표시해둔 대회는 거의 없기 때문이다. 실제로 나는 그 표시를 지금까지 딱 한 번 봤다. 마우이 섬에서 있었던 와일리아(Wailea) 3종경기의 1마일 수영 코스에 바다 밑바닥에 전체 코스를 관통하는 검은 선이 표시되어 있었다.

바다 밑에 방향선이 없다는 점 외에도 평소에 수영장 훈련만 하면 바다에서는 자기들이 가고자 하는 곳과 다른 방향으로 가는 바람에 원래 수영할 거리에 추가해서 더 많은 거리를 가게 되는 현상이 일어난다. 사람들이 수영 중에 자기가 어디로 가는지 알기 위해 고개를 약간 들기만 하더라도 수영의 자세와 속도는 나빠진다. 또한 내가 가는 방향을 잡기 위해 항상 다른 사람들의 진행방향에 의존할 수도 없다. 나는 한 무리의 선수들이 경기 중에 전부 함께 코스를 이탈하는 모습도 본 적이 있다. 사람들은 수영 중에 기침이 나오려 하면 공기를 한 모금 들이쉬기 위해 얼굴이 물 위로 나올 때 기침을 하는 것이 아니라 물속에서 기침을 하려는 습성이 있다는 사실을 알게 될 것이다. 폐 속에는 항상 일정량의 공기가 남아 있다. 비록 폐 속에 들어 있는 공기를 모두 내쉬었다고 느낄지는 몰라도 실제로 전부 내쉴 수는 없다. 그러나 물속에서 기침을 한다면 이는 폐 속의 그런 잔여 공기를 이용하여 숨을 뱉으면서 기침하는 것이다. 이것이 사람들로 하여금 호흡의 리듬을 포기해버리게 만들고, 공기를 마시기 위해 숨을 헐떡거리게 한다. 이때 사람들은 공기를 더 많이, 빨리 들이쉬기 위해서 원래의 순탄하고 좋았던 호흡패턴을 깨뜨릴지도 모른다. 그러나 이는 몸이 산소부채(근육 등에서 급격한 활동이 끝난 뒤에도 평소 수준 이상의 산소가 소비되는 현상 __ 역자 주)에 빠지는 것보다는 낫다. 폐 속에 되도록 많은 공기를 채움으로써 최대한 많은 산소를 근육으로 보낼 수 있도록 노력해야 한다.

만일 3종경기를 할 때라면 바다수영 코스에서는 그 코스를 시작할 때부터 자기의 진행방향을 잘 잡는 것이 매우 중요하다. 진행방향의 각도가 2~3도만 달라져도 경기 전체코스 중에서 수영 코스가 잡아먹는 시간이 길어지고 피로도 더 심해진다. 물속에서 진행하는 동안에는 나무든 건물이든 눈에 보이는 어떤 것이라도 좋으니 목표점을 정하고 가도록 한다. 가끔 거친 바다에서 수영을 하게 될 때에는 파도가 너무 높아서 목표를 보기 어려울 수도 있을 것이다. 바로 그럴 때가 앞서가는 다른 수영자들이 어디에 있는지를 확인해야 할 때다. 물론 그들도 똑같은 어려움을 겪고 있을지 모른다는 것을 염두에 두고 있어야 한다. 이 경우, 그들을 따라가서는 안 된다는 증거가 확실하지 않는 한 대다수 수영자들과 같은 방향으로 가는 것이 낫다.

여러분이 명심해야 할 또 한 가지 충고는 부표로 반환점을 표시한 대회에서 수영을 하고 있을 때 적용되는 것이다. 가능한 한 빨리 부표를 발견하고, 똑바로 그것을 목표로 해서 나아가라. 그리고 그 부표를 돌아갈 때는 실제로 그 부표에 쓸릴 정도로 가깝게 스쳐 지나가야 한다. 물론 다른 많은 경쟁자들도 같은 방법으로 돌고 있을 것이다. 가능한 한 빨리 힘차게 앞서 나가 그 병목지점을 통과하도록 한다.

방향잡기뿐만 아니라 상체근육의 균형적 발달과 근육피로의 분산을 도와주는 기술이 양쪽 호흡법(왼쪽 호흡과 오른쪽 호흡을 번갈아 하는 호흡법)이다. 대부분의 사람들은 왼쪽과 오른쪽 가운데 어느 한 쪽으로만 호흡한다. 그리고 평소 호흡하던 쪽이 아닌 다른 쪽으로 호흡하면 매우 어색하게 느낀다. 그러나 의식적으로 호흡 패턴을, 양쪽을 번갈아 호흡하는 패턴으로 한 번 바꾸기만 하면, 이 호흡법이 바로 제2의 본능인 것처럼 익숙하게 된다. 호흡하는 쪽을 번갈아 바꾸면서 수영하기 때문에 사람들은 항상 자기들의 수영 위치를 알 수 있을 것이고 계속해서 진로의 수정도 할 수 있다.

물론, 눈은 계속 뜨고 있어야 한다. 그러나 나는 어느 날 내 훈련파트너인 케이트와 얘기를 나누고 나서야 비로소 이 점이 언급할 만한 가치가 있는 것이라고 생각하게 되었다. 케이트가 처음으로 와이키키 앞바다에서 있었던 철인3종경기의 수영 코스를 마치고 났을 때, 나는 다이아몬드헤드 앞바다 속의 모래를 관통하여 흐르는 용암과 우리가 지나쳤던 온갖 물고기들의 아름다움에 관해 이야기한 적이 있었다. 그때 케이트는 처음으로 자기의 대양공포증에 대해서 언급했다. 그녀는 너무 무서워서 전체 2.4마일의 바다수영 코스 거의 전부를 눈을 꽉 감은 채 헤엄쳤다는 것이다.

케이트 같은 경우는 절대로 특별한 것이 아니다. 그녀 말고도 수많은 대담하고 용감한 사람들이 광장공포증(넓은 공간을 두려워하는 증세)이나 상어공포증, 거기에다 정상적인 수준의 넓게 탁 트인 수면에서 하는 수영에 대한 공포증까지도 극복하느라 고생을 한다. 보트와 물 위의 떠 있는 여러 가지 선박 위에서는 바다 속에서 수영하고 있는 사람들이 잘 보이지 않는다. 게다가 그들은 수영하는 사람들을 찾아내야 하는 상황을 별로 경험해본 적도 없다.

안전하게 수영하기

그런 이유로 항상 밝은 색 수영 모자를 쓰고, 모든 형태의 선박들을 주의 깊게 살펴야 한다. 사고가 날 때 선박이 함께 수영하는 두 사람을 다 치지 않도록 막을 수 있는 것이 아무것도 없더라도, 언제나 자기 짝과 함께 수영하라. 안전은 양쪽 호흡법을 개발해야 하는 또 한 가지 훌륭한 이유이기도 하다. 왜냐하면 이 호흡법은 수영하는 사람이 주위를 전부 다 둘러볼 수 있게 해주기 때문이다. 눈으로 계속해서 이쪽저쪽을 살피고, 심지어는 뒤쪽까지 살펴야 한다는 것을 잊지 말아야 한다. 보트나 다른 선박들이 순식간에 덮쳐올 수도 있기 때문이다.

지루함을 피하려면

수영장 훈련의 여러 측면 중에서 우리가 부닥치지 않을 수 없는 것 하나는 수영장을 단순히 왔다 갔다 하는 데서 오는 지루함이다. 나도 수영장 내의 수영 코스를 왕복하는 훈련을 하면서 그런 생각이 자주 들었다. 나는 수영장에 가서 훈련을 할 수 없었던 경우가 많이 있었다. 예를 들면, 내가 받은 몇 차례의 수술 후에 의사들은 수술 부위를 꿰맨 실을 빼기 전에는 수영을 허락하지 않았다. 이럴 때 수영장가에 앉아서 사람들이 왔다 갔다 하는 것을 보고 있으면 그들이 틀림없이 매우 지루할 것이라는 생각이 들곤 했다.

그리고 어느 날, 강제로 쉬고 난 후에 나는 수영장으로 되돌아왔다. 수영코치 리키는 나에게 팔꿈치를 좀 더 들어 올리라고 자주 지적했고, 이런 훈계를 들으며 내 스트로크의 여러 가지 특성에다 정신을 집중하면서 다시 훈련을 시작했다. 그때 나는 갑자기 한 시간 반의 시간이 번개처럼 지나갔다는 사실을 깨달았다. 그리고는 물 바깥에 있는 관찰자들이 보고 있는 것은 물속에서 실제로 진행되고 있는 것과 전혀 다르다는 사실을 알게 되었다.

잠수복에 대한 한마디

수영하는 사람들은 물속에서 몸이 높은 위치에 있을수록 앞쪽에서 받는 저항이 적다는 것을 발견한다. 전방의 저항이 적으면 적을수록 수영 속도는 빨라진다. 그런데 웨트슈트(잠수용 고무 옷)는 물에 뜨기 때문에 그 결과 물속에서 몸을 높이 띄우는 역할도 한다. 그래서 북쪽 지방의 찬 바닷물에서 수영하는 사람들과 마찬가지로 따뜻한 열대의 바다에서 수영하는 많은 사람들도 이런 옷을 입는다. 웨트슈트는 또한 인체의 온도가 낮아지는 저체온증을 방지하기도 한다. 따라서 안전장비의 하나로도 볼 수 있다. 그것은 수영하는 사람들의 옷장에 반드시 있어야 할 재산이다.

3종경기 선수가 되려고 수영을 하는 것은 아니라고 하더라도, 수영을 하는 것이 가장 좋은 운동 한 가지를 하는 것임에는 틀림없다. 수영은 심혈관계의 단련을 위한 훌륭한 운동이며 몸을 완전히 풀어주는 운동이다. 그리고 수영은 몸에 무리를 주지 않는 운동으로 자전거타기나 달리기를 못하게 되는 훨씬 뒤까지 여생 동안 계속할 수 있는 운동이다. 따라서 수영을 배워서 즐기고 가능한 한 매일 하도록 하라. 만일 여러분의 몸이 체중을 많이 줄여야 할 상태라면, 수영은 체중이 충분히 줄어들 때까지 여러분이 할 수 있는 거의 유일한 유산소 운동일 수도 있다.

자전거타기

3종경기의 사이클 코스를 독특하게 만드는 한 가지 요소는 완주의 실패를 장비 탓으로 돌릴 수 있는 유일한 코스라는 점이다. 어쨌거나 사람들은 신발을 잃어버리면 맨발로 달릴 수 있다. 또 고글을 잃어버리거나 머리끈이 떨어진다 해도 그것 없이 헤엄칠 수 있다. 그러나 제대로 움직이는 자전거 없이는 사이클 코스를 완주할 수 없다.

기계라면 겁을 내는 사람들에게는 자기 자전거의 속도와 똑같이 보조를 맞추어 발을 움직이며 타고 가는 것이 상당히 무섭게 느껴질 수도 있을 것이다. 나는 젊고 씩씩한 마초형 젊은이가 변속장치(기어 변환장치)를 보고 겁에 질려 움찔하는 것을 본 적이 있다. 반대로 길고 빨간색의 손톱을 한, 유행의 최첨단을 걷는 듯한 여자가 렌치를 들고 그것에 곧장 덤벼들었다가 세상에 한 번도 본 적이 없을 만큼 기름투성이의 더러운 손을 하고 나오는 것을 본 적도 있다. 요점은 '어느 누구든 자전거 기계장치의 기초에 관해서 배울 수가 있다'는 것이다.

사람들이 자전거의 작동원리를 이해할 수 있게 하는 가장 재미있는 방법은 자전거타기 강좌에 수강신청을 하도록 만드는 것이다. 미국의 수많은 지방도시에서 '효과적 자전거타기'라고 불리는 강좌가 열리고 있다. 그것은 잘 조직된 엄격한 강좌로 국가면허를 가진 강사들이 지도하고 있기 때문에 그 수준이 보장되는 강좌라고 말할 수 있을 것이다.

게다가 사람들은 그 강좌에서 자전거의 작동원리를 배우면서, 그와 동시에 자전거를 살 때의 유의점, 자기 체형에 맞추는 법, 교통 혼잡지역에서 타는 요령, 단순한 또는 복잡한 수리와 보수, 안전 조작법, 자전거 여행법, 그 밖의 많은 것들까지 함께 배운다. 이 밖에 사람들이 얻는 또 한 가지 소득은 강좌를 통해 가장 멋있는 사람들을 만나게 된다는 점이다.

그런 강좌를 이수하거나 그와 비슷한 코스를 거치고 나면 사람들은 자신만만하고 유능한 사이클리스트로 변신하게 될 것이다. 사람들은 도로에서의 자전거 운전자의 권리와 차량 대열에 합류하는 방법도 알게 된다. 또 차량이 언제, 어느 길로 방향을 틀 것인지를 알기 위해 차량의 앞바퀴를 관찰하는 것 같은 것도 하게 된다. 사고회피 조작법과 위기상황의 긴급 정지법, 그리고 다른 아무런 수단이 없을 때에는 적절히 쓰러지는 법까지도 배우게 된다.

경고: 조심하라!

지금까지 자전거타기에 대한 설명에서 그것이 좀 위험한 스포츠 같다는 느낌을 받았다면, 내 설명을 올바르게 이해한 것이다. 자전거타기는 실제로 위험한 스포츠이기 때문이다. 자동차들이 매우 오랫동안 왕으로 군림해온 도로에 자전거를 끌고 나서는 것에 많은 위험이 따른다는 사실은 아무도 부정할 수 없을 것이다. 자동차 운전자들 가운데는 자전거란 갓길이나 운동장 같은 데서만 탈 수 있는 것이고, 눈에 잘 안 보이는 성가신 존재이며, 자전거를 타는 사람들은 위험한 속도로 도로를 질주하는 자동차의 진로를 막을 권리가 전혀 없다고 생각하는 사람들이 많다.

심지어 더 공격적인 자동차 운전자들은 자전거를 향해 욕을 하거나 바싹 붙어도 자전거가 비키지 않으면 문자 그대로 자동차로 자전거를 도로에서 밀어내기까지 한다. 전국 또는 지역의 사이클 단체들은 계도 활동이나 입법 활동을 통해 이런 문제들의 해결에 진력하고 있다. 이 두 활동들은 모두 진척에 시간이 많이 걸릴 뿐 아니라 수많은 장애에 부닥치고 있다. 예를 들면, 어린이들이 자전거타기를 배우는 시간은 이들이 자전거를 처음으로 갖게 되는 때다. 그들은 무계획적으로 배우거나 때로는 잘못 배우기도 한다. 예를 들면, 자동차 등의 차량을 마주보고 자전거를 타기도 하는 것이다. 그럼에도 자전거타기를 교과목의 하나로 채택시키는 일조차 많은 사람들이 이미 교과목이 너무 많다고 보기 때문에 어렵다. 자전거타기를 통해 어린이들이 물리적 균형감각과 물리학의 기본법칙, 예의바른 행동, 영양 섭취법, 독립심을 배울 수 있을 뿐 아니라 앞으로 여생 동안 자동차의 횡포로부터 스스로를 해방시킬 수 있는 또 다른 교통수단 하나를 얻게 된다는 사실을 대부분의 사람들은 깨닫지 못한다. 이상주의라고? 그럴지도 모르겠다. 그러나 우리 사회의 화석연료 의존도나 호흡하는 공기의 오염도, 그리고 어린이들이 성장하면서 비만이 되거나 육체적으로 불균형한 몸을 갖게 된다는 사실을 고려한다면, 사람들은 이 보잘것없는 자전거타기라는 스포츠가 우리 사회를 긍정적 방식으로 개혁할 수 있다는 것을 깨닫게 될 것이다.

　하와이에서 교통의 혼잡은 거의 패닉 수준에 도달했다. 사람들은 직장에 지각하지 않기 위해 점점 더 빨리 일어나지 않으면 안 되게 되었다. 우리는 섬 전체가 고속도로와 주차장으로 뒤덮일 것이라는 농담을 늘 했지만, 이제 그것은 농담만이 아니게 되어버렸다. 대부분의 사람들은 호놀룰루에 사는 것과 로스엔젤리스에서 사는 것 사이에 어떤 차이가 있는지를 느끼지 못할 지경에 이를 정도로 스트레스를 느끼는 생활을 하고 있고, 이 '지상낙원'에서의 생활양식은 그 수준으로 수정되었다. 이제 그 차이는 로스엔젤리스 쪽이 자전거도로가 더 많다는 쪽으로 바뀌었다. 만일 더 많은 사람들이 자전거를 타고 직장과 학교를 다닌다면 사람들은 교통 혼잡을 줄일 수 있을 것이고, 주차장도 그렇게 많이 필요하지 않을 것이다. 또 상당한 돈도 절약할 수 있을 것이며, 평소 교통체중에 걸려서 운전석에 앉아서 보내야만 할 시간에 운동이나 훈련을 할 수 있다. 직장이나 학교에도 열을 펄펄 내거나 짜증을 내면서 도착하는 대신 놀랄 만큼 활기차게 도착할 수 있을 것이다.

땀을 걱정할 필요는 없다

땀이 약간 났다? 어디 샤워할 곳을 찾는다? 이런 것은 아무 문제도 되지 않는다. 깨끗한 옷에 비동물성 식품으로 식사를 하고 출발했다면, 땀에서도 나쁜 냄새는 없을 것이다. 전형적인 육식사회의 특징적 체취를 만들어내는 원인물질은 동물식품이 분해되면서 나오는 것들이다. 그리고 사람들이 운동하면서 흘리는 땀은 다른 종류의 땀샘에서 나온다.

우리 인간의 몸에는 두 가지 종류의 발한선이 있다. 한 종류의 땀샘은 에크린샘으로 체온을 식히거나 인체의 신진대사 폐기물을 밖으로 내보내기 위해서 수분을 분비하는 조직이다. 처음 분비되는 땀은 냄새가 거의 없다. 사람들이 맡는 전형적 '라커 룸' 냄새는 땀 흘린 뒤 몇 시간 뒤에 박테리아의 부패작용에 의해서 나는 것이다. 그리고 이 냄새는 보통 바로 세탁하지 않은 옷에서 난다. 두 번째 종류의 땀샘은 에포크린샘으로 일반적으로 운동할 때에는 분비되지 않는 땀샘이다. 사춘기가 되었을 때 분비작용을 시작하며, 이성을 유혹하는 사향 냄새를 만들어내는 땀샘이 에포크린샘이다. 이는 사람들이 방취제를 사용해서 숨기려고 애쓰는 냄새이기도 하다.

그러므로 직장이나 학교에 출근을 했을 때에는 언제나 샤워장으로 바로 가서 대강 몸을 씻어야 한다. 재빨리 옷을 갈아입고, 머리에 빗질을 하고, 여자라면 가볍게 화장을 한다(이미 그처럼 멋지고 건강하게 빛나는 안색에는 더 이상 화장을 할 필요가 없을지도 모르지만). 그리고 상쾌한 기분으로 경쾌하고 탄력 있는 걸음으로 사무실로 들어가도록 한다. 만일 너무 혼자서만 '튀는' 느낌이 든다면 직장동료들 가운데 몇 명에게 같이 자전거를 타고 출근하기를 권해보자. 그러고 나면 자전거타기가 정말 재미있게 될 것이다. 그리고 자전거를 타는 동안 사람들 사이에서 생기는 연대의식은 직장 내의 모든 인간관계에 좋은 출발점을 제공할 것이다. 그리고 자전거타기의 온갖 종류의 장점들을 함께 깨닫게 될 것이다.

심한 교통정체를 이겨낸다

직장으로부터 얼마나 멀리 떨어진 지점에 살고 있는가에 따라, 사람들은 따로 훈련시간을 더 들이지 않고서도 그 거리만큼 자전거타기 훈련을 할 수 있다. 만일 여러분이 정말 자전거타기에 열광하고 있는 사람들이라면 토요일이나 일요일에도 도로로 나갈 것이다. 그 경우라면 많은 훈련 마일 수를 소화해

내는 데 별 어려움이 없을 것이다. 그러나 여러분이 우리 대부분과 비슷한 수준이라면 목표 훈련거리를 달성하는 데 좀 어려움을 겪을 것이다. 직장까지 자전거를 타고 출퇴근한다고 하더라도 그것만으로는 여전히 3종경기 훈련에 필요한 주당 총 훈련 마일 수를 달성하는 데 부족할지도 모르기 때문이다. 이때가 주말 장거리 훈련이 반드시 필요한 경우다.

자전거 타는 수준이 자기와 같거나 약간 더 잘 타는 사람들이 많이 모여 있는 자전거클럽을 찾아보라. 여러분은 거기에서 좋은 훈련을 받을 수 있을 뿐 아니라 자전거타기의 실력이 급격하게 향상될 것이며 그룹으로 타는 것으로 안전성을 보장받을 것이다.

제9장에서 우리는 훈련목표에 대해 논의했다. 그 목표에 따라 우리는 일주일에 훈련할 필요가 있는 마일 수를 설정한다. 그러나 이와 동시에 자전거타기 훈련의 두 가지 다른 형태에도 주목해야 된다. 우리는 자전거타기 훈련을 지구력 훈련과 인터벌 훈련의 두 형태로 나눌 수 있다. 지구력 훈련에는 다리와 심장, 폐 그리고 여기 하와이에서는 사람들이 '오콜(okole)'이라고 부르는 엉덩이 부위가 장시간 동안 견딜 수 있도록 단련하는 것이 포함된다. 초보자들의 지구력 훈련 거리는 25마일이 될지도 모르지만, 오래된 숙련자들의 훈련거리는 200마일이

될 수도 있다!

내가 훈련 초기에 저지른 실수를 되풀이 하지 마시기 바란다. 나는 사이클링이 자전거에 올라타서 페달을 계속적으로 밟는 문제일 뿐이며 그 동작이란 마음먹기에 따라 얼마든지 지속할 수 있는 것이라고 생각했다. 그러나 첫 3종경기의 사이클 코스가 끝났을 때 내 탄력 있는 다리는 몸을 거의 지탱할 수 없게 되었고, 달리기를 조금도 할 수 없게 되었다는 것을 알고 난 뒤에야 사이클링이 내 생각과는 확실히 다르다는 것을 깨달았다. 매주 하는 장거리 사이클링은 여러분의 지구력을 키우는 데 큰 효과가 있을 것이다. 인터벌 훈련을 위해서는 일주일에 한두 번 차량이 덜 다니거나 전혀 안 다니는 도로로 나가서 미리 측정한 코스를 따라 한 차례 사이클링을 하는 훈련 프로그램을 준비해야 한다. 이 훈련은 빠르고 힘든 사이클링 구간과 천천히 달리는 회복 사이클링 구간이 번갈아서 여러 차례 나타나도록 구성되어야 한다. 이때의 심박 수는 사람들이 사이클링을 얼마나 오래 할 수 있고 얼마나 빨리 할 수 있는가를 알려줄 것이다.

심박 수 체크하기

처음의 한동안은 시계나 자전거에 부착된 속도계로 속력을 재면서 아주 열심히 타도록 한다. 그렇게 해서 심박 수가 최대 심박 수의 90퍼센트에 접근하면 심박 수가 다시 60~70퍼센트로 떨어질 때까지 사이클링의 속도를 낮춰라. 그 다음은 이런 과정을 서너 번 반복한다. 내가 보장하건데 여러분의 운동 효과는 아주 탁월할 것이다.

만일 심박 계측기가 없어서 옛날 방식으로 심박 수를 측정해야 한다면, 이는 더 까다로운 과정이 될 것이다. 그렇지만 이런 식의 측정에도 사람들은 바로 적응한다. 심장의 박동을 통해 사람들은 자기들이 타고 있는 자전거를 더 가속하고 있다는 사실을 알 수 있기 때문이다. 그리고 더 이상 그런 박동을 느낄 수 없게 되고 호흡도 정상으로 돌아오기 시작할 때는 다시 가속하기 시작할 때라는 것도 알 수 있다. 만일 이런 과정이 별 재미없는 것처럼 들린다면 그것은 실제로 그런 훈련이 재미없기 때문일 것이다. 이것이 내 훈련 프로그램 가운데 가장 하기 어렵다고 생각하는 부분이다. 이런 훈련은 집단으로 하는 것이 훈련의 동기부여가 되는 또 한 가지 경우라고 할 수 있을 것이다.

우리는 이미 제9장에서 여러분의 고물자전거를 경주용 자전거(racing machine)로 바꾸는 방법에 대해서, 그리고 사이클리스트들이 왜 지금과 같은 복장을 하게 되었는가에 대해서 충분히 설명을 했다. 사이클링의 기술은 발전을 거듭하고 있어서 이제는 언제 시장에 나가봐도 새로운 장비가 출현하고 있다. 자전거 전문점의 우편주문 카탈로그 목록을 입수하는 일은 별로 시간이 걸리지도 않는다. 새 장비를 정기적으로 소개받고 매달 적절한 분량의 동기부여 효과를 얻기 위해서는 적어도 한 가지의 사이클 전문잡지를 정기구독하는 것이 좋은 방법이다.

사이클링은 가끔씩 (대개는 결정적으로 최악의 순간에) 고장이 나는 경향이 있는 일개 기계장비에 의존하는 스포츠이기 때문에, 여러분이나 친구의 자전거에 그런 고장이 생길 때마다 대회 중에 기계고장에 대처하는 방법을 배우고 연습할 좋은 기회라고 생각하기 바란다. 만일 여러분의 동료가 타이어펑크 수리에 일가견이 있는 사람이고 여러분은 자기 자전거에 펑크가 난다는 생각만 해도 아찔할 정도로 아직 펑크 수리 경험이 전혀 없는데도 그 동료의 타이어펑크를 보고 이를 수리해주겠다고 제안하면, 그때부터 여러분은 영원히 그 사람의 환심을 사게 될 것이다. 이런 제안의 대가로 펑크 수리에 관해서 지도와 교육을 받을 수도 있는 것은 물론이고, 자전거 수리 지식을 전수해주려는 사람이 끊임없이 나서줄 것이다. 그리고 당신의 손으로 체인과 톱니, 그리고 변속장치의 미로를 뚫고 드디어 자전거 뒷바퀴의 교체를 완수했을 때에는 믿을 수 없을 만큼 벅찬 자부심을 느낄 것이다. 더군다나 그렇게 되면 그동안 극단적인 압박감으로 짓누르던 타이어펑크에 대한 공포심도 사라지게 된다. 이제는 타이어 펑크쯤은 얼마든지 스스로 해결할 자신이 생겼을 테니까.

그 밖에도 뭔가 잘못될 수 있는 수많은 경우들이 있다. 자전거 훈련의 주행 거리가 쌓여갈수록 여러분은 직간접적으로 그런 고장에 맞닥뜨릴 것이다. 기계고장의 재난 한복판에 정면으로 뛰어들 수 있는 그런 절호의 찬스를 결코 놓치지 말아야 한다. 그 문제에 대해서 이전에 배운 적이 있고, 또 직접 고친 경험이 있다고 하더라도 다시 직접 복습도 할 겸 동시에 다른 사람들을 가르치면서 도와준다면 역시 얻는 게 더 많을 것이다. 조만간 여러분의 발목을 잡을, 자주 일어나는 고장을 만나더라도, 스스로 고칠 수 있다는 자신감이 있다면 자전거를 타는 동안에도 마음이 그만큼 더 편안하게 느껴질 것이다.

12

달리기,
기록은 빨라지면서 부상은 피하는 법

달리기는 몸을 앞으로 기울인 채 한 발을 다른 발 앞에 놓으면 되는 아주 단순한 운동이다. 하지만 그것은 또한 극단적으로 복잡한 운동이기도 해서, 인체가 A지점에서 B지점으로 탄도와 같은 궤적으로 이동할 동안 인체 내에서 진행되는 모든 움직임을 분석하기 위해서는 컴퓨터가 필요할 정도다.

나는 달리기에 관한 책이 별로 많지 않던 시절에 달리기를 시작했다. 사실은, 내가 케네스 쿠퍼 박사가 저술한 『유산소 운동』이라는 낯선 제목의 책을 발견한 곳은 1968년 7월 어느 날 어떤 서점의 서가였다. 나는 그런 단어를 이전에 본 적이 없었으므로(쿠퍼 박사가 그때 막 만들어낸 단어였다), 그 책을 뽑아들고 책장을 넘기면서 대충 훑어봤다. 그것은 다양한 형태의 운동들이 인체에 미치는 효과에 대한 책이었다. 나는 그 책을 구입했고 앉은 자리에서 다 읽어버릴 만큼 몰두했다. 책에서 유산소 운동(aerobic exercise)이 어떤 운동인지를 알게 되었으며 그 운동이 문자 그대로 머리부터 발끝까지 인체의 모든 부분과 체내 시스템에 영향을 미치는 과정을 알 수 있었다. 당시 서른세 살의 한창 때였던 나는 두 개의 척추디스크 파열, 불면증, 변비, 고혈압 등 끔찍한 종류의 만성질병에 시달리고 있었다. 각 장을 읽어감에 따라, 나는 건강문제에 대해 가능한 해결책을 발견했고, 빨리 운동을 해보고 싶어졌다.

그 책에 기술된 모든 운동들 가운데 가장 쉬운 운동이 달리기였다. 그것은 또한 가장 효과적이면서 효율적인 운동이었다. 특별한 장비가 필요한 것도 아니고, 혼자서 언제 어디서나 할 수 있는 운동이었다. 나에게 그 운동은 이상적인 것처럼 느껴졌다. 다음날 아침, 나는 내 첫 달리기를 위해 밖으로 나갔다(신발은 테니스화를 신고서!). 그리고 그 이후로 달리기라는 '덫'에 걸린 채 살아오고 있다. 거의 모든 것을 힘든 방법으로밖에 배울 수 없었다는 것은 내가 인체가 입을 수 있는 거의 모든 부상을 경험했다는 것을 의미하는 것이다. 그때 이후 입수할 수 있는 달리기에 관한 책은 무엇이든 거의 모두 읽었다. 내게 그 주제는 언제나 매력적이었으며 수많은 연구 자료들도 평생 동안 계속 운동을 해야 될 필요성을 강조하고 있는 것처럼 느껴졌다.

여러분은 달리기에 대해 얼마나 알고 있는가? 만일 그 대답이 '별로 많이 알지 못한다'라면 지금 단계에서 알아야 할 것은 한 발을 다른 발 앞에 놓을 것, 몸을 앞으로 기울일 것, 그리고 너무 많이 달리지 말라는 것뿐이다. 얼마나 달리는 것이 너무 많이 달리는 것인가? 그것은 달리는 몸이 알려줄 것이다. 달리기를 시작하는 주자들이라면 그들의 몸은 모든 종류의 온갖 신호들을 보낸다. 발 통증, 가슴근육 경직, '특히 정강이 통증', 4두근(넓적다리 앞쪽 근육) 통증 등은 몸에서 뭔가 새로운 변화가 일어나고 있다는 신호를 몸이 보내고 있다고 보면 될 것이다. 그런 시점에서는 한 걸음 뒤로 물러나주기만 하면 된다. 운동을 중단할 필요는 없고 그냥 약간 속도를 늦추도록 한다. 심지어는 잠깐 동안 걸어야 할 필요가 있을 경우라도, 계속 움직여야 한다. 움직인 시간이나 거리, 또는 두 가지를 다 꾸준히 기록해서 훈련 프로그램 속에 포함시킨다. 초보자들은 달리기를 하루에 한 시간, 아침에 일어나자마자 하는 것이 바람직하다. 이런 방법으로 하면 별 문제가 없고, 체력의 수준도 상승할 것이며, 여러 가지 돌발 사태나 사소한 위기들, 남들의 유혹

(!) 같은 것들도 훈련 프로그램을 중단시키지는 못할 것이다.

이 단계에서의 달리기 훈련은 계획된 한 시간 전부를 달리기로 채울 필요도 없다. 자기 몸의 단련 수준에 맞춰서 달리고, 예정된 훈련시간을 채우기 위한 나머지 시간은 걸어도 된다. 명심해야 할 대원칙은 아픔을 느낄 때까지는 달리고, 아픔이 사라질 때까지 걸으면 된다는 것이다. 처음 나가서 겨우 10분을 달릴 수 있었다고 해도 그것 역시 괜찮다. 나머지 시간은 걷도록 한다. 다음날은 10분, 또는 첫째 날 얼마나 달렸든 그 달린 시간을 출발점으로 생각하면 된다. 만일 몸 여기저기에서 아픔이 느껴진다면 10분까지 달리고 멈춘다. 만일 몸 어디에서도 불만스러운 징후가 없다면 15분까지 시간을 늘려서 달린다. 또는 처음에 어떤 블록을 한 바퀴 돌았다면 다음번에는 두 바퀴 돌면 된다. 만일 운동 프로그램을 이제 처음으로 시작했다면 목표를 21일로 정하는 것이 좋다. 또 운동을 위해 계획된 시간에는 다른 어떤 것도 하지 않도록 하기 위해서, 이 시간은 아침에 일어나서 맨 처음에 하도록 계획을 짜는 것이 좋다. 목표를 21일로 하는 이유는 습관적 패턴을 확실하게 만드는 데는 그만큼의 기간이 걸리기 때문이다. 달리기를 아침시간으로 잡는 이유(아침에 처음으로 하는 일로 만드는 이유)는 그래야 달리기를 무사히 마칠 수 있기 때문이다. 그 시간에는 방해물도,

미적거릴 이유도 없다. 연구결과들은 가장 성공적인 운동가는 아침 운동가라는 것을 보여주고 있다.

기억해두어야 할 요점은 꾸준히 달리면서 서서히 거리를 늘려가는 것이다. 만일 사람들이 이 두 원칙 모두를 올바로 지킬 수 있으면 몸은 약간 괴롭겠지만 심한 부상까지는 입지 않을 것이다. 러닝을 오래한 달리기 고수라고 하더라도 달리기를 할 때에 이 두 원칙은 여전히 적용된다. 누구나 매일같이 운동을 해야 할 필요가 있다고 나는 믿고 있다. 그러므로 여러분도 매일 달리기 파에 속하는 것이 좋되, 약간 절충을 한다면 다음과 같이 하면 된다. 하루는 장거리를 힘차게, 다음날은 단거리를 슬슬 달리는 것이다. 이 때문에 달리기 훈련일지를 쓰는 것이 아주 중요하다. 자기가 달린 거리와 강도를 계속해서 점검해야만 과도한 훈련을 피할 수 있고, 계속해서 꾸준히 운동을 지속시켜나갈 수 있기 때문이다.

약간의 통증은 괜찮지만, 너무 심해지지 않게

만일 몸 전체가 완전히 편하다면 몸에 가하는 스트레스를 높이지 않았기 때문일 것이다. 그리고 몸에 가하는 스트레스를 높이지 않으면 몸은 더 강해지지 않는다. 따라서 약간 불편한 부분이 생기는 것은 좋은 신호다. 다시 명심하라. 아플 때까지 달리고, 아프지 않게 될 때까지 걸어라! 이와 동시에 과도한 훈련이 아닌지, 부상을 입지는 않았는지 항상 확인해야 한다. 달리는 거리를 한 주 또는 한 달에 10퍼센트 이상 늘리지 않는 것이 안전할 것이다. 매일 1~2마일 정도를 달릴 수 있는 약한 수준을 목표로 할 때에는 특히 이 원칙을 지켜야 한다.

그렇다면 어느 정도 달리는 것이 '너무 많은 것'인지를 어떻게 알 수 있는가? 몸이 보내는 통증신호 외의 다른 방법도 있다. 여러분의 훈련일지나 일기장에 훈련과정을 기록하는 훌륭한 방법이다. 때때로 나는 훈련이 마치 서너 개의 공을 공중으로 던지고 받는 놀이인 저글링(juggling)과 매우 비슷하다고 느낀다. 가까스로 공 하나를 공중으로 던져 올리는 순간에 다른 공 하나가 막 떨어지려고 하는 것이다. 한 종목의 운동을 막 끝마치는 순간에 이미 다른 종목의 운동이 대기 중이다. 각각의 종목에서 내 운동 수준이 어디쯤 와 있는지를 알 수 있는 방법은 훈련일지에 운동항목별로 달린 거리를 지속적으로 기록해가는 것이다.

내가 가치 있다고 생각하는 또 다른 척도는 주간 총 훈련시간이다. 이를 관찰함으로써 각 종목 훈련시간의 총계가 늘고 주는 추세를 파악할 수 있다(불행하게도, 대개는 하향추세다). 주간 총 훈련시간이 비교적 꾸준하게 안정되어 있다면, 이를 보고 나는 내 몸이 요구하는 운동량이 허용범위 안에 있음을 알수가 있다.

필요한 장비에 대해서는 운동 프로그램의 시작을 다룬 장에서 간단히 소개했다. 가장 중요한 것은 좋은 신발(너무 오래 신지 않은 질이 좋은 신발이어야 하지만 반드시 외양이 멋진 것일 필요는 없다)과 편안한 옷(몸에 쓸리거나 감기지 않는 것이어야 한다), 그리고 급수 장비다. 달리기는 땀을 많이 흘리게 만드는 운동이므로 체액을 조금만 잃어버려도 탈수증이 발생한다. 이 증세는 기록을 떨어뜨릴 뿐 아니라 방향감각을 잃게 만들고, 영구적인 신장의 손상을 일으킬 수 있으며, 그런 일을 당한다는 것은 생각조차 하기 싫을 만한 수많은 장애들을 일으킨다.

그것이 물이 필요한 이유다. 얼마나 필요하냐고?

명심해야 할 힌트! 일단 여덟 모금 정도는 있어야 위 속의 내용물을 소장으로 내보내는 작은 여닫이 문(밸브)에 해당하는 위의 유문(幽門, pylorus)을 작동시킬 수가 있다. 소장은 물이 혈액 속으로 흡수되기 시작하는 곳이다. 여기서 또 한 가지를 테스트해봐야 한다. 오줌은 반드시 투명할 것. 만일 그렇지 않다면 물을 더 많이 마셔야 한다. 3C 원칙을 기억하라. 투명하고

(Clear), 무색이며(Colorless), 풍부해야(Copious) 한다!

만일 당신이 평균적인 성인이라면 아마 괜찮은 달리기 자세를 갖고 있을 것이다. 대개의 사람들이 달리면서 만드는 발자국은 그들이 진행하는 방향을 따라서 일직선으로 나타나게 된다. 또 두 팔은 힘을 뺀 상태로 어깨에서 부드럽게 아래로 떨어진 채 팔꿈치가 약 90도로 꺾어진 모양으로 다리의 리듬에 맞춰 앞뒤로 자연스럽게 움직인다. 그리고 대부분의 사람들은 이렇게 팔과 목, 머리를 낮춘 자세를 편안하게 느낄 것이다. 그러나 만일 평균적인 사람이 아니라면, 어쩌면 어떤 종류의 비정상적 달리기 자세를 갖고 있을지도 모른다. 이럴 때는 달리기 코치를 찾아가서 달릴 때의 자세를 분석해달라고 부탁하는 것도 좋은 생각이다.

좋은 코치는, 예를 들어 달릴 때 머리가 한쪽으로 기운다든지 또는 팔을 너무 높이 들거나, 다리를 옆으로 내던지듯이 착지하고 있다는 점 등을 즉시 말해줄 수 있을 것이다. 진짜 프로들은 자기들의 달리기 자세를 컴퓨터로 분석한다. 비록 비정상적인 달리기 자세를 가진 사람이라도 그 자세가 달리면서 끊임없이 이동하고 있는 인체의 중심과 관련해서 어떤 움직임을 보완하기 위한 동작 때문에 생긴 것이라면 그 나름대로 바람직하기 때문이다. 이런 경우라면 달리기 자세를 구태여 바꿀 필요는 없다. 다만 누군가에게 때때로, 자기의 달리기 자세를 관찰해주도록 부탁할 필요는 있을 것이다. 자기도 모르게 부상을 유발하거나 불필요하게 속력을 떨어뜨릴 수 있는 작지만 별난 버릇이 슬며시 달리기 자세에 끼어들 수 있기 때문이다.

달리기는 지루하지 않다

러너들이 가장 많이 받는 질문은 "그렇게 달리는 것이 지루하지 않으세요?"라는 것이다. 그리고 대답은 "전혀 그렇지 않습니다"이다. 내가 현재 하고 있는 훈련에 관한 생각 말고도, 나의 마음은 수천, 수만 가지 일들을 다 담고 있다. 그리고 때때로 나는 내가 의식하기도 전에 한 시간이 훌쩍 지나버렸다는 것을 알게 되기도 한다. 많은 사람들의 그룹 속에서 달릴 때면 웃고, 농담도 하고, 내 문제나 다른 이들의 문제를 해결하기도 한다. 그리고 그 결과 사람들과 놀랄 만큼 가까워진 것을 느낀다. 그보다는 좀 드물지만, 가끔은 우리 몸이 열심히 달리고 있는 것을 음미하면서 말없이 달리기만 할 때도 있다.

달리는 거리가 길어짐에 따라 달리는 도중의 생각이 '집중(associates)'과 '회피(dissociates)', 이 두 가지 사고 태도로 나뉜다는 사실도 깨닫게 된다. 간단하게 말하자면, 정신적으로 달리기에 집중하면서 달리고 있는가 또는 달리기가 아닌 다른 것을 생각하면서 달리고 있는가 하는 문제다. 나는 이 두 가지 생각을 달리는 도중에 모두 하게 된다는 것을 깨달았다. 나는 달리기에 집중하면서 달리기를 시작한다. 처음에는 천천히 부드럽게 몸을 데우는 웜업(warm-up)에 대해 생각한다. 이런 생각 중에 달리는 리듬에 맞춰 심박 수를 끌어올리면서, 차갑고 딱딱한 근육들을 조금씩 부드럽게 풀고 데운다. 그리고는 천천히 달리는 페이스를 끌어올리지만 불편하다고 느끼는 수준까지는 결코 올리지 않는다.

한참 뒤, 내 생각은 달리기에서 벗어나 방황하기 시작한다. 평소에 내가 어떤 문제로 고심하고 있었다면 이제 그것이 나를 물어뜯기 시작하지만, 달리는 도중에 그 해결책이 저절로 나타나기도 한다. 또한 이 순간은 나에게는 아주 훌륭한 창조적 시간이기도 하다. 창의적인 생각들이 내 머릿속에 계속 떠오르기 때문이다. 아이디어들이 계속해서 떠오르고, 어떤 때는 그게 너무 많아서 정말 흥분할 때도 있다. 그러나 보통 집에 도착할 무렵이 되면 그 생각들은 대부분 증발해버린다. 나는 소형 카세트 녹음기를 갖고 달리기를 하기로 했다. 그 녹음기는 달리는 도중에 떠오르는 이런 창의적 생각들을 녹음해둘 수 있도록, 딸

로렐(Laurelle)이 크리스마스 선물로 사준 것이다. 실제로 이 책에 있는 많은 아이디어들은 말하자면 '달리는 중에' 생각해낸 것들이다. 나는 내가 그 아이디어들이 떠오르는 순간에 녹음해두지 못했다면 나중에 그 대부분을 전혀 기억도 하지 못했을 것이라는 사실도 깨달았다. 이런 아이디어들만큼 더 부서져 없어지기 쉽고, 사라져버리기 쉬운 것도 없다는 사실도 알게 되었다. 이처럼 정신적으로 자극을 받는 느낌, 문제를 해결할 수 있다는 느낌, 놀랄 만큼 창의적인 생각을 할 수 있다는 느낌은 실제로 근거가 있는 것들이다. 유산소 운동을 하는 동안 사람의 뇌에는 평소보다 더 많은 산소가 추가로 공급되기 때문이다. 이것이 뇌의 사고과정을 단기적으로 자극하는 효과를 발생시킬 뿐만 아니라, 뇌혈관의 혈류량을 증가시킴으로써 더 장기적인 효과도 유발한다. 말하자면 뇌는 더 크고 깨끗한 뇌혈관을 개발하게 되고, 더 많은 모세혈관을 만들게 된다. 그 결과, 유산소 운동에 적응한 사람은 더 명쾌하고 창의적으로 사고한다.

달리기는 무릎 건강에 나쁘지 않다

두 번째로 많이 받는 질문은 달리기가 무릎 건강에 나쁘다는 주장에 대한 것이다. 이는 연골은 닳아 없어진다는 잘못된 생각 때문에 퍼진 일종의 미신이다. 동물성 단백질의 섭취는 때때로 인체가 스스로 자기의 연골을 못 쓰게 만들 수도 있는 자동면역반응을 일으킬 수 있다. 그러나 달리기는 (제7장에서) 관절염에 대한 설명을 할 때 언급한 것처럼 실제로 인체의 연골조직 형성을 돕는다. 달리면서 체중부하가 걸리는 동안에는 연골조직이 받는 압력 때문에 연골세포에 영양과 산소 등을 공급하는 실핏줄로부터 혈액이 빠져 나온다. 그 다음 인체가 공중에 떠 있는 상태가 되면 달리기로 인해 상승한 혈압 때문에 다시 혈액이 실핏줄로 급히 돌아간다. 연골의 실핏줄 혈액순환이 달리기로 인해 촉진되면서 연골의 생성을 돕는 것이다. 무릎과 발이 건강한 거의 500명에 가까운 러너들을 8년 동안에 걸쳐 관찰한 결과, 이 기간 중 이들 가운데 무릎과 다리에서 관절염 같은 병이 발생한 건수는 같은 수의 달리지 않는 사람들의 무릎과 다리 질환에 비해서 5분의 1에 불과했다고 한다. 여성들의 경우는 달리기로부터 얻은 혜택이 더 많았다. 조사결과 8년 동안 달린 여성들 중 무릎 병이 발생한 사람들 수는 달리지 않는 여성들의 무릎 관절 질환 발병 횟수보다 거의 90퍼센트나 적었다고 한다.

명심해야 할 또 한 가지 방법은 '대화 테스트'라는 것이다.

달리기 운동을 하는 사람은 옆 사람과 대화를 할 수 있을 만큼, 충분히 편한 호흡이 가능한 속도로 달려야 한다. 만일 말을 하려는 중에 숨을 헐떡거릴 수밖에 없다면 그런 사람은 무산소(산소 흡입이 충분하지 않은) 달리기의 경계선에 닿아 있기 때문에 당장 속도를 줄일 필요가 있다.

일반적으로 달리기 훈련은 유산소적(aerobic)이어야 한다. 사람들이 무산소적 훈련에 대해 생각해볼 수 있는 때는 충분한 거리 훈련을 마친 경우 — 예를 들자면, 일주일에 30~40마일 정도는 달릴 수 있게 된 경우 — 에 국한되어야 할 것이다. 이 훈련들은, 예를 들자면 트랙에서 하는 인터벌 훈련 같은 것들을 말한다. 달리기 훈련에서 여러분이 이런 단계에 도달하면 달리기 모임에 가입하는 것이 좋다. 내가 살고 있는 하와이에는 지역 고등학교나 대학의 트랙에서 개최되는 달리기 교실에서 러너들을 지도하는 아주 뛰어난 러닝 코치들이 여러 명 있다. 내가 장담하지만, 여러분이 어떤 지역에 살든지, 단지 사는 지역 주위를 둘러보기만 해도 몇 명의 좋은 코치들은 충분히 찾아낼 수 있을 것이다.

일단 여러분이 어떤 모임이든 가입한다면 자기의 달리기가 극적으로 발전하는 것을 알 수 있을 것이다. 우선 첫째는 달리기가 주는 즐거움이 커지는 것을 느낄 수 있을 것이고, 그것만으로도 달리기에 큰 도움을 받게 될 것이다. 더욱 중요한 것은 정기적으로 열리는 달리기 교실이 주법(走法) 훈련을 더욱 격려해준다는 점이다. 코치가 부과하는 훈련과제와 정기적으로 잡혀 있는 모임의 시간도 더할 나위 없이 귀중한 것이다.

코치들은 또 중요한 정보의 제공자기도 하다. 달리는 거리를 늘리고 그 강도를 높여가는 데 따라 사람들은 몸으로부터 오는 여러 가지 불편한 증세와 통증에 직면한다. 부상을 방지하기 위해서는 몸이 보내는 그런 신호들을 해독해내는 것이 중요하다. 어떤 신호가 훈련강도를 낮출 필요가 있다는 신호인지 알아내야 한다. 한 가지 재미있는 것은 누구나 자기 자신에게 어떤 정보를 스스로 말해줄 수가 있지만, 같은 내용을 다른 사람으로부터 들었을 경우에는 그 말이 가진 신뢰성이 더 크게 느껴진다는 점이다. 그러므로 코치를 한 사람 구하는 것이 좋다.

훈련이든 경기든 달리기는 어떤 부류의 사람들에게는 그들의 마음을 바로 '사로잡는' 반면에, 또 어떤 부류의 사람들에게는 정말 괴로울 만큼 지루한 것이다. 나같이 달리기를 사랑하는 사람들은 자기의 최장거리 달리기 기록을 더욱 더 늘리고 싶은 욕망 때문에 만족이란 게 없다. 일단 여러분이 처음으로 10킬로미터를 완주하면 그때부터는 15킬로미터를 염두에 두게 된다. 그 다음은 마라톤과 울트라마라톤에 대해 생각하기 시작한다. 어떤 사람들에게는 마라톤 풀코스나 그보다 더 긴 장거리 경주가 흥분되고 도전의식을 자극하는 매력적인 운동이다. 러너가 자기의 첫 마라톤에서 결승선을 통과할 때 보통 두 가지 생각 중 하나가 떠오른다고 한다. 그들은 '봐라, 이제 한 번은 해냈으니 두 번 다시 하지 않을 거야!'라고 생각하거나, '아이고, 조금만 더 훈련을 제대로 했더라면, 기록을 10분 혹은 (괄호 안은 각자가 채우시라!)분은 줄일 수 있었을 텐데!'라고 생각할 수도 있다. 하지만 일정기간이 지나고 나면 그들은 다른 지역의 마라톤에 참가해서 달리는 것을 생각하기 시작할 것이다. 실제로 내가 정말 기뻤던 것은 문자 그대로 전 세계에 걸쳐서 사람들이 마라톤을 하고 있다는 사실이었다.

마음의 프로그래밍

사람들에게 내가 가장 많이 들었던 이야기 중 하나는 마라톤이 철인3종경기 중에서 세 번째로 해야 하는 이벤트라는 것이 상상이 안 된다는 것이었다. 사실이지, 내가 100마일 사이클대회를 처음으로 완주하고 났을 때에는, 몸이 아픈 상태로 보건대 마라톤 코스를 뛰기 시작한다는 생각조차 머리에 잘 떠오르지가 않았다. 첫 100마일 사이클대회와 철인3종경기와의 주된 차이는 정신적 예비자세가 되어 있는가 아닌가 하는 것이다. 다른 말로 바꾸면, 첫 100마일 사이클대회가 있었던 날 아침에 자전거에 오를 때, 이날 내가 해야 할 모든 것은 그 100마일을 달리는 것뿐이라는 사실을 미리 '알았고' 정신적으로 예비하고 있었다. 그 점이 내가 50마일이나 80마일 혹은 코스 중 100마일 미만의 어떤 지점에서도 쓰러지지 않았던 이유일 것이다. 그런 반면에, 내 첫 철인3종경기가 있었던 날 아침에 나는 2.4마일의 수영 코스, 112마일의 사이클 코스 그리고 그 다음 26.2마일의 마라톤 코스를 완주해야 한다는 정신적 준비태세를 갖추고 있었다. 그런 준비태세를 갖춘 다음에는 목표 달성이 되도록 그 정신적 준비태세에 어울리는 육체적 준비도 되어 있지 않으면 안 된다. 예를 들자면, 나는 사이클 코스의 80마일 지점에서 극심한 피로감을 느꼈지만 아직도 더 달려야 할 마라톤이 남아 있다는 사실을 알고 있었다. 나는 문제에 당면해서 내 마음이 다른 선택의 여지를 갖지 못하도록 해두었다.

목표는 이제 정해져 있었다. 몸은 그 목표를 달성할 만큼 충분히 잘 훈련되어 있었다. 그리고 그 나머지는 사람들의 말처럼 한 편의 역사가 된 것이다. 나는 완주하지 못한 경기를 한 적이 결코 없다. 참가한 대회에서 새 기록 달성을 포기한 적은 있을지 몰라도, 내가 언제나 조금 더 깊은 곳을 추구할 수 있다는 것을 알게 되었다. 나에게는 경기의 완주가 언제나 다른 어떤 것보다 더 중요했다. 그 완주로부터 나오는 긍정적인 격려의 힘이 다시 나의 똑같은 행동을 지탱해나가게 해주었다. 나의 첫 마라톤 코스의 22마일 지점에서 나는 두 번 다시 그처럼 극한적인 괴로움 속에 내 몸을 밀어 넣는 짓은 하지 않겠다고 '결심'했던 일이 생각난다. 그런데 비슷한 시간에 어떤 착하고 잘생긴 젊은 청년이 내 옆으로 다가와서 같이 달리기 시작했다. 그도 역시, '죽어가고' 있었다. 바로 그때 어떤 생각이 머릿속에 떠올랐다. 만일 우리가 달리기라는 생각으로부터 벗어나 다른 생각을 할 수 있는, 일종의 달리기 회피연상 시간을 조금만이라도 가질 수 있다면, 아마도 그 마라톤을 쉽게 완주할 수 있을 것 같은 생각이 들었던 것이다. 그래서 그에게 우리의 완주를 도와줄 어떤 실험을 한번 같이 해보지 않겠느냐고 물었다. 물론 그는 찬성했다. 나는 그에게 그가 지금까지 느껴봤거나 아니면 앞으로 느껴보고 싶은 에로틱한 경험 중 가장 흥분되는 경험을 생생하게 묘사해달라고 말했다.

그는 약간 놀란 듯 보였지만 웃으면서 "한 가지 있어요!" 하고 대답했다. 그는 자기의 이야기를 해줬고 나도 내 이야기를 해주었다. 그리고 그 다음 기억나는 건 결승선이 시야에 들어

왔고 우리는 그것을 향해 힘차게 달려갔다는 것이다. 그날의 일은 나에게 많은 것을 한꺼번에 가르쳐주었다! 첫 철인3종경기의 마라톤 코스에서도 거의 비슷한 지점에서 첫 마라톤 코스에서 일어난 일을 회상했다. 나는 완전히 탈진해 있었고 완주할 수 있을지도 의문스러울 지경이었다. 그때 나는 뒤쪽으로 쓰러지면서 뒷사람에게 부딪쳤는데 알고 보니 그는 내가 잘 아는 친구 듀크였다.

듀크는 완전히 비참한 상태였다. 그는 사이클 코스에서 마라톤 코스로 바꾸는 과정에서 러닝화를 잃어버렸다. 하지만 그는 어떤 사람이 내어준 신발을 얻어 신고 필사적으로 최후의 힘을 다해 완주를 향해 가고 있었다. 듀크는 그 철인3종경기에 참가하기 이전에 일 년 동안이나 열심히 훈련했을 뿐 아니라 현재 군 복무 중인 사우디아라비아에서 오직 철인3종경기에 참가하기 위해 그 먼 여행을 하면서 돌아온 참이었다. 그가 신은 러닝화는 너무 작아서 피투성이가 되어 있었고, 그는 완전히 기진맥진해 있었다. 우리는 달리기 회피연상 시간을 갖기 시작했다. 그 뒤가 어떻게 되었는지는 물론 여러분이 잘 알 것이다. 그날의 철인3종경기 완주선보다 더 반갑게 보인 완주선은 그 후로 다른 어디에서도 본 적이 없다!

13

이 모든 운동을 합치면 3종경기

자, 이렇게 해서 여러분은 세 가지 스포츠 종목을 다 섭렵했다. 그러면 이제 3종경기를 할 준비가 된 것일까? 물론, 그렇다! 이런 육상 이벤트들은 너무 재미가 있어서 대회장에서 웃는 얼굴을 하고 있지 않은 참가자들을 좀처럼 만나기 어려울 정도다. 그런데 어쨌든 대회장에서 만나는 사람들 대부분은 연령대별 참가자들이다. 연령대별 참가자 집단이 보통 이런 대회 참가자의 중심 집단을 이룬다. 이들은 스포츠를 즐기기 때문에 대회에 참가하는 사람들이며, 주로 같은 연령대의 사람들과 어울려 겨루기를 할 때에만 남들보다 더 잘해서 이기고 싶어 하는 사람들이다.

　현실을 직시해보자. 만일 참가자가 40세가 넘은 사람이라면 훈련이 잘 된 25세의 참가자와 경쟁해서 이길 수 있는 기회를 갖기가 어려울 것이다. 그래서 모든 연령대의 참가자들이 모두 활발하게 경기에 참가할 수 있게 만들려면 참가자들이 연령대별로 자기와 같은 연령대 참가자들과 경기를 할 수 있게 만들어야 한다. 보통 5년 간격의 연령대로 참가자들을 구분한다. 예를 들자면, 20~24, 25~29, 60~64, 90~94 등이다. 마찬가지로 남자와 여자를 구분하는 대회가 거의 전부다. 만일 어떤 사람이 경기에서 연령대별 1위를 차지했다면, 그는 자기와 나이가 같거나 비슷한 육상경기 참가자들 가운데에서 본인이 가장 잘 했다는 것을 알 수 있을 것이다.

대체 훈련의 장점들

　경쟁하는 재미를 제외하고 보더라도 여러 가지 운동의 종합 훈련은 인체근육의 단련에 더 유익하다고 나는 믿고 있다. 각각의 스포츠는 인체의 특정한 근육 군만 더 많이 사용하도록 고안되어 있다. 이런 근육 군을 과사용하면 그 근육들이 부상을 입을 수도 있고, 다른 근육 군을 너무 덜 사용하도록 만들기도 한다. 어떤 한 종목의 스포츠에 대한 훈련은 일정한 근육 군에만 극단적으로 특화된 것이라고 할 수 있다(말하자면, 다른 근육 군들까지 특별히 사용되거나 단련되지는 않는다는 거다). 따라서 여러 종목을 함께 실시하는 복합 스포츠 행사에 참가하는 것은 인체의 더 광범위한 근육 군을 사용되게 하거나 단련하는 것이 된다. 달리기는 허벅지의 (뒷)근육인 햄스트링을 주로 단련한다. 자전거타기는 허벅지 전면의 부풀어 오른 근육인 대퇴사두근을, 그리고 수영은 어깨, 가슴, 그리고 윗팔(上腕)의 근육을 주로 단련한다. 이것은 물론 다른 근육 군들은 단련되지 않는다는 말이 아니다. 다른 근육 군들도 단련된다. 다만 주로 사용하는 근육 군들과 똑같은 강도로 단련되지는 않는다는 말이다.

여러분이 이 세 종목의 스포츠를 모두 할 때에는 탁월하고 종합적인 전신단련운동을 하게 된다. 세 종목의 스포츠는 모두 인체의 심혈관계 강화에 기여하고, 지방을 태우는 데에도 탁월한 효과를 내는 운동들이다. 나는 남자든 여자든 모두 보기 좋은 체형, 성적 매력이 넘치며 몸의 곡선과 윤곽이 또렷한 늘씬한 몸매로 바뀌는 것을 봤다. 그리고 그런 매력적 몸매로 체형이 재구축된 사람들은 당연히 자기의 새로운 체형을 엄청나게 자랑스러워할 것 아닌가. 그들에게 몸에 착 달라붙는, 공기저항을 막는 옷들은 그런 여러 가지 기능을 동시에 하고 있는 것이다.

그렇다면 인체는 자기에게 부과되는 이 모든 상이한 요구들을 어떻게 감당해내고 있는 것일까? 고맙게도, 그것을 아주 잘하고 있다. 물론, 어떤 한 가지 운동을 하는 동안에는 특정한 근육들이 단단하게 경직되지만, 다른 종목의 운동을 하는 동안에 이 근육들은 긴장이 풀리고 스트레칭 효과를 보게 된다. 또한 운동하고 있는 근육 군에는 더 많은 혈액이 공급되어야 하기 때문에 혈관들은 특정 근육 군의 혈액 수요가 늘어나는 데에 반응해서 더 많이 열리게 된다. 이 과정은 자동적으로 일어나며 혈액의 공급방향도 자동적으로 두 번째, 세 번째 또는 그 다음 운동에 사용되는 근육을 향해서 바뀌게 된다.

이것이 바로 내가 사람들이 어떤 순서로 훈련을 하든지 별 문제가 안 된다고 생각하는 이유다. 혈관들은 말하자면 쌍방통행 도로이기 때문에 어느 쪽이든 필요한 쪽을 향해서 혈액의 공급방향을 바꿀 것이다. 나는 운동을 마음 내키는 순서대로 연속해서 해왔지만, 한 종목에서 다른 종목으로 바꾸는 것이 그리 힘들지 않았다. 3종경기에서는 수영이 맨 처음에 하는 종목이지만, 사실 나는 수영으로 3종경기 훈련을 마치는 것을 더 좋아한다. 마지막에 수영을 하면 몸의 열기를 식힐 수가 있고 스트레칭 효과도 있기 때문이다. 대회에 참가할 때가 아니라면 수영으로 운동을 끝내는 것이 가장 좋은 방법이다!

이동 훈련의 중요성

3종경기에서 완주선을 가장 먼저 통과한 사람이 우승한다는 것은 분명하다. 그런데 이것만큼 분명하게 눈에 드러나지는 않는 것은 완주선을 첫 번째로 통과하는 사람이 반드시 가장 빠른 수영선수-사이클리스트-러너는 아니라는 점이다. 한 스포츠에서 다른 스포츠로 바꾸는 데는 시간이 걸린다. 이 바꾸는 움직임을 하는 것을 바꿈동작(transition)이라고 한다. 이것이 가끔 우승과 비우승의 차이를 만들기도 한다. 사람들은 훈련 중에 이런 바꿈훈련을 할 필요가 있을 것이다. 이것은 수영에서 사이클링으로 운동을 바꾸는 연습과 사이클링에서 러닝으로 운동을 바꾸는 연습이 될 것이다.

이 훈련을 하는 최선의 방법은 바꿈지역(transition area)에 사용 순서를 신중하게 잘 생각하면서 운동에 사용할 장비들을 모두 늘어놔 보는 것이다. 물에서 나오면서 머리부터 고글이나 수영 모자를 벗는다. 그리고 자전거를 찾으면 무엇부터 할 것인가에 대해 생각한다. 물론 자전거를 세워둔 곳은 바꿈지역

내에 전략적으로 설정해둔 나만의 이정표를 보고 빨리 찾아낼 수 있을 것이다. 자전거를 못 찾았기 때문에 3종경기의 완주에 실패하는 수도 있다. 어떤 3종경기 대회는 시작 시간이 너무 일러서 선수들이 칠흑 같은 어둠 속에서 각자의 자전거를 바꿈 지역으로 가져다 거치대에 세우기도 한다. 이럴 경우 수영 코스를 마치고 물에서 나왔을 때 선수들의 눈에 보이는 자전거 거치대의 광경은 어둠 속의 그것과는 완전히 다르다. 자전거를 거치해둔 모습이 다를 뿐만 아니라 거치대 전부가 자전거의 바다를 이루고 있기 때문에 다르게 보인다. 자전거를 세워둔 위치를 기억하라!

3종경기 초심자를 어떻게 가려내는지 방법을 알고 싶은가? 소금기와 모래를 씻으려고 물통을 하나씩 들고 있는 사람들이 바로 초심자들이다. 3종경기를 오래한 사람들은 사이클 신발을 신기 전에 발을 닦거나 샤워를 하는 것은 시간낭비라는 것을 잘 안다. 소금기는 피부에 쓸림을 만들지 않는다. 게다가 이들은 얼마 지나지 않아 자기 자신의 땀으로 소금물 목욕을 하게 될 것이다. 물에서 맨발로 뛰어나올 때 발에 묻은 모래나 흙에 대해서도 염려할 필요 없다! 그런 모래나 흙은 곧 양말이나 신발 바닥에 떨어지고, 대회 중에는 그게 거기 있다는 것조차 느껴지지 않는다. 아시다시피 사이클 신발을 신기 전에 사이클

바지를 먼저 입는 것이 훨씬 쉽다. 또 사이클 셔츠를 입고 나서 그 다음에 헬멧을 쓰는 것이 나을 것이다. 그리고 장갑과 선글라스는 맨 마지막에 착용하는 게 좋다!

이 모든 것은 바꿈지역에 장비들을 늘어놓을 순서를 알려준다. 또 수영 장비들을 넣을 비닐봉지 같은 것도 준비해두는 것이 좋다. 비록 '사용한' 장비들을 보호하는 문제는 대회 중에는 1차 관심사항이 못 되게 마련이지만, 30달러짜리 고글에 생긴 긁힌 자국은 대회에서 우승을 하고 난 한참 뒤에까지도 엄청나게 신경이 쓰이는 일이 아닐 수 없다.

3종경기의 사이클 코스에서 돌아오면 바로 사이클 신발부터 벗어버릴 필요가 있다(만일 여러분이 자전거에서 내릴 때, 자전거 페달에 신발을 그대로 매달아둔 채, 발만 바로 빼낼 수 있는 사이클링의 고수가 아니라면 말이다). 또 바꿈지역으로 가는 도중에 장갑을 벗어버릴 수도 있다.

어떤 선수들은 바꿈지역에서 시간을 뺏기지 않기 위해 사이클 바지를 입은 채 그냥 달린다. 그런데 만일 그날이 특별히 더운 날이거나 러닝 코스가 장거리라면 불편한 점을 최소화하는 것을 최우선으로 고려해야 한다. 바꿈지역에서 15초를 절약했지만 더운 날씨에 체온이 너무 올라가서 1분당 5초씩 페이스가 늦어졌다면 무슨 이득이 있겠는가? 과열체온이 실제적으로 문제를 일으킬 만큼 운동 중의 체온은 매우 빨리 상승한다. 대회 중의 많은 남자선수들이 그런 이유로 사이클 셔츠를 벗어버리기도 한다.

바꿈동작에 관해서는 뭐든지 다 읽어라

만일 여러분이 열성적으로 경기에 임하려는 선수라면 이미 해당 분야의 스포츠 전문지를 정기구독하고 있을 것이다. 그것이 그 종목 스포츠계의 최근 뉴스에서 뒤쳐지지 않는 방법이다. 그런 전문지에는 3종경기의 '바꿈동작'에 대한 것도 전부 다 실려 있다. 이 잡지들은 또한 3종경기의 장비에 대해서도 현재 나와 있는 신제품과 앞으로 선보일 물건들에 대해서 힌트를 제공한다. 또 여러분의 단골 3종경기 장비점에는 기록을 향상시켜줄 수 있는 수많은 (실제로는 작지 않은) 소품들로 가득 차 있을 것이다. 장비점에 정기적으로 들러 꼼꼼하게 살펴보거나 장비점 점원들과 안면을 터두는 것은 시간을 투자할 만한 가치가 있는 일이다. 이들 점원들은 3종경기의 정상급 선수들인 경우가 많기 때문이다. 이들의 지혜를 빌림으로써 여러분은 3종경기의 훈련과 대회 참가에서 당면하는 모든 문제들에 대해 귀중한 정보를 수집할 수가 있다. 그곳에서 여러분이 어떤 새로운 장비나 좀 더 개선된 장비를 발견했을 때에는 바로 시험을 해볼 필요가 있다. 다만, 시합 날에는 어떤 새로운 것도 절대로 하지 않는다는 원칙만은 일리가 있다. 여러분은 각 종목의 바꿈동작을 문자 그대로 '체험'해볼 필요가 있을 것이다. 가장 효과적이라고 생각되는 경로를 발견했다면 머릿속으로 그 동작을 상상해보는 것이 좋다. 어떤 것을 마음속에서 시각적으로 그려보는 것도 훌륭한 보조훈련이다. 만일 장거리 달리기 중이라면 마음속으로 물속에서 나오는 장면을 그려보고 물속에서 수평자세로 있다가 물 밖에서 수직자세로 변하면서 발이 체중부하에 재적응하는 과정이 어떤 느낌인지 상상 속에서 음미해보라. 물론 그 점검사항에는 몸이 갈증을 느끼지 않더라도 수분을 미리 충분히 공급할 수 있는 급수방법도 포함시켜야 한다.

이 모든 리허설은 대회장의 여러분 주위에서 진행되는 아수라장 같은 대혼란과 관계없이 여러분을 침착하게 만들고, 패닉상태에 빠지는 것을 막아준다. 나는 바꿈시간을 마음을 진정시키면서 점검항목 전체를 머릿속에 한 차례 떠올려보는 데 이용한다. 바꿈지역에서 보통, 여러분은 대회의 자원봉사자들을 만날 것이다. 이들은 자기들이 할 수 있는 방법을 다해서 무엇이든 도와주려고 할 것이고 그럴 준비가 되어 있을 것이다. 도움이 필요하면 분명한 말로 침착하게 필요한 것을 요청해야 한다. 나는 바꿈지역에서 불쌍한 자원봉사자들이 "'그것?', '그것'이 뭔지 모르겠어요! 필요한 것을 분명한 말로 해주세요"라고 말했다고 해서 선수들이 고함을 지르고 욕을 퍼붓고 물건을 던지는 광경을 본 적이 있다. 선수들이 언급하고 있는 '그것'이란 '대명사'는 그것이 자원봉사자들이 알고 있는 것을 가리키지 않는 한 아무 소용이 없는 것이다. 어떤 경우라도 자원봉사자들은 선수들이 고함치는 상대로 대접을 받아서는 결코 안 된다. 그들은 여러분과 똑같은 흥분상태에서 여러분을 다시 주로로 나갈 수 있게 도와주려고 애를 쓰고 있는 사람들이다. 그들을 사용하되 학대를 해서는 안 된다.

자, 그럼 이제 막 여러분이 처음 3종경기를 완주했다고 가정하자. 아직 모든 것이 마음속에 생생하게 살아 있는 동안에 그 경기에서 배운 모든 교훈을 기록해두는 것이 좋다. 여러분이 바보가 아니라면 똑같은 잘못을 두 번 다시 되풀이하지는 않을 것이다. 대부분의 3종경기 선수들은 너무 많은 경기에 연속적으로 참가하는 일이 없기 때문에 다음 경기를 하기 전까지 어느 정도의 시간적 여유가 있을 것이다. 대회 전날 밤에 흔히 일어나는 극단적 공포감을 방지하기 위해서는 이번 경기에서 효과가 있었던 것과 없었던 것들을 다 기록해둬야 한다. 그렇게 하는 것이 다음 3종경기를 준비할 때 상당히 많은 걱정을 덜어 줄 것이다.

오늘, 경기 진행요원을 안아줬는가

앞에서 말한 저 훌륭한 자원봉사자들 외에도 경기 진행요원들이 또 있다. 이 희생적인 봉사자들 역시 정당한 대접을 해주어야 한다. 만일 대회에서 뭔가가 잘못되면 진행요원들에게 그 사정을 알려줄 필요가 있다. 하지만 이 경우에도 되도록 침착하고 이성적인 방식으로 대해야 한다. 결국 그 사람들도 만족스러운 경험이 못 되었을 경우에는 두 번 다시 돌아오지 않을 것이기 때문이다. 그렇기 때문에 부정적인 내용의 것을 이야기할 때에도 건설적인 말로 서두를 꺼내야 한다. 그렇지만 경기 진행요원들이 무엇보다도 좋아하는 것은 자기가 맡은 대회가 원만하게 잘 되었다는 것을 아는 일이다. 따라서 좋은 참가자로서 모든 이들을 잘 대해주어야 한다.

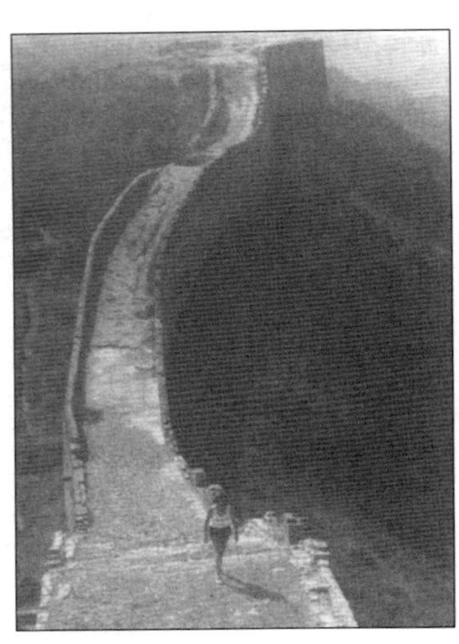

중국의 만리장성 위에서,
1983년 9월

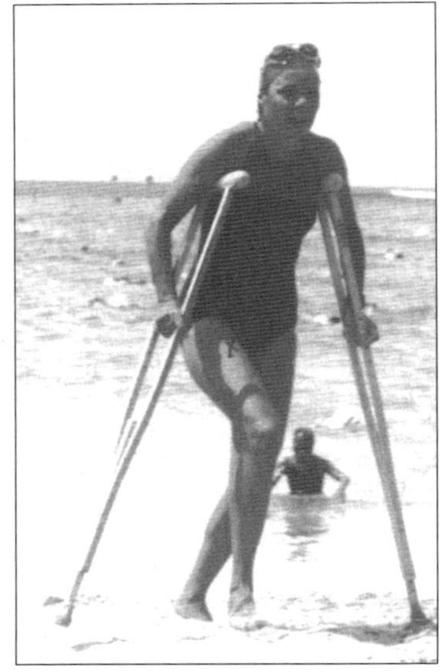

골반 골절상 2주 후 와이키키
러프워터 수영 코스에서,
결승선을 향해 올라오고 있다.
1984년 9월 3일 *PictureMan*

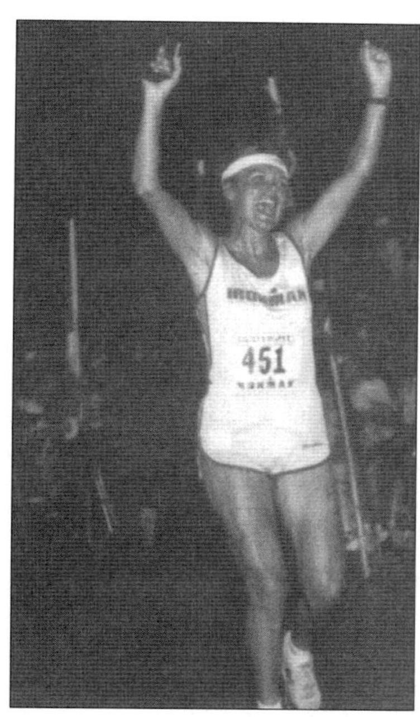

하와이 코나 철인3종경기에서
결승선을 통과하며,
나는 완전한 황홀감과 희열을
느꼈다.
1985년 *Photo Arts*

크렘린 앞에서,
러시아인들과 함께 식사,
운동, 철인3종경기 그리고
하와이에 대해 이야기하고
있다. 1987년

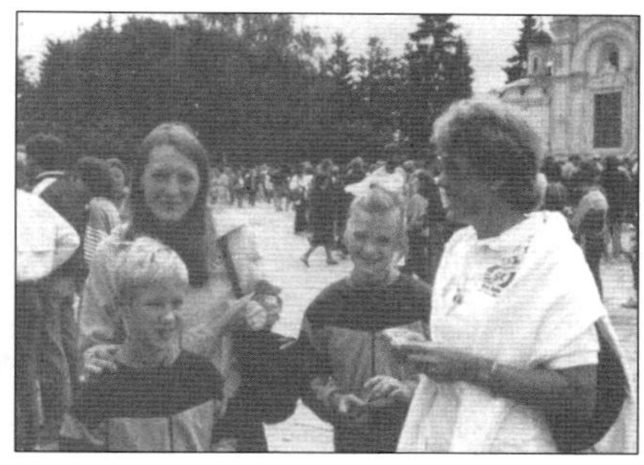

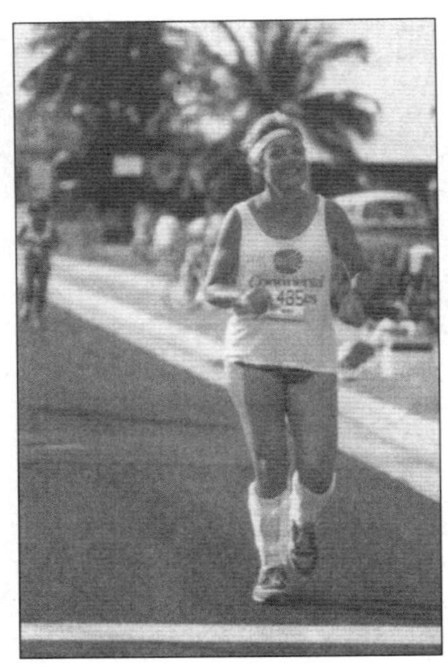

양측 정강이뼈의 스트레스성
골절 진단을 받은 사흘 뒤,
하프마라톤을 완주했다.
1987년 5월 8일 *PictureMan*

골드(Gold) 체육관 '명예의 전당' 입성, 1997년 10월

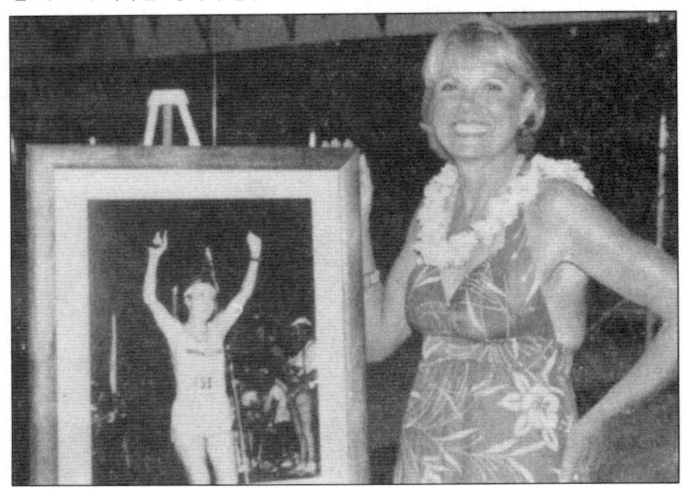

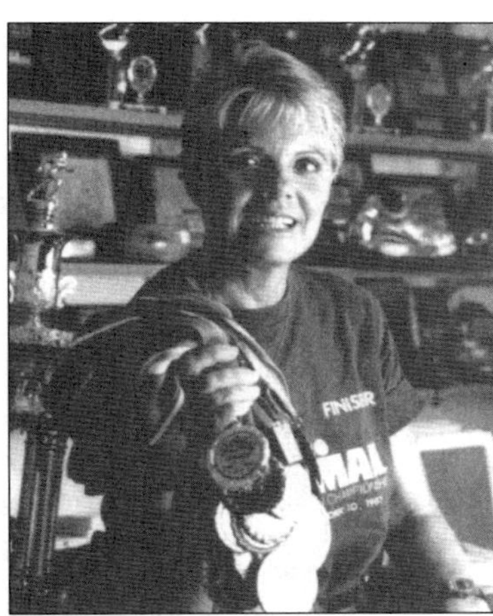

많은 메달과 함께

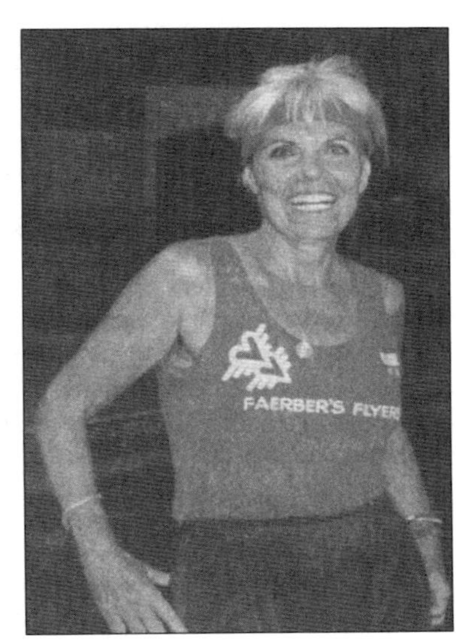

트랙에서 격한 운동을 마친
뒤 '홍조'를 띤 얼굴로,
1998년 1월

시간 관리: 어떻게 모든 걸 다 하나

미국 암 협회 강연홍보부(American Cancer Society's Speaker's Bureau)와 이 협회 소속 유방암 환자 지원 단체 '리치앤리커버리(Reach and Recovery)'의 후원으로, 나는 수백 명의 청중들 앞에서 암 예방과 (예방이 불가능하다면) 암 진단 이후의 대처 방안에서 생활습관을 바꾸는 것이 얼마나 가치 있는 일인가에 대해 강연할 수 있는 기회가 여러 번 있었다.

가장 자주 받는 질문들 가운데 한 가지는 지금까지 말한 모든 것들을 할 수 있는 시간을 어떻게 만들어내느냐 하는 데 대한 것이었다. 이 문제는 1960년대 후반, 내가 처음으로 달리기 운동을 시작할 때 정면으로 부닥쳤던 문제 가운데 하나다. 나는 언제나 여러 가지 일에 잘 개입하는 편이고 학교를 다니는 동안에도 항상 다른 일을 하고 있었던, 그런 유형의 인간이므로 나에게 시간은 지극히 중요하다. 매일 더 많은 일을 일과표에 짜 넣기 위해서 몇 가지 시간관리 강좌에도 다니고, 그 문제를 다룬 책도 수없이 읽었다. 내가 적용하는 주된 원칙들은 할 일의 우선순위를 정하는 것과 아침에 남들보다 일찍 일어나는 것이다.

1968년 달리기를 시작했을 때 나는 어떤 회사의 자문역 일을 하면서 사춘기에 도달한 두 아이들을 혼자 양육하고 있었다. 누구나 짐작하듯 어떤 여분의 시간이 생기는 것은 나에게 특혜와 같은 것이었다. 그러나 케네스 쿠퍼의 『유산소 운동』을 읽은 뒤 나는 내 삶에 운동을 덧붙여줄 시간을 반드시 찾아야 한다고 생각했다. 또한 운동시간을 갖게 되면 신체적 이득뿐만 아니라 일이나 공부를 하는 데에도 훨씬 더 효율적일 것이라는 생각도 들었다.

내가 달리기를 하기 위해 쥐어 짜낼 수 있는 유일한 시간은 새벽밖에 없었다. 전보다 한 시간 일찍 일어남으로써 달리기를 하는 데 충분한 시간을 확보할 수 있을 뿐 아니라, 그 시간이 나 혼자만의 생각을 하면서 달리기에 아주 그만이라는 사실도 알게 되었다. 나는 그 시간에 그날의 일정을 계획했고 문제들을 해결했으며, 일출을 바라보는 기쁨을 누렸고, 새벽의 상쾌함과 고요함을 느낄 수 있었다. 그리고 달리기 연습이 끝났을 때에는 행복감과 함께, 몸이 더 건강해지고 가벼워지고 강해진 느낌과 배고픔을 안고 집으로 돌아왔다. 이런 날 아침식사 후의 내 몸이 나타내는 체력 수준은 이전에 내가 경험한 어떤 수준보다도 훨씬 더 높았다. 직장과 대학원 공부, 아이들을 양육하는 일을 겸하면서 쌓였던 모든 스트레스를 퇴치할 수 있는 방법을 드디어 찾아낸 것이다.

'스트레스' 풀기

내가 나름의 스트레스 철학을 개발한 것도 바로 그 당시였다. 나는 그 '스트레스'란 말이 일반적으로 설명할 수 없는 어떤 것을 설명하는 데 무척 널리, 자주 사용되는 포괄적인 말이란 것을 알게 되었다. 달리 표현하자면 그 말은 일종의 속죄양이다. 내가 발견한 것은 우리 몸에 매일 심한 운동을 시켜주면 스트레스의 실체는 사라진다는 사실이다. 서구인들은 보통 자기들이 시달리고 있는 수많은 질병들을 스트레스 때문이라고 생각한다. 즉, 심장발작, 궤양, 고혈압, 만성피부질환, 불면증,

약물중독, 기타 등등의 모든 것을 여기 미국에서는 스트레스에
의해 생기는 병으로 본다. 그렇지만 사람들이 식물성 식품을
섭취하고 운동을 많이 하면 이런 질병들은 거의 찾아볼 수가
없게 된다.

내가 감당해내는 스트레스는 굉장했다. 다른 사람들에게 언
제나 무엇인가를 '해주어야 하는' 회사 일을 감당해야 하는 스
트레스, 방대한 독서량을 요구하는 기말 리포트 작성과 논문
제출, 그러면서 좋은 학점을 유지해야 하는 스트레스, 그뿐만
이 아니라 10대의 두 아이들을 키우는 즐거움(그것이 즐거움인
지 아닌지는 의심스럽지만)을 참아내기 위해 받는 스트레스의 압
박감이 아무리 크더라도 나는 여전히 더 많은 힘이 남아 있음
을 느꼈다.

이는 운동 프로그램을 통해서만 가능한 일이었다. 운동은
문제를 해결하는 쪽으로 나를 이끌어주었고, 계속해서 쌓이는
긴장과 근심, 다시 말하면 스트레스를 산산이 날려 보내주었
다. 나는 달리기를 하고 집으로 돌아올 때면 언제나 세상과 맞
설 준비가 충분히 되었다는 느낌을 가질 수 있었다. 그리고 달
리기를 제대로 하기 위해서는 항상 시간을 일부러 만들어야 한
다는 것을 알게 되었다.

나는 즉시 달리기에 깊이 매료되었다. 나는 내 일상적 일과

에 달리기를 통합시켰고, 아침마다 칫솔질을 하는 것처럼 매일 아침에 행하는 관례의 하나로 만들었다. "달려야 할 것인가?" 또는 "달리지 말아야 할 것인가" 하고 생각할 겨를도 없었다. 나는 달리기를 하러 나간다는 것을 의식하기도 전에 이미 러닝화를 신고 문 밖에 나가 있었다.

30년 이상 지난 오늘날까지도 달리기에서 똑같은 것을 느끼고 있다. 단 한 가지 바뀐 점은 가끔 아주 힘든 경기를 치르고 난 뒤에는 하루의 휴식기간을 두고 있다는 것이다. 이렇게 하는 것은 충분한 회복시간을 주지 않으면 인체는 '파업(스트라이크)'을 해서라도 그 시간을 만들어낼 것을 알기 때문이다. 격심한 운동 뒤에 갖는 휴식은 훈련과 똑같이 중요하다. 휴식은 근육, 뼈, 건(tendons), 인대 등 어떤 부위의 세포구조에 있어서도 그것을 새로 재구축하는 데 결정적으로 필요한 것이기 때문이다. 나는 부상을 통해 달리기의 고수가 되었다.

어쨌든 내 일상사에 추가된 달리기는 내가 일을 힘차게 효율적으로 할 수 있도록 만듦으로써 실제로 나에게 시간을 벌어줬다. 그러나 나에게 "그렇다고 하더라도 수영과 사이클링 시간은 어떻게 만드는가?" 하고 질문할 수 있을 것이다. 그렇다. 그것은 좀 더 계획적으로 만들어내야 한다. 나는 회사에서 18킬로미터쯤 떨어진 데서 살았고 언제나 자동차로 통근하는 것은 시간과 연료의 지독한 낭비라고 생각해왔기 때문에 자전거를 타고 회사까지 출퇴근하기 시작했다. 처음에 그것을 거의 불가능한 노력이라고 생각했던 점은 나 역시 인정하지 않을 수 없다. 너무 많은 문제들이 있을 것 같았다. 자전거로 출근하고 나면 샤워는 어디서, 어떻게 할 것인가? 옷과 신발은 어디서 갈아입고 갈아 신을 것인가? 땀에 젖은 머리카락과 화장은? 타이어 펑크나 그 밖의 자전거 고장 문제는 어떻게 해결할 것인가? 남들이 어떻게 생각할까 하는 문제는 또 어떻게 하나?

사실이지 나는 너무나도 '이미지 문제'에 연연하는 아주 희소한 임원급 직장여성 중의 한 명으로 존재했을 뿐이었다! 내가 정말 사람들이 관습에 얽매이지 않은 파격적 행동이라고 인식할 만한 행동을 꼭 해야 할 필요가 있었던 것일까? 내가 살고 있는 저 가파른 산꼭대기 동네에서 자전거로 길을 오르내리는 문제는 또 어떻게 해결할 것인가? 출근할 때에는 자전거를 타고 살인적인 속도로 달려 내려와야 하고, 또 장시간의 하루 근무를 마친 다음에는 지친 몸으로 다시 자전거를 타고 그 길을 올라가는 것은 어떻게 할 것인가 등등.

심술쟁이 도깨비 처치하기

하나씩 하나씩, 나는 모든 곤란을 제공하는 도깨비들을 정복해갔다. 운동 후에 몸을 씻는 문제는 여자화장실에서 스펀지 목욕으로 간단히 해결했다. 배낭에는 갈아입을 옷과 신발을 넣어 다녔다. 화장과 머리 손질은 회사에 도착한 다음에 했다. 펑크 난 타이어를 빨리 바꿔 끼우는 솜씨에서도 도사가 되었다. 타이어 펑크를 수없이 당해본 다음에는 비닐로 된 타이어 보호 커버를 발견했는데, 그것이 실제로 타이어 펑크 문제를 완전히 없애주었다. 집으로 돌아오는 문제는 또 하나의 난관이었다. 왜냐하면 언덕길을 오르는 데에는 내려갈 때보다 훨씬 더 장시간의 등산이 필요했기 때문이다. 하지만 나는 그것을 다리에 힘을 붙이는 일종의 '언덕 훈련(hill training)'이라고 생각하고 단계적으로 그 언덕을 정복해나갔다.

집으로 돌아오는 도중에 자전거를 끌고 걸어서 언덕의 급경사길 일부분을 올라왔던 경우는 맨 처음 한 번뿐이었다. 자전거 통근을 일주일 하고 나자 그것이 너무나 자연스럽게 느껴져서 내가 어떻게 그만한 일을 가지고 그렇게 굉장한 일처럼 노심초사할 수 있었을까 이상하게 느껴질 정도였다.

또한 나는 주변 사람들이 어떻게 생각할까에 의해서 내 삶을 좌우하는 일은 이제 그만둘 때가 되었다고 결단을 내렸다. 그리고 나자 주위 사람들의 내 행동에 대한 반응은 대부분 믿어지지 않는다는 심정과 찬탄이 뒤섞인 것임을 알게 되었다. 얼마 지나지 않아 점점 더 많은 사람들이 자전거 통근을 하는 것을 보게 되었다. 이것이야말로 내가 점점 더 가속화하기 원했던 바로 그 트렌드였다. 이미 말했듯이, 그것은 운동과 우리 도시의 교통지옥을 해결할 아이디어가 결합된 훌륭한 방법이다. 심지어 나는 자동차로 통근할 때보다 회사에 더 빨리 도착할 수 있다는 사실을 알 수 있었다. 또 한편으로는 계획했던 운동 시간 내에서도 전보다 시간이 절약되는 경우도 나타났다.

다행히 수영 훈련 문제는 더 해결하기가 쉬웠다. 회사에서 조금만 걸어가면 되는 거리에 수영장이 두 개나 있었기 때문이다. 나는 일주일에 세 번 수영 훈련을 했는데 초기에는 반마일의 수영거리도 엄청나게 멀게 느껴졌다. 나는 수영속도가 점점 빨라지는 데 맞추어 수영거리를 늘렸다. 그리고 주말에는 (당시 내 훈련 수준에 비해) 장거리 바다수영을 했다. 당시 '장거리'는 반마일을 의미했고, 지금의 '장거리'는 5마일이다. 우리의 느낌이 어떻게 변하는가 하는 것은 정말 놀라울 뿐이다.

훈련과 대회 참가를 더 열심히 하게 되었을 때, 나는 웨이트 훈련을 기존 훈련에 덧붙이고 싶어졌다. 달력에서 확인을 해보니 화요일과 목요일의 정오 시간대 두 개가 비어 있었다. 그렇게 해서 웨이트 훈련이 스케줄에 포함되었는데, 아직 저녁시간들은 완전히 비어 있었다. 유일한 예외는 자니 파에버(Johnny Faerber) 코치와 우리 '파에버 철새 떼들(Faerber's Flyers)'이 함께 트랙훈련을 하는 매주 한 번씩의 연습시간이었다.

두 번째 암 수술 뒤 회복될 때까지 쉬게 되었을 때, 나는 더 많아진 여유시간에 기분이 좋았다. 그 시간이 훈련에 사용될 수 있을 것 같았기 때문이다. 내가 발견한 것은 시간이 많을수록 덜 효율적으로 훈련하게 되고, 훈련 스케줄을 추가하기도 어렵다는 사실이었다. 또 한 가지, 우리 몸은 스스로 한계를 설정해놓고 주인에게 경고를 발한다는 것도 알게 되었다. 지나치게 많은 운동을 하려고 들면 인체는 고통이라는 신호를 보내면서 반기를 든다. 이 신호들은 주의해서 받아들여야 한다. 그렇게 하지 않았다가는 부상이 뒤따를 것이 확실하기 때문이다.

목표의 설정: 이만하면 되지 않았나?

훈련이라는 '파이'를 자르는 또 하나의 방법은 시간을 정해놓고 연습하는 것이다. 사람들은 한 시간, 두 시간 또는 예컨대 네 시간을 정해놓고 운동하러 나가야 할 경우가 있다. 특히 낯선 장소에 가 있거나 여행 중일 때는 그렇게 한다. 그 운동에 끝이 있다는 것과 대략 언제쯤 끝이 날 것을 알고 있는 한, 사람들은 운동을 계속할 수가 있다. 언제 어디에서 끝날지를 모를 때 일어나는 일 때문에 중도포기를 하고 싶어지는 것이다. 아무런 구체적 정보가 없을 때 인간의 뇌는 "이것은 영원히 계속될 수 있어!"라고 생각하게 되고 '기가 죽은 상태'에 들어간다. 일단 기가 죽게 되면 사람들은 운동을 '포기'하려는 유혹에 너무나 쉽게 빠진다.

내가 장거리 수영 훈련을 시작할 때 훈련장소로 호놀룰루 근처의 알라 모아나 해변 공원(Ala Moana Beach Park)에 있는 반마일 코스를 선택했다. 그곳의 바닷물은 따뜻했으며 산호초에 둘러싸여 있었다. 맨 처음 그곳에서 수영을 할 때, 나는 출발지점의 물로 들어가서 마치 영원처럼 길게 느껴지는 시간 동안 수영을 했다. 내 짐작으로 코스 중간지점 쯤에 높이 솟아 있는 빌딩을 1차 목표로 잡았다. 그러나 앞으로 헤엄쳐 나가는 속도는 안타까울 정도로 느렸다. 겨우 그 빌딩과 나란히 있는 지점까지 헤엄쳐가는 데에도 '영원히' 긴 시간이 걸렸다. 마침내 반마일 코스의 끝에 도착하자, 나는 걸어서 출발점으로 돌아왔다.

이런 훈련을 2개월쯤 하고 나자 그 코스를 헤엄쳐서 왕복할 정도의 힘과 용기가 생겼다. 그 왕복 수영 코스도 처음의 반마일 수영 때와 마찬가지로, '영원히' 먼 거리처럼 느껴졌던 것은 물론이다. 내 생각에 그것은 흥미로운 일이다. 더 먼 장거리 코스를 포기하지 않고 수영으로 주파하려고 할 때 완주에 필요한 정신 상태에 관한 힌트를 제공해주기 때문이다.

1차 목표점들이 중요하다

그때 나는 인명구조 감시대가 200피트 간격으로 설치되어 있고, 모두 다섯 개가 설치되어 있는 것을 발견했다. 나는 내가 200피트쯤은 아무런 문제없이 헤엄칠 수 있다는 것을 알고 있었다. 그것은 25피트 길이 수영장의 여덟 배밖에 되지 않았기 때문이다. 그래서 그 거리를 헤엄쳐갈 수 있었고 다음의 200피트, 즉 다음 구명대까지도 헤엄칠 수 있었고, 그 다음도 계속 마찬가지였다. 지금 나는 2,000피트를 내가 전에 생각했던 것보다 훨씬 수월하게 수영한다. 수영이 지루하게 느껴지면 인명구조대의 수를 센다. 그러면 몇 개 더 세기도 전에 목표지점에 도달한다. 이 발견은 내 수영의 거리개념을 완전히 바꿔놓았다.

그와 똑같은 원리가 실내 자전거 훈련에도 적용될 수 있다. 실내 자전거는 하와이같이 날씨가 좋은 곳에서도 가끔은 필수적이거나 아니면 편의상 필요할 때가 있다. 그냥 자전거에 올라타고 달릴 수 있는 한계까지 달리는 것보다는 중간목표를 몇 개 세워놓고 달릴 경우에 나는 어떤 장거리 훈련도 소화해낼 수가 있다. 내가 배운 또 다른 작은 트릭은 10개씩 세어서 100까지 가는 것이다. 10을 셀 때마다 손가락 하나를 꼽는 방법으로 열손가락을 다 세면, 100번씩 몇 번을 반복하든지 비교적 고통 없이 원하는 수까지 셀 수가 있다. 이것이 내가 한 번에 윗몸일으키기 300회를 하거나 자전거를 선 자세로 타고 가파른 언덕을 오를 수 있는 방법이다. 목표가 시야에 들어올 때 사람들은 목표달성에 따르는 고통을 언제나 좀 더 오래 참을 수 있다.

하나 둘 하나 둘, 자기최면 속으로 달려 들어가기

철인3종경기에 대비해 연습을 하던 시절을 돌이켜보면, 비록 당시에는 무엇을 하고 있는지 몰랐지만, 내가 한 것이 일종의 자기최면이었다는 것을 알 수 있다. 우선, 나는 느슨한 리듬에 맞춰 달리기와 수영과 사이클링을 훈련했다. 물론 이 스포츠에 포함된 세 종목은 모두 하나 둘 하나 둘 박자에 맞춰서 몸을 움직여야 하는 대단히 율동적인 운동이다.

또한 이 종목들은 운동 중 운동과는 관계없는 다른 생각에 빠지기 쉬운, 매우 회피연상적 운동이기도 하다. 달리기, 수영 그리고 사이클링의 기술에 익숙해져서 무의식적으로 응용하는 단계에 도달하면, 사람들의 생각은 매우 자연스럽게 사방으로 헤매면서 일종의 정신적 방황을 시작한다. 바로 이때가 내가 철인3종경기의 완주선을 통과하면서 느낄 환희와 승리의 장면들을 머릿속에 그리기 시작했던 시점이었다. 그 당시 몰랐던 것은 내 사고가 '우뇌' 쪽을 사용하는 단계로 옮겨갔다는 점뿐이다.

인간의 두뇌는 신경외과 측면에서 볼 때 오른쪽과 왼쪽의 둘로 나누어진다는 것을 여러분은 들었을 것이다. 대부분의 사람들에게 좌뇌는 데이터를 분석하고 시간을 의식하며 현실을 점검하는 ─ 모든 구체적·객관적 유형의 사고를 담당하는 ─ 곳이다. 반면에 우뇌는 창조하고, 꿈꾸는 사고를 하는 곳이며, 시간관념도 다 잃어버리고 실제 세계의 제약도 받지 않는 그런 유형의 사고를 하는 곳이다. 이곳에서 우리는 지구의 기원으로부터 까마득한 미래 세계에 이르기까지, 시간과 공간상의 어디에라도 우리 자신을 옮겨놓을 수 있다. 우리는 어떤 사람이든, 무엇이든 될 수가 있다!

내가 철인이 되겠다는 꿈을 현실로 만들기 시작한 것은 바로 이런 상태에 있을 때였다. 나는 우뇌의 활동에 완전히 빠져서 내 훈련시간을 늘리기 시작했다. 물론, 우뇌의 활동 덕분에 훈련도 너무나 즐겁고 재미있게 느껴져서 다음 훈련시간을 열렬히 고대하게 되었다. 내가 그때 하고 있었던 일은 결국 스스로의 힘을 북돋는, 자기 자신에 대한 적극적인 응원이었다. 이는 내가 느끼기에 철인 훈련이야말로 건강을 위해서 하고 있었던 어떤 것들보다도 훨씬 수준과 차원이 높은 멋진 선물과 보상을 제공해주었다는 뜻이다.

이렇게 해서 우리는 교훈을 배웠다. 육체적 훈련이 진전될수록 몸은 더욱 더 먼 거리를 달릴 수 있게 된다. 그리고 더 많이 달릴 수 있게 될수록 더 큰 목표를 세우게 된다. 그리고 더 작은 목표들은 이제 상대적으로 쉽게 느껴진다. 여러분이 해야 할 일의 전부는 육체적 훈련이 진전되는 흐름을 그대로 놓아두는 것이다. 그런데 이것은 얼마나 대단한 흐름인가!

일정에 쫓기는 바쁜 사람들은 흔히 시간이 많이 남는 듯이 보이는 사람들을 부러워한다. 그럴 필요는 없다. 바쁜 사람들은 자기들이 해야 할 일들의 우선순위를 정해서 조직적으로 한다. 더구나 스케줄을 짜고 거기에 따라서 하기 때문에 더 효율적이다. 나는 이 점이 "시간이 없어서 운동을 못한다"라는 운동을 안 하는 가장 보편적인 변명을 없애줄 수 있기를 바란다. 우리는 운동할 시간을 찾아내야 한다. 그러면 그것은 우리에게 더 양질의 시간을 제공하고 그 시간을 더 즐거운 시간으로 만들어줌으로써 우리에게 보상할 것이다.

120세까지 살 수 있다

우리가 운동에 투자하는 시간은 인생의 말기에서도 보상받게 된다는 것을 과학적 연구들은 보여준다. 훈련에 사용된 시간은 더 오래 산다는 의미에서 인생에 부가되는 시간을 만들어줄 뿐만 아니라 인생의 마지막까지 더 건강하고 활기찬 삶을 살 수 있게 만든다. 이상적인 것은 (120년이라는) 인류의 한계 수명까지 자기 삶의 전부를 완전히 스스로 만족할 만큼 사는 것, 자기의 모든 능력을 충분히 발휘하면서 활기차게 사는 것이다. 우리는 육체적·정신적 기능 면에서 거의 손실이 없는 가운데 잠들어서 죽을 수 있어야 한다.

인구의 80퍼센트 이상이 생활습관과 관련된 질병으로 120

세 훨씬 이전에 죽는다. 꼭 그렇게 되어야 할 필요는 없다. 식사와 운동을 통해, 필요하다면 그것들의 극적인 변화를 통해, 수명을 통제하는 것은 우리가 할 수 있는 능력의 범위 안에 있다. 80대나 90대에도 활동하는 상당히 많은 마스터스 육상선수들이 있다는 것을 알면 내 말이 무슨 말인지 이해가 될 것이다. 그들은 발걸음이 민첩하고, 정신적으로도 흐트러짐이 없으며, 성적 능력도 살아 있어서 여전히 인생을 한껏 즐기고 있다. 그런 사람들을 본 적이 없다고? 세계 재향군인회 챔피언십(World Vets Championship) 대회나 시니어 올림픽(Senior Olympics)에 가보라. 100세를 포함하는 연령대의 선수들까지 만날 수 있을 것이다. 운동과 식사 프로그램은 정말로 대단한 효과를 발휘한다!

15

근사한 외모, 섹시한 내면

어느 토요일, 10킬로미터 대회의 출발선을 향해 걷고 있을 때 내 눈에 젊은 엘리트 러너(굉장히 빨랐다는 뜻이다) 수전의 모습이 보였다. 그녀도 출발선으로 걸어가고 있었다. 그녀의 곁에 건강해 보이는 젊은 청년 한 사람이 같이 걸어가고 있었다. 수전이 한동안 활발하게 계속 떠들다가 손을 뻗어 그 청년의 엉덩이를 몇 번 토닥이는 게 보였다. 나는 웃으면서 달려가서 그녀의 옆을 지나치며, "수전, 대회에만 신경 써!"라고 말해줬다. 이 말에 우리 세 사람은 함께 크게 웃었으며, 나중에 그 대회에서 모두 훌륭한 성적을 냈다(세 사람은 모두 각자의 연령대에서 우승을 차지했다).

내가 이 얘기를 인용하는 것은 그것을 생각할 때마다 웃음이 나오기 때문만은 아니다. 그것이 어떤 점을 적시하고 있기 때문이다. 즉, 단련이 잘된 몸매가 섹시하다는 것이다. 사람들이 자기 몸매를 괜찮다고 느끼면 몸은 거기 대해서 좋은 쪽으로 보답한다. 주위가 잘 단련된 늘씬한 몸매들로 넘쳐나는 것을 보면 사람들은 거기에 대해서 섹시함을 느낀다. 과잉 지방이 없는 인체에서는 단단하고 굴곡이 있는 근육들이 밖으로 드러나 보인다. 이는 인간의 성과 연령에 무관한 진실이다. 우리는 모두 같은 기본적 골격과 근육조직을 가지고 있다. 따라서 아름다운 몸매를 가질 수 있는 잠재력도 똑같이 갖고 있다고 볼 수 있다. 지나치게 많아서 인체를 매력 없게 만드는 것은 저 아름다운 근육들을 뒤덮고 있는 지방이다.

그래서 처음 시작은 육체적 매력에 이끌리는 것이다. 그리고 그 다음, 함께 달리게 되면서 사람들은 자기들이 원래부터 아주 잘 알고 있었던 생각과 관심사를 서로 나누게 된다. 이런 것이 두 사람 사이에 강한 정서적 애착을 만들어낸다. 이전에 한 번도 만난 적이 없었던 사람들이고 그 뒤에도 결코 다시 만나지 못할 사람들인데도 그들과 유대감이 생길 수 있는 것이다. 나는 10년 전에 함께 달렸던 사람들을 기억할 수 있다. 특히 그 사람들이 내가 대회 중에 축 늘어져서 도움이 필요할 때

힘을 북돋아준 사람들이라면 더 잘 기억할 수 있다. 나는 이런 것이 거꾸로 상대방에 의해 기억될 수도 있다는 것을 잘 알고 있다. 왜냐하면 대회 중에 내가 힘을 북돋아준 사람들도 수년 뒤에 나에게 감사표시를 해오기 때문이다.

초기에 육체적 매력에 이끌리고 함께 달리면서 유대감이 생기는 이유는 건강한 사람들이 가진 공통된 가치체계 때문이다. 육상인은 자기들의 육체, 건강, 대회기록, 그리고 이런 것들을 가치 있게 생각하는 사람들을 귀중하게 여긴다. 역으로, 이들은 지방의 과다 섭취나 약물중독 또는 단순히 운동을 하지 않거나 해서 자기들의 몸매를 잘못 관리하는 사람들과는 즐거운 마음으로 상대하기가 어렵다는 것을 자주 깨닫는다. 이러한 심리적 측면을 제외한다 해도, 육체적 측면에서도 몸매를 단련할 이유는 존재한다. 단련된 육체는 더 잘 기능한다. 그런 몸은 더 강한 심장과 더 많은 영양분, 철분, 산소를 운반할 수 있는 혈액, 이런 영양소들을 인체의 모든 세포들로 보낼 수 있는 활짝 열린 혈관을 갖고 있다.

비아그라 같은 것, 누가 필요할까?

어떤 남성 러너들은 심혈관계가 튼튼할수록 발기력이 더 강해진다는 사실을 알고 있다. 이는 심혈관계 작동능력이 향상되면 음경(페니스)에 피를 공급하는 능력이 좋아지기 때문이다. 발기력 문제는 혈관의 상태와 관련된 것이기 때문에 그 상태가 좋아지면 발기의 질도 향상된다고 할 수 있다. 결국, 발기력 문제는 혈액공급이 잘 되느냐의 여부에 달려 있고, 그것은 일상적인 강한 운동과 저지방-식물 식품의 식사, 이 두 가지 모두의 결과다.

남자들의 강한 발기력은 나이가 들면 없어진다는 인식이 대중적으로 널리 받아들여지고 있는 것 같다. 비아그라가 출현하자 이를 반기는 소동이 일어난 것은 서구식 생활습관이 발기 문제를 일으키고 있다는 사실의 증거다(원하는 대로 발기하는 데에 아무런 문제가 없는 사람이라면, 비아그라 같은 약품을 필요로 하거나 그것에 관심을 가지지 않을 것이라는 것쯤은 누구라도 상상할 수 있지 않겠는가). 단순히 나이가 들어서가 아니라 음경으로 통하는 혈관이 막히는 것이 발기조직에서 기능장애가 발생하는 이유다. 이런 막히는 증세를 저지하지 못해서 증상이 계속되면 결국은 발기불능이 된다.

약품 섭취로 일어날 수 있는 부작용을 겪지 않고 살아가면서 삶의 성적인 측면을 중요시하는 현명한 사람이라면, 여기서 저지방 채식주의 식사와 장시간의 강한 운동을 해야 되는 또 한 가지 훌륭한 이유를 발견할 것이다.

건강한 전립선 유지하기

이 프로그램에서 사람들이 얻을 수 있는 또 다른 긍정적 소득은 전립선 문제와 관련된 것이다. 전립선이란 남자 몸 안에 있는 방광과 요도의 목을 둘러싸고 있는 분비기관이다. 서구에 사는 남자들이 나이가 들면, 오줌발이 크게 약해질 정도로 전립선이 비대해지는 것이 보통이다. 많은 요도 문제들이 이것으로부터 생긴다. 사실, 의사들도 포함된 대부분의 사람들은 전립선 비대증을 남자들이 늙어서 생기는 불가피한 증상이라고 생각한다. 이 증상으로 노인들이 방광을 완전히 비우지 못하게 되고, 그 결과 밤중에 오줌을 누기 위해 일어나야 하기 때문에 잠을 설치게 된다고 흔히 생각한다. 정말 흥미로운 사실은 저지방 식사를 하는 나라에서는 어쨌든 '양성(악성, 즉 암이 아니라는 뜻) 전립선 이상비대'라는 의학적 명칭으로 통하는 이 문제로 고통을 당하지 않는다는 사실이다. 이것만으로도 식생활을 개선해야 할 훌륭한 이유가 되지 않는가? 게다가 남자들이 저지방 식사를 하는 나라들에서는 남성 전립선암 발병율도 대단히 낮다고 한다.

여자들은 전립선이 없지만, 그래도 ……

여성들의 생식기 시스템도 비슷한 방식으로 기능하기 때문에(클리토리스와 질과 자궁, 기타 등등에 대한 혈액공급 역시 혈관과 모세혈관이 제대로 뚫려 있느냐에 좌우된다), 이것도 우리가 자기 몸의 건강에 유의해야 할 많은 이유 중 또 한 가지 이유가 될 것이다.

너무 지쳐서 똥도 못 눈다?

운동량을 늘린 것과 관련해서 러너들이 섹스 횟수의 감소, 주위 사람들과의 소원해진 관계, 이 밖에 다른 갖가지 문제들로 고통을 당한다는 말을 들었을 것이다. 이는 아마도 이제 막 운동을 시작한 사람들이거나 훈련 프로그램의 초기 고통을 겪고 있는 사람들로부터 듣는 말일 것이다. 이런 현상은 이들의 몸이 더 강한 훈련의 스트레스를 이겨냄에 따라 바로 역전된다.

어떤 것을 하든지 건강을 해칠 만큼 극단적인 정도까지 할 수도 있겠지만 그런 일은 운동의 경우에서는 그리 흔히 일어나지 않는다. 더 큰 위험은 너무 많이 하는 데 있는 것이 아니라 너무 적게 하는 데 있다. 예를 들어, 운동을 너무 많이 하는 사람들의 얘기를 들은 게 몇 번이나 되는지 자기 자신에게 물어보자. 그리고 아는 사람들 중에서 운동을 너무 안 하는 사람들은 얼마나 되는지 자문해보자. 내가 아는 사람들은 거의 다 앉아서 생활하는 습관에 젖어 있어서 과잉 운동을 할 염려가 조금도 없는 사람들이다. 그뿐 아니라, 나는 운동을 '너무 많이' 하는 사람은 그 누구든 한 번도 만난 적이 없다.

남자도 여자들만 걸린다고 알고 있는 병에 노출되어 있다. 내가 지적하고 싶은 것은 남자들도 유방암에 걸린다는 사실이다. 나는 루 피(Lou P)와 대화한 날을 결코 잊을 수 없다. 우리는 방금 만난 사이인데도, 그는 내가 누군지를 알자마자 바로 "우리는 당신이 생각하는 것보다 공통점이 더 많아요!"라고 말했다. 그리고 말을 하면서 셔츠를 열어젖히고 가슴에 길게 가로로 난 흉터를 보여줬다. 그것은 부분유방절제술의 수술 흔적이었다. 그러니 여러분, 유방암 자가진단술은 여성뿐 아니라 모든 사람들에게 필요한 것이다!

여성은 충분한 칼슘 섭취가 필요하다는 온갖 요란한 헛구호를 감안하면, 남자들 역시 골다공증에 걸리기 쉽다는 사실을 알고 놀랄 수도 있을 것이다. 물론 남자는 여자만큼 성 호르몬 수준의 급작스러운 저하로 고생을 하지는 않지만, 불충분한 운동, 고단백 식사 그리고 남성호르몬의 감소 등 다른 모든 부정적 영향 탓에 남자 역시 칼슘 불균형 상태에 빠지게 될 수 있다. 그나마 다행인 것은 남자들이 더 높은 골밀도에서 시작한다는 점이다. 이것이 남자들에게 엉덩이뼈 골절이나 신장의 축소, 구부정한 등 같은 증상들이 여자들보다 나이가 더 들어서 나타나는 이유다.

이제 내가 발견한 정말 놀랄 만한 정보를 공개하겠다. 동물 중에서 인류만이 여성이 폐경기를 겪는 유일한 종이라는 사실을 아는가? 다른 모든 포유류의 암컷들은 그들의 자연수명이 다할 때까지 발정기가 유지된다. 이는 그들이 성호르몬을 생산하는 난소를 가지고 있으며 성 활동을 죽을 때까지 유지하고 있음을 뜻한다.

여성호르몬 에스트로겐의 수준에 대해 알아둬야 할 것은 폐경기가 시작되는 초기에만 갑작스런 수준의 저하 현상을 보인다는 점이다. 에스트로겐 수준은 서른다섯 살 전후에서 떨어지기 시작한다는 사실이 실제로 확인되었다. 그리고 많은 의사들은 그때부터 심장병이나 뼈 성분의 유실을 막을 수 있도록 에스트로겐 보충제의 섭취를 권한다. 그러나 만일 여자들이 저지방, 채식주의 식사를 하고 운동을 많이 한다면 심장병에 걸릴 위험을 낮출 수 있으면서 뼈세포 질량도 제대로 유지할 수 있을 것이다. 많은 여자들은 실제로 매우 높은 에스트로겐 수준을 유지하고 있다. 오히려 너무 높아서 에스트로겐 과잉 증후군에 시달리거나 유방암에 걸릴 위험에 노출될 정도인 것이다. 그들에게 필요한 것은 더 많은 에스트로겐이 아니다!

에스트로겐과 황체호르몬(프로게스테론)

일반적 믿음과는 반대로, 여성호르몬에 관해서는 널리 알려지지 않은 많은 사실들이 있다. 예를 들자면, 황체호르몬(progesterone)의 중요한 역할은 최근에 와서야 밝혀졌다. 오랫동안 에스트로겐 수준은 일반적으로 너무 낮다고 생각되어왔으며, 이 때문에 에스트로겐은 여자들의 증세와 관계없이 마음대로 처방되었고, 지금도 역시 흔하게 처방되고 있다. 여자들이 생리통(PMS: pre-menstrual Systoms)을 호소할 때마다 에스트로겐이 투여되었다. 섬유 낭포성 유선증(fibrocystic breasts; 생리 전 유방에 멍울이 서는 증세 ＿ 역자 주), 유섬유종(fibroids), 과출혈, 기분의 급변(mood swings), 복부팽창 등 이 모든 것들이 에스트로겐 과잉 증후군들이다. 불과 2~3세대가 지나는 동안에 에스트로겐 사용은 급격하게 늘어났다. 산업혁명 이전 여성들의 생리주기는 평생 150회 정도였지만, 현대 여성들은 400회로 추산된다고 한다.

더 빨리 시작되는 생리주기, 더 적어진 임신 횟수, 더 낮아진 수유율, 더 짧아진 수유시간, 더 늦어진 폐경기 등에 기인한 여자들의 에스트로겐 노출은 크게 증가했다. 이런 과잉노출이 위에서 언급한 저 모든 증후군을 만든다. 이런 여성들에게 도움을 줄 수 있는 것들은 저지방 채식주의 식사, 일상적 강한 운동, 에스트로겐의 균형을 잡을 자연 프로게스테론 등이다〔자연 프로게스테론은 화학적으로 합성한 프로게스틴(progestin)과는 다르다. 전문가들조차 이 둘을 혼동한다〕. 프로게스테론은 배란기일 때에만 생산되기 때문에 여자가 폐경기에 도달하면 확실히 프로게스테른 결핍 상태에 빠진다. 다행히도 이 결핍은 프로게스테론을 함유한 식물, 야생 멕시코 마(디오스코리아, Dioscorea)로 쉽게 치료할 수 있다. 이 식물은 보통 피부를 통해 흡수시키는 크림 형태로 만들어져서 사용된다. 왜냐하면 호르몬이 피부를 통과하면 간이라는 1차 관문은 피하기 때문이다. 혈액으로부터 호르몬을 제거하는 것이 간의 역할 가운데 하나다.

유방암 환자들에게 이제는 의사들이 에스트로겐을 투여하지는 않게 되었기 때문에, 그것은 여자들을 위한 연구목적으로 사용된다. 반면, 프로게스테론은 에스트로겐의 과잉 자극에서 생긴 유방의 암세포나 다른 비정상 세포를 정상화한다는 사실이 밝혀졌다. 프로게스테론은 골다공증의 진행을 거꾸로 되돌리고, 갑상선 호르몬 작용을 강화하는 효과를 보여 왔다. 또한 여성의 성적 충동도 지속시킨다.

여성호르몬은 인체의 많은 기능들 가운데 최소한 일정 부분의 기능을 수행해왔다. 거기에는 유방 발달을 촉진하고, 피부를 곱게 하며, 목소리를 더 높은 톤으로 변성시키고, 체모의 성장속도와 형태, 그리고 질의 상태를 바꾸며, 뼈의 강도와 치료율을 높게 만드는 등 2차 성징을 유지시키는 기능도 포함된다. 그러나 채식하는 여자들이 더 낮은 에스트로겐 수준을 나타내는 것에서 알 수 있듯이, 식사가 에스트로겐 수준에 미치는 영향은 지대하다. 또한 채식 여성들은 탐식하는 여성들에 비해서 배변량도 두 배에 달하고 더 많은 에스트로겐을 배출한다. 채식 여성들은 오줌 속의 에스트로겐 수준까지도 다른 여자들보다 더 낮다. 에스트로겐은 내장 벽을 통해 쉽게 재흡수될 수 있기 때문에 채식으로 인해서 재흡수에 사용될 수 있는 에스트로겐이 더 적어질 경우에는 결국 유방암 발병 위험을 낮추는 또 한 가지 요인이 될 것이다. 전립선암의 성장 중단이나 전립선 축소를 위해 남성용 피부 흡수 프로게스테론을 사용하는 것은 이제 막 연구를 시작한 단계에 있지만, 앞으로 유망한 응용분야로 보인다.

남자나 여자 모두, 자신의 몸을 돌보고 관리해야 할 수많은 좋은 이유들이 있겠지만, 아마도 신체 단련의 가장 섹시한 효과는 몸매를 잘 단련한 사람들에게서 스며 나오는 빛나는 생명력일 것이다. 내가 보기에는 그것이 세상의 그 무엇보다도 섹시하다!

청춘의 샘?

활력은 나이를 차별하지 않는다. 그리고 실제로 운동이 노화를 되돌려놓지는 못하더라도 노화과정을 멈추게 할 수는 있는 것처럼 보인다. 인체의 생물학적 나이를 측정하는 데에는 수많은 방법들이 있다. 이들 중에는 힘, 속도, 유연성, 지구력,

혈압, 휴면 심박 수, 체지방률, 콜레스테롤 수준, 산소운반 능력 등이 있다. 저지방, 고복합탄수화물 식사와 함께하는 강도 높은 운동은 이 모든 측정 요소에 영향을 미친다. 그러므로 이것은 사람들이 언젠가는 발견하게 될 '청춘의 샘'에 가장 가까운 것이다.

한 가지 슬픈 사실은 사람들이 나이가 들어감에 따라 체중이 1킬로그램도 늘지 않는 사람이 체지방은 더 증가하는 경향이 있다는 점이다. 이것은 섹시한 것이 아니다. 그렇지 않은가? 어느 연령층이든 간에 늘씬하고, 근육이 드러나고, 팽팽한 몸매가 매력적이다. 체지방 증가에 대항해서 싸우는 한 가지 방법은 운동을 하는 것이다. 운동을 재미있게 하는 방법은 체계적인 훈련이다. 그리고 훈련을 계속하는 방법은 대회에 참가하는 것이다. 대회에 나가서 경주를 하는 것도 대단히 재미가 있다. 이것이 사람들이 계속 대회로 돌아오는 이유다.

한편, 광채가 날 정도로 건강한 몸은 성적 충동 면에서도 큰 역할을 한다. 사람들이 자기 몸 또는 스스로에 대해서 자신감을 갖게 되면 땀구멍으로부터 자연스럽게 섹스어필하는 매력이 스며 나온다. 그렇게 되면 당신은 다른 사람들에게 매력적으로 보일 것이고, 아마 다른 섹시하고 늘씬한 몸매의 이성에 의해서 성적인 흥분을 느낄 수도 있을 것이다. 여러분은 건강하고 활발한 성생활을 80대, 심지어 90대가 되어서까지도 해 보고 싶지 않은가?

옛말에 "사용하지 않으면 잃는다"는 용불용설은 단적으로 이를 가리킨다. 여성들이 나이가 들면 폐경기 이후 증후군, 즉 질의 벽이 얇아지고 그곳에서 분비되는 윤활액이 모자라게 되는 것을 경험한다. 이 방면의 권위자들에 따르면, 이에 대한 가장 좋은 치료법은 그것을 자주 그리고 계속해서 사용하는 것이다. 흔히 산부인과 의사들은 여성들이 나이가 더 들수록 성적으로 비활동적이 되는 이유를 여자들의 질이 쪼그라들고 얇아지기 때문이라고 말할 것이다. 실제로 어떤 권위자는 여성들이 질 조직과 세포를 건강하게 유지하려면 평생 동안 성적 활동을 계속해야 하며, 여의치 않을 때에는 자위(masturbation)를 해서라도 그렇게 해야 한다고 주장하고 있다.

수영은 섹시하다

≪스윔매거진(Swim Magazine)≫이라는 잡지에 실린 한 연구 보고서에 따르면, 주기적으로 수영 훈련을 하는 중년 이상의 남자나 여자는 20대 후반이나 30대 초반인 사람들과 같은 수

준의 활발한 성생활을 영위하고 있었다고 한다. 그들이 훈련 프로그램을 유지하는 한, 그들의 섹스에 대한 활동과 흥미는 나이가 든다고 해서 줄어들지 않았다는 것이다. 60대의 수영인은 40대의 수영인과 마찬가지로 성적 활동이 활발했다. 그리고 수영인은 성생활이 활발할 뿐만 아니라, 수영의 평가등급에 따라 섹스를 더 즐기는 경향을 보이고 있었다. 이는 있을 법한 일이다. 사랑의 행위는 힘, 기민함, 지구력이 필요한 육체적 행동이기 때문이다. 약하고, 지치고, 몸매가 망가진 사람들은 성행위를 잘할 수도 없고, 오래 지탱하지도 못한다. 강하고 정력적이고 몸이 잘 단련된 연인일수록 열정적으로 사랑의 행위 속에 몰입할 수가 있고, 행위를 더 오래 지속할 수도 있다. 그렇다. 어떤 나이에서든지 몸매가 단단한 사람들이 더 사랑을 잘할 수가 있다.

그런데 불행하게도 미국에서는 성교란 젊은이와 미인들을 위한 행위로만 생각되고 있다. 신체적 매력을 나타내기 위해 상정하는 롤 모델도 10대 후반이나 20대 초반이다. 그래서 나이 많은 사람들도 섹스 활동을 할 수 있다는 생각은 대부분의 사람들에게 생소하게 느껴진다. 그리고 만일 나이 많은 사람들이 자기들의 신체적 컨디션이 좋지 않은데다 자기 몸에 대해서 기분 나빠하고 있다면 그들 자신에게도 생뚱맞은 일로 느껴질 것이다.

또 다른 극단적 경우는 육체적으로 힘이 넘치는 나이 많은 사람들의 성 활동이다. 강하고 유연한 몸을 가진 이들은 자기 몸매에 대해 자신감에 차 있는 사람들이다. 그들은 자기들이 원하는 한 오랫동안 활발한 성생활을 계속하고 싶은 욕망과 그럴 힘을 가지고 있을 것이다. 그리고 최상의 육체적 조건을 갖추고 있는 사람들이 그것을 원하게 된다는 것은 자명하다. 이에 대한 명백한 근거는 성적 충동이 '이른바' 남성호르몬이라는 테스토스테론에 달려 있다는 사실이다. 내가 '이른바'라고 표현한 것은 테스토스테론이 비록 양이 적기는 하지만 여자들의 몸속에도 존재하기 때문이다. 연구결과들은 육체적 활동이 증가하면 여자나 남자 모두 테스토스테론 수준이 높아지고, 이른바 여성호르몬인 에스트로겐 수준은 낮아진다고 보고하고 있다. 다시 내가 '이른바'라고 표현한 것은 남자들 몸속에서도 마찬가지로 에스트로겐이 생성되지만 적은 양이 생성되기 때문에 그런 것이다.

그것이 과도한 훈련을 하는 여자들에게 생리가 중단되는 이유를 설명하고 있다. 남녀 모두에게 과도한 훈련은 성생활에 나쁜 영향을 줄 수 있다. 이는 아마도 훈련으로 인한 피로, 그리고 하루 중 훨씬 적어진 시간 여유 때문일 것이다. 그런 여자

들의 성적 욕구 수준은 과훈련이 중단되면 보통은 바로 회복된
다. 이런 성충동의 회복은 아마도 육상인이 자기 스스로를 같
은 연령대에 속한 다른 사람들보다 더 젊고 더 매력적이라고
보거나 그렇게 느끼고 있기 때문에 더 빨라지는지도 모른다.

알코올이 인체에 어떤 영향을 주는지 안다면……

이제, 알코올과 알코올이 인체에 미치는 영향에 대해 한마
디 해야 할 때다. 무엇보다 먼저 사람들은 알코올이 모든 살아
있는 세포에 대해 독이나 같다는 것을 알아야 한다. 그 영향은
너무도 끔찍하기 때문에 만일 대부분의 사람들이 알코올이 자
기 몸에 미치는 영향을 안다면 최대한 알코올로부터 멀리 도망
치려고 할 것이 틀림없다.

알코올은 용매이기 때문에 사람의 몸에 들어가면 모든 세포
하나하나와 필연적으로 만나게 된다. 알코올이 세포에 들어가
면 그 세포 내부의 생화학 기능에 변화를 일으킨다. 마취약은
세포막 표면의 감각접수체를 뚫고 들어갈 수가 있기 때문에 이
른바 '욕망을 느낄 수 있는' 지각상태(마취)를 만들어낼 수 있
다. 그것들은 또한 세포의 2중지질층(2重脂質層, bilipid층)에도

274

손상을 일으킨다. 그렇지만 저지방 식사를 하는 사람들의 체세포에 그런 변화가 있을 경우, 세포막의 감각접수체가 받는 손상은 상대적으로 크지 않다. 알코올 역시 세포막의 감각접수체와 접촉하면 그 기능을 크게 교란할 뿐 아니라, 아예 세포막의 감각접수체 자체를 파괴할 수도 있다.

인간의 간은 400가지 이상의 상이한 기능을 갖고 있다. 그중 하나는 알코올과 같은 독성물질을 제거하는 제독기능이다. 불행하게도 만성적 알코올 섭취는 간세포의 이런 기능의 작동을 중단시킨다. 간 효소는 혈류 속으로 새기 시작한다. 계속되는 알코올 섭취는 간염과 간경화(간염의 흉터)로 연결된다. 그리고 간은 조그맣게 쪼그라드는데, 이것이 혈압을 증가시킨다. 꼼짝 못하게 된 불쌍한 간은 이제 에스트로겐을 분해하는 기능도 제대로 수행하지 못하게 된다. 한편 맥주, 사케(일본 술), 버번 등 많은 알코올음료들은 다량의 식물성 에스트로겐(phyto-estrogen)을 함유하고 있다. 이것이 체내에 축적된다.

여자들의 경우, 에스트로겐의 증가는 유방암의 위험을 높인다. 그러나 남자들이라면, 이것은 성생활에 진짜 나쁜 소식이다. 고환은 쪼그라들기 시작하고 가슴은 부풀어 오르기 시작할 것이다. 사실, 부풀어 오른 가슴(여성형 유방)은 알코올 중독을 판단할 때 의사들이 찾는 경고표지다. 남자들은 생식불능이 되고 수정 능력이 손상된다. 그리고 남녀 모두 성적 욕구를 상실하며 오르가즘을 느끼지 못하게 된다. 섹스를 소중하게 생각하는 사람이라면 알코올을 멀리 할 충분한 이유를 알 수 있을 것이다.

그러므로 아시다시피, 빛을 내뿜는 듯한 좋은 건강상태의 몸을 만들려고 노력하는 것에는 많은 사람들이 알고 있는 것 이상의 이유들이 있는 것이다. 단련된 몸은 섹시할 뿐더러, 일단 3종경기를 할 만큼 충분히 튼튼한 몸을 만들었다면 그런 사람은 아마도 성적 매력에서도 정상급일 것이다. 3종경기는 여러 가지 이유에서 섹시한 운동이다. 그리고 이제는 여러분도 3종경기를 하는 사람들이 이야기 중에 네 번째 코스(the fourth event)라고 하는 말이 무슨 뜻인지 알게 되었을 것이다!

16

운동선수의 미용법

널리 퍼져 있는 잘못된 생각 가운데 하나는 육상을 하는 여자들은 '운동선수' 아니면 '여자 운동선수'라는 인식이다. 그것에 따르는 의미는 '육상인이다'라는 말은 '여성이 아니다'라는 말과 같다는 것이고, 그래서 '아름다운 운동선수'라는 말은 있을 수 없는 모순어법이 되어버리는 것이다. 점점 더 심한 훈련과 경기 출전에 빠져들수록, 내 마음속에서 불가피한 갈등이 일어나는 것을 느꼈다. 즉, 수영 훈련을 하게 되면 머리는 망가질 수밖에 없을 것이고, 화장은 아예 포기할 수밖에 없을 거라는 생각이 들곤 했던 것이다. 똑같은 일이 자전거타기와 달리기에서도 일어났다. 머리에 자전거 헬멧을 쓴다는 것은 땀에 젖은 머리카락이 머리에 납작하게 들러붙는다는 것을 의미했다. 그리고 도대체 땀을 뚝뚝 흘리고 있는 젖은 얼굴을 누가 점잖은 얼굴로 봐줄 수가 있겠는가?

또 다른 갈등도 있었다. 대회 날, 보통은 아침 해가 뜨기 전에 일어나야 하지만 가끔씩은 새벽 3~4시에 일어나지 않으면 안 된다. 그런 이른 시간에, 특히 대회준비에 정신이 없을 때라면, 다른 사람들에게 자기를 아름답게 보일 생각을 누가 감히 할 수가 있겠는가?

매력적으로 보이기 위한 화장 같은 것들을 모두 포기하기는 싫었기 때문에 나는 한 뭉치쯤 되는 미용상의 트릭을 개발했다. 이들 가운데 어떤 것들은 매우 실용적이지만, 어떤 것들은 순전히 말도 안 되는 것들이다. 그래도 나는 그것들 중에서 어느 것도 포기하고 싶지 않다. 이들 가운데 여러분에게도 맞는 것이 있는지 한 번 찾아보기 바란다.

지워지지 않는 아이라이너와 눈썹

정확하게 제대로 사용할 수만 있다면 이 미용기술은 한번 시행으로 영구히 잊어버리고 사용할 수 있는 것들이다. 이것을 하면 아름다운 눈과 눈썹을 하고 눈을 뜬다. 물에서 나올 때도 아름다운 눈과 눈썹으로 나온다. 결승선도 아름다운 눈과 눈썹을 하고 통과한다. 나는 그것들이 '내 것'으로 느껴질 정도로 오랫동안 달고 살았다. 그래서 이제는 내 일부분처럼 느껴지기 때문에 나에게 애초에 그것들이 필요했었다는 사실조차 잊어버렸다.

사실 인조 속눈썹과 눈썹을 달았기 때문에 화장하지 않고서도 그럭저럭 지금껏 잘 지낼 수가 있었다. 이것은 ≪뉴질랜드 헤럴드≫의 신문기자들이 철인3종경기의 완주선을 통과하는 내 사진을 찍을 때 정말 큰 도움이 되었다. 그 신문 1면에 난 내 얼굴사진은 마치 미용실 문을 막 나선 사람이나 가질 수 있는 눈들을 보여주고 있다(거의 그렇게 보인다!).

노안(老眼) 문제의 해결

마흔일곱 살이 되었을 때, 드디어 나는 작은 글자들을 읽을 수 없다는 현실에 직면하게 되었다. 내가 마흔 살에 가까워지고 있을 때에 주위 사람들의 눈은 벌써 이중초점 안경(bifocal glasses)을 쓰는 눈으로 바뀌어가고 있었다. 그때 나는 아마도 그런 안경을 쓸 운명을 피한 것인지도 모른다고 생각했지만 사실은 그렇지 않았다. 단지 그것을 약간 늦출 수 있는 행운을 누렸을 뿐이다. 직장의 내 상사에게 아무래도 안과의사를 만나러 가야 할 것 같다고 말했을 때, 그는 자기의 '비밀'을 나에게 보여주었다. 그는 콘택트렌즈를 끼고 있었다. 그런데 눈 한 쪽은 글자를 크게 확대해서 읽을 수 있는 렌즈를, 다른 쪽은 멀리 있는 것을 볼 수 있는 렌즈를 각각 끼고 있었다.

내 경우, 먼 거리는 잘 보이기 때문에 안과 주치의 스탠 야마니(Stan Yamane)에게 렌즈를 한 개만 끼어도 괜찮은지 물었더니 그는 그렇게 못할 이유가 없다고 말했다. 그래서 다른 환자에게도 그런 경우가 있었는지를 물었다. 그러자 그는 내가 처음이 될 것이라고 말했다. 그래서 약간 두려운 느낌도 들었지만, 한편 생각해보니 나로서는 잃을 것이 많지 않았다. 그리고 그것은 마법을 쓴 것처럼 훌륭하게 성공했다. 지금까지 오랜 세월 동안 나는 안경을 쓰지 않고 지낼 수 있었다. 그 사실은 경이로운 일이다. 나는 물 밖으로 나올 때 모든 것을 볼 수 있다. 자전거에 문제가 생기면 세밀한 부분까지도 볼 수 있다. 그리고 대회가 끝나면 대회결과를 읽을 수 있다. 그리고 종종 대회기사를 맡아서 써줘야 하는 기자 역할을 해야 할 때도 있는데, 그럴 때에는 안경을 찾아서 끼지 않고서도 바로 기사쓰기를 시작할 수 있다.

라식(LASIK: Laser-assisted in situ keratomileusis) 수술이 원시안 교정에 이용될 수 있게 되자, 나는 당장 뛰어들었다. 그리고 콘택트렌즈를 포기했다. 이제는 글자를 읽을 수 있도록 시력을 교정한 눈을 갖고 있다. 안경이나 콘택트렌즈 없이도 잘 볼 수 있다. 그 자유는 대단한 것이다. 그러나 그보다 더 중요한 것은 눈의 건강과 그 기능이 잘 지속될 수 있도록 만드는 것이다. 이것은 식사가 중요한 또 한 가지 경우에 해당한다. 연구결과들은 녹색잎 채소를 가장 많이 먹는 사람들이 백내장이나 녹내장에 걸릴 위험도 가장 낮다는 것을 보여준다. 게다가, 이런 식사는 나이가 많으면 생기는 각막백반증(macular degeneration, 65세 이상의 사람들이 시력을 잃는 가장 큰 원인인 백내장)도 예방할 수가 있다.

'영원한' 보석

나의 도리스(Dorisse) 이모는 내가 어렸을 때 보석류를 걸치려면 좋은 것, 즉 모조품이 아닌 '진짜'를 걸쳐야 한다고 가르쳤다. 몇 개 안 되더라도 멋있는 것이어야 하고, 필요하다면 아주 비싸도 좋다고 했다. 유방재건 수술을 맡았던 성형외과 의사가 내 귓불로 젖꼭지를 만들어 버린 뒤부터 나는 한 쌍의 큼직한 다이아몬드가 박힌 귀걸이를 하고 다녔다(제18장 참조).

그런데 누가 그런 보물을 예치용 안전금고 속이나 은행의 금고실에 보관하기를 원하겠는가? 나는 보석은 항상 달고 다니기로 결심했다. 바다 속이나 다른 곳에서 귀걸이를 잃어버리지 않기 위해 귀걸이를 꽂은 뒤 기둥을 구부린 다음에 뒤꽂이를 예전처럼 그 위에 꽂아서 고정시켰다. 그러니까 이제 귀걸이는 귀에서 떨어져 나갈 수가 없게 되어버렸다. 그래도 세척을 하기 위해서 내가 떼어낼 수는 있겠지만 그것들을 우발적 사고로 잃어버리는 일은 절대 일어나지 않을 거라고 생각된다. 또한 나는 저절로 풀릴 수 없는 안전 고리가 달려 있는 다이아몬드 테니스 팔찌도 찬다. 훌륭한 보석세공인은 보석을 잃어버리지 않도록 해주는 잠금장치를 만들어줄 수 있다. 내가 '우아함'을 강조하는 이유는 여러분 역시 어떤 경우에든 보석들을 착용하고 싶어 할 것이라는 걸 잘 알기 때문이다. 나도 그중의 한 사람으로, 다이아몬드 귀걸이와 팔찌를 착용하는 것을 싫어한 적이 한 번도 없는 사람이다.

그러나 반지는 정말 문제다. 나는 아직까지도 반지를 잃어버리지 않는 방법은 발견하지 못했기 때문에 아예 끼고 다니는 것을 포기해버렸다. 나는 금목걸이도 여러 개 갖고 있다. 사람들이 일 년에 최소한 한 번씩 만이라도 고리검사를 한다면 그것들을 절대로 잃어버리지 않을 것이다. 다시 강조하지만, 나는 그런 보석들을 아무도 볼 수 없는 금고 속의 예치상자에 넣어두느니 사용하는 쪽을, 그리고 사용하다가 잃어버릴 수 있는 기회를 갖는 쪽을 선택하고 있다. 그리고 인조 속눈썹이나 눈썹과 마찬가지로, 내가 최대한 여성스럽고 매혹적 모습을 사람들에게 보이면서 물에서 나오거나 완주선을 통과하는 것은 정말 근사한 일이다.

머릿결과 피부

나는 머리털이 짧았던 적도 있고 허리까지 내려오도록 길렀던 적도 있다. 나에게는 두 가지 중 어느 쪽도 잘 어울렸다. 그러나 수영 모자나 헬멧 속으로 머리카락을 밀어 넣거나, 우리가 해내야 했던 여러 가지 훈련들을 하고 난 뒤에 샴푸로 머리 감기를 하는 것은 머리가 짧은 쪽이 확실히 더 쉬웠다. 단, 한 가지 선행조건이 있다. 단순한 헤어스타일을 하고 있어야 한다는 점이다. 그런데 건강이 좋아서 아름다운 기운이 뿜어져 나온다면, 여러분은 아름답게 보이기 위해서 여러 가지 화려한 머리치장을 할 필요가 없다. 그럴 경우 대회에서 결승선을 통과할 때에 필요한 것은 머리카락에 빗질이나 좀 하는 일뿐일 것이다. 그러면 카메라 앞에 설 준비가 된, 몸치장을 완전히 끝낸 모습으로 보일 것이다.

머리카락에 적용되는 이야기는 그대로 피부에도 적용된다. 혈액이 건강하고, 많은 영양분을 싣고 있으며, 혈액순환도 잘 되고 있다면 피부는 보기 좋은 광택을 띠게 된다. 이런 피부에는 선 블록 이외의 어떤 종류의 화장품도 필요 없다. 땀, 소금물, 염소, 기타 등등은 피부에 해를 끼치지 못한다. 그러나 태양은 해를 끼친다.

태양에 노출하는 것보다 피부노화를 더 빨리 재촉하는 길은 없다. 어둠 속에서 훈련한다는 것은 어려운 일이기 때문에 유일한 해결책은 가능한 한 햇빛을 완전에 가깝게 차단해주는 선 블록을 사용하는 것이다. 시중에는 43SPF(Sun Protection Factor, 햇빛 차단지수)를 가진 선 블록도 많이 나와 있다. 이것은 이론적으로 사람들이 43시간을 햇빛에 노출되어 있더라도 1시간 노출된 것과 같은 효과를 나타내는 선 블록이라는 뜻이다. 만일 선 블록의 공통된 성분 중 어떤 하나에 대해서 알레르기 반응을 보인다면 PABA(para aminobenjoic acid) 에스테르와 함께 선 블록을 사용하면 된다. PABA는 알레르기 반응을 없애 준다. 피부에 선 블록을 바르는 것은 비록 야외에서 훈련할 계획이 없는 날이라고 하더라도 매일 아침에 자동적으로 시행하는 습관적 일과로 삼아야만 한다. 나이가 더 들어갈수록 그것은 좋은 결과로 보답할 것이다!

선글라스

햇빛의 피해는 피부에만 그치지 않는다. 그것은 백내장을 유발함으로써 눈에도 손상을 입힌다. 연구결과들은 열대지방의 푸른 눈을 가진 사람들이 선글라스를 끼지 않으면, 선글라스를 낀 갈색 눈을 가진 사람들보다 백내장에 훨씬 더 많이 걸린다는 사실을 보여준다. 선글라스의 렌즈가 자외선을 차단하는 필터로 코팅되어 있는지만 확인하라. 선글라스는 또한 두 눈 사이에 눈살을 찌푸릴 때나 눈을 가늘게 뜰 때 나타나는 표정 주름을 줄이는 효과가 있다. 이 두 가지는 모두 얼굴의 주름살로 발전한다.

다리

여러분은 아마도 틀림없이 여자들, 또는 아주 젊은 사람들
인데도 다리에 보기 흉한 거미줄 핏줄이나 심지어 큰 매듭모양
으로 튀어나온 정맥류성 핏줄이 눈에 띄는 경우를 보았을 것이
다. 그런 것들은 다 예방할 수 있는 병이다. 그러나 한 번 발병
하면 그 진행을 멈추게 할 수는 있어도 완전히 되돌릴 수는 없
는 병이다. 그런 증상을 예방하려면 이 책의 앞에서 기술한 식
사와 같은 고섬유질 식사를 할 필요가 있고, 달리기나 자전거
타기와 같은 큰(大) 근육 운동을 많이 해야만 한다.

정맥류는 발에서 심장으로 돌아가는 피의 흐름이 역류하는
것을 막는 정맥 밸브가 고장이 나서 생기는 병이다. 여러분도
짐작하는 바와 같이, 위로 올라가려는 피에는 큰 압력이 작용
한다. 그런데 제 구실을 못하는 밸브들 때문에 혈관 속에 혈액
의 연못(pool)이 생긴다. 그렇게 피가 고인 혈관이 통증이 있고
비비 꼬인 뭉툭한 매듭의 핏줄로 변하는 것이다. 이것은 보기
흉할 뿐 아니라 정체상태의 피 속에서 혈전이 형성됨으로써 자
칫하면 치명적일 수도 있다. 그래서 운동은 인체의 제2의 심장
이라는 말도 있는 것이다.

많은 사람들은 정맥류가 한 가족 안의 구성원들 사이에서

흔히 나타나기 때문에 유전이라고 믿고 있다. 아무튼 부모가 가진 것과 같은 종류의 정맥 밸브를 가지는 경향이 있는 것을 유전이라고 보는 것은 자연스럽다. 오늘날에 와서도 유전에 대해 우리가 할 수 있는 것은 아무것도 없지만, 혈관의 건강을 개선하기 위해 할 수 있는 것은 있다. 운동이 그것이다! 그런데 고섬유질 식사가 정맥류를 예방할 수 있다는 주장을 의심스럽게 생각하는 사람도 많다. 하지만 저섬유질 식사를 하는 사람들은 변비와 같은 배변문제를 가지고 있다. 변비는 하복부를 긴장시키고 결국은 하반신의 혈관계에 엄청난 압력을 가하게 된다. 변비에 시달리는 사람들은 다리에 생기는 정맥류로 고통을 당하게 될 뿐 아니라 결국은 치질에도 시달린다.

발

잘 맞는 신발을 신고 지내거나, 가장 바람직한 일이지만 맨발로 지내면(결국 자연 상태로 지내는 것이다), 사람들은 모두 아름다운 발을 가질 수 있을 것이다. 그러나 불행하게도 그렇지가 않다는 사실이 드러나고 있다. 육상을 하는 사람들이 너무 사이즈가 작은 신발을 신고 언덕의 내리막길을 달리면 발톱이

꺼멓게 변한다. 마찰이 있는 부분은 쓸려서 물집이 생긴다. 신발 앞부분 볼이 너무 작은 신발을 신고 달리면 신발의 끝 안쪽 면과 발톱이 부딪쳐서 엄지발톱이 두껍게 된다. 그러나 이런 것들은 통상 맞는 신발로 바꾸면 바로 없어지는 일시적인 증상들이다.

발은 사용하면 커진다. 그래서 달리기를 시작한 사람들은 자기 발이 한두 사이즈 커지는 것을 발견하게 된다. 그러므로 체중을 떠받치는 기반으로서의 발이 확장될 경우에 대비해서 반드시 한 사이즈 큰 신발을 고르도록 해야 한다. 발은 또한 아침보다는 저녁이 될수록 커지는 경향이 있기 때문에 하루 중 늦은 시간에 신발을 사야 한다.

그 반면에 사이클 신발은 맞추는 기준이 좀 다르다. 이 신발은 인체의 힘이 그것을 통해 자전거 페달로 바로 전달되어야 하기 때문에 매우 부드러워야 한다. 그리고 아마 그것을 신고 걸을 일은 거의 없을 것이다. 사람들은 누구나 발바닥에 딱딱한 못이 박히게 되는 수가 많기 때문에 맨발로 모래사장을 걸을 기회가 생기거든 놓치지 말아야 한다. 이것은 발바닥 근육을 강하게 만들 뿐 아니라, 발바닥에 생겨난 못을 갈아 없앰으로써 발바닥 피부를 어린이의 것처럼 부드럽게 만들어줄 수 있다.

개인적으로 나는 이른바 '미용책'에 나오는 많은 충고들을 전부 쓰레기뭉치처럼 여긴다. 그것은 더 매력적으로 보이고 싶은 사람들의 헛된 꿈을 만족시킬 만한 내용으로 날조된 것이 대부분이다. 내가 앞에서 말한 것처럼, 결국 우리는 과거의 고단백 다이어트 식품이나 액체로 된 단백질 식품 따위가 우리의 신장과 뼈를 망가뜨릴 뿐이라는 것을 다 알게 되었다. 어떤 저칼로리 식사라도 결국은 인체를 순전히 굶주림 모드로 몰아넣을 뿐이다. 그리고 그런 굶주림 모드는 그 다이어트가 끝난 후에 인체에 필연적으로 더 많은 체지방을 붙여주게 될 뿐이다. 우리는 아름다운 육체와 몸의 섹시한 굴곡을 평생 동안 유지할 수 있는 유일한 길은 운동뿐이라는 사실을 알고 있다. 사용되지 않는 근육은 점점 퇴화해서 약해지며 흐물흐물한 상태로 변할 것이다. 성적 매력이 넘치는 몸의 윤곽은 강건한 근육들로부터 나오는 것이지 실리콘 합성수지나 외과용 메스에서 나오지 않는다. 일정한 시간 간격으로 스트레스를 받지 못하는 뼈들은 근육들과 마찬가지로 퇴화와 쇠약의 운명에 놓이게 된다.

여러분은 피부의 홍조를 만들기 위해 화장을 할 필요가 없다. 여러분의 '붉은색'은 강한 운동으로 혈관이 확 달아오르면서 피부에 자연적으로 생기는 색이다. 여러분의 '파운데이션' 효과는 혈액순환이 강력하게 잘 될 때 상피조직 세포로 혈액을 통해 운반된 좋은 영양분들 때문에 생기는 부드럽고 매끈한 피부일 것이다. 입술이 피부 밑의 선홍색 혈액 때문에 건강한 분홍빛을 띠고 있다면 립스틱은 불필요하다. 잇몸이 더 선명한 분홍색일수록 이는 더 하얗게 보인다. 그리고 매일 치실을 사용하는 것을 잊지 말라. 왜냐하면 세상의 어떤 운동으로도 건강한 치아까지 망가뜨릴 수 있는 잇몸과 이 사이에 생기는 플라크(齒垢, plaque)를 제거하지는 못하기 때문이다. 반짝이는 섹시한 눈은 육체적으로 녹초가 되었을 때 저절로 찾아오는 숙면을 충분히 취한 결과에다가, 우리가 몸이 누려야 할 만큼 충분한 운동을 해주었을 때 느끼는 삶의 환희와 인생에 대한 열정을 플러스한 결과라고 볼 수 있다.

그러므로 인공적 아름다움을 만들어주는 미용술 같은 것은 잊어버리는 게 낫다. 어떤 것을 해야 할지, 말아야 할지에 대해 의심이 생길 때는 "그것은 자연스러운 것인가?"를 기준으로 결정하면 된다. 그렇다고 자연스럽지 않다는 대답이 곧, 해서는 안 된다는 의미로 자동적으로 해석되어서는 곤란하다. 그것은 단지, 자기가 하고 있는 일을 제대로 알고 해야 하며, 그에 따른 위험과 이득을 스스로 평가할 수 있어야 한다는 뜻일 뿐이다. 내가 여기서 제시하고 있는 것들은 평생의 운동을 재미있도록 해주고, 매우 강력한 습관으로 만들며, 매일의 주된 성과가 될 수 있게 만드는 방법들이다. 나는 사람들이 한 번 이런

생활방식에 길들면 영원히 옛날 방식으로 되돌아갈 수는 없을
것이라는 것을 잘 알고 있다. 여러분이 남은 여생동안 명심해
야 할 것은, 자신이 가장 좋은 건강상태에 있을 때가 자동적으
로 가장 아름다운 때라는 사실이다.

17

빈혈증과 사고에는 조심이 제일

내가 철인이 되는 과정에서 보인 흥미로운 측면들 가운데 하나는 내 몸과 인체 일반에 대해 배울 수 있는 기회를 많이 가졌다는 점이다. 울트라마라톤(달리는 거리가 26.2마일의 마라톤보다 더 길면 모두 울트라마라톤이다)을 하면서 훈련거리가 늘어날수록 나는 피로도가 증가하는 것을 느끼기 시작했다. "그것은 정상이 아니다, 그렇잖은가?" 하고 사람들은 의문을 제기할 수 있다. 물론 이 경우, 그것은 정상이 아니다. 피로도가 늘어날 뿐 아니라 장거리의 심한 달리기나 대회에 참가한 후에는 어지럼증이 생긴다는 것도 알게 되었다. 첫 50킬로미터 달리기에서 결승선을 통과한 직후 나는 거의 의식을 잃었다. 그때 나는 머리가 바닥으로 떨어진다는 것을 충분히 의식할 수 있는 상태였기 때문에 길가 쪽으로 몸을 움직여서 재빨리 머리를 무릎 사이에 묻었다.

이때 내 생각은 "이런, 정말 내 한계까지 가고 말았어!"라는 것이었다. 그만큼 내 행동은 정상적으로 느껴졌고, 진짜 걱정할 정도는 아니라고 생각했다. 그러나 다시 일어나서 2~3분쯤 걷자, 이번에도 다시 거의 의식을 잃고 말았다. 약간 걱정이 되기 시작했다. 왜냐하면 그때가 밤 12시에 가까운 시간인 데다가 스스로 운전해서 집으로 가야 했기 때문이었다.

누군가 나에게 약간의 음식과 음료를 갖다 줬다. 나는 내 혈당이 너무 낮은 게 틀림없다고 생각하면서 재빨리 그것을 먹고 들이켰다. 2~3분 더 지나자 훨씬 좋아졌다. 나는 차에 올라타고 집으로 가서 바로 잠들었다. 다음날 아침 일어났을 때 약한 어지럼증이 여전히 느껴졌다. 여기에 더해서 내 대변이 검고 끈끈한 흑변으로 변한 것을 발견했다. 이것은 위장(GI: gastro-intestinal) 출혈이 있다는 증거다. 나는 이제 친숙해진 트리플러 병원(Tripler Hospital)의 응급실로 전화를 걸어 증상을 설명하고 이것이 정말 걱정스러운 병인지에 대해 물었다. 병원에서 "바로 병원의 유능한 의료진이 시행하는 치료를 받아야 한다"라는 대답을 듣게 되자, 그것이 심각하다는 것을 깨달았다.

이것은 1984년에 일어난 일이다. 그때는 의료인들이 장거리 러너들이 걸리는 질병에 대해 그리 많이 알지 못하던 때였다. 이런 증상들은 생명을 위협할 수도 있다고 병원에서는 강조했다. 그들은 내출혈의 원인을 나의 장거리 주행일 거라고 추측했다.

그들이 첫 번째로 시행한 것들 가운데 하나는 코에서 위로 튜브를 꽂으려는 것이었다. 이것은 내가 받은 모든 의료서비스들 가운데 가장 불쾌한 것보다 훨씬 더 불쾌한 것이었다. 그것은 KY젤리(존슨앤존슨사의 물로 만든 수용성 젤리의 상품명 __ 역자 주)를 바른 튜브를 콧구멍으로 꽂아 넣어 기도를 막지 않도록 피해가면서 식도까지 닿게 하는 과정이 포함된 것이었다. 그런데 기도는 폐와 연결되어 있으며 만일 막히면 숨쉬기가 불가능하다는 것은 아마도 알고 있을 것이다. 숨이 막힌다는 느낌은 극단적 공포를 불러일으키는 것이다. 어쨌든 그들이 건드린 것이 내 기도였다. 튜브가 기도의 입구를 막는 바람에 나는 숨을 쉬기 위해 애쓰면서 토하기 시작했다. 기도가 완전히 막히자 나는 공포에 사로잡혀 온몸으로 몸부림을 쳤다. 의료진들이 재빨리 튜브를 빼내고는 누누이 사과했다. 그들은 다시 해보자고 했지만 나는 너무나 놀란 상태였다.

그 경험이 너무나 끔찍해서 나는 다시 하자는 제의를 거절했다. 그들이 아무리 사과를 해도 내 마음은 변하지 않았다. 그래서 그들은 원군을 데려왔다. 응급실장은 내가 출혈로 죽을 수도 있으며 이것이 증상을 파악하는 유일한 방법이라고 말했다.

나는 그에게 출혈로 죽지는 않는다는 것을 확신한다고 말하고, 덧붙여서 트랙훈련을 받기 위해 병원을 나가야 한다고 말했다. 담당 의사는 어안이 벙벙한 모양이었다.

"지금은 아무 곳에도 갈 수 없습니다" 하고 그가 말했다. 그리고는 "환자분은 사태의 심각성을 깨닫지 못한 것 같은데요, 지금 당장 입원을 해야 합니다. 출혈 장소를 찾아내야 하니까요. 어쨌든 조금 전에 겪은 일이 심하게 불쾌했을 것이라는 점은 인정합니다. 그러나 이번에는 실수가 없도록 더 숙련된 사람이 맡을 것입니다"라고 말했다.

나는 혼란스러웠다. 그래서 사태를 파악하려고 애쓰면서 오랫동안 거기에 앉아 있었다. 만일 이 의사들이 옳다면, 나는 그 과정을 다시 되풀이하려는 그들의 말에 동의해야 할 수밖에 없을 것이다. 그때 나는 졸도했던 것과 혹변을 본 것에 대해 생각했다. 그러자 저 공포감이 되살아나려고 했다. 담당 의사는 잠시 동안 내가 찬성과 반대를 저울질할 수 있도록 내버려두었다.

그 의사는 "불쾌감이 최소화되도록 최선을 다할 것입니다. 우리는 출혈 장소를 반드시 찾아야 합니다"라고 말했다.

나는 그것이 불가피하다고 생각했기 때문에 고집을 꺾었다. 이번에 그 의사는 튜브를 식도에 닿게 했고 위 속에까지 밀어 넣었다. 튜브 앞 끝에 주사기가 달려 있었다. 그것을 통해 의사는 위 속의 내용물을 뽑아내기 시작했다. 콧구멍을 통해 식도로 내려가서 위 속까지 닿은 튜브의 불쾌감에도 불구하고, 나는 눈을 크게 뜨고 당황한 심정으로 진행되고 있는 사태를 지켜보았다. 내 위 속에서 나온 것은 커피 찌꺼기처럼 보이는 것이었다.

"아이쿠! 이것은 나쁜 소식인데요. 위에 출혈이 있어요. 오늘 트랙훈련은 안 됩니다. 우리와 함께 여기 있어야 됩니다"라고 의료진들은 말했다.

내 눈앞에는 지난 인생이 스쳐가는 대신에 내가 차례로 참가할 다음 대회들, 보스턴 마라톤 대회와 그 다음의 철인3종경기의 장면들이 빠르게 스쳐 지나갔다. 연구실에서 나온 혈액시험 결과에 따르면 나는 극단적인 빈혈증이었다. 헤모글로빈 수치는 6.8이었고 헤마토크리트(hematocrit, 혈구/혈장 비율) 수치는 24, TIBC(Total Iron Binding Capacity) 수치는 399, 그리고 혈청 페리틴(ferritin, 결정성 단백질) 수치는 6이었다. 그 의사에 따르면 이 모든 수치들이 뜻하는 것은 내가 수혈을 받으면서 누워 있어야 한다는 것이었다.

사태는 심각했다. 나는 이틀 뒤 보스턴 마라톤 대회에 참가하기 위해 비행기를 타기로 예정되어 있었다. 열심히 달리는 러너들이라면 모두 보스턴이 러너들의 성지(the Holy Grail)라는 사실을 잘 알고 있다. 나는 보스턴 대회의 참가 자격을 얻기 위해 너무도 열심히 훈련했다. 그리고 그 참가를 포기할 생각은 조금도 하지 않고 있었다.

나는 간절히 의사들의 동의를 구하고 그들에게 호소했다. "보세요, 난 방금 50킬로미터 대회를 완주했어요. 당신들이 말하는 것처럼 내 몸 상태가 그렇게 나쁘다면 그 대회를 완주하지 못했을 겁니다."

의사는 고개를 저었다. "나는 당신이 그 대회를 어떻게 완주했는지 모릅니다. 그러나 지금의 이런 상태로 훈련을 계속한다면, 심장근육에 손상을 입을 위험을 피하기는 어려울 겁니다. 이런 빈혈증세로는 혈액이 마라톤을 하기에 충분한 산소를 운반할 수 없습니다. 따라서 심장은 무리한 운동을 하지 않을 수 없을 거예요. 그런 훈련을 생각해보는 것만도 미친 짓입니다."

나는 납득할 수 있었다. 결국 나는 이 운동을 건강증진과 암의 극복을 위해서 하고 있는 것이기 때문에, 내 몸이 더 강해지기 위해 심장에 손상이 생기는 것을 감수하는 것은 말이 안 된다고 생각했다. 우선 트랙훈련을 건너뛰기로 했다. 그리고 그날 밤은 '트리플러 호텔'(병원)에서 보냈다.

다음날 내 몸은 '관찰'되었다. 이 말은 내시경이 내 위와 소장의 상부를 통과함으로써 의사들이 위장의 상태를 내부에서 볼 수 있도록 만들었다는 뜻이다. 놀랍고 기쁘게도, 모든 것들은 정상으로 나타났다. 어떻게 그럴 수가 있는지 의문을 나타내자, 의사들은 나에게 위장관(GI tract) 내벽의 상처는 매우 빨리, 어떤 때는 24시간도 채 안 돼서 회복된다고 말했다. 그들은 내시경 폴라로이드 사진도 보여주었다. 그들의 말이 맞았다. 나는 완전히 나아 있었던 것이다.

어떤 악마적 생각이 내 머릿속으로 슬며시 기어 들어왔다.

그리고 나에게 '그걸 해!' 하고 명령했다.

그러나 나는 그 생각을 떨쳐버렸다.

그것은 다시, '해! 너는 할 수 있어!' 하고 말했다.

흠, 나는 대회에 나간 다음 도중에 언제라도 달리기를 그만두면 될 것 아니냐는 생각이 들었다. 그렇다! 바로 그것이다! 나는 보스턴으로 갈 것이고 그 대회에서 최소한 출발은 할 수 있다고 속으로 생각했다. 나는 철분 정제를 많이 지닌 채, 그곳에 있다는 것 자체만으로 스릴이 느껴지는, 세계에서 가장 유명한 마라톤 대회의 출발선에 도착했다. 나는 주로가 끝날 때까지 몸이 보내오는 신호에 모든 생각을 집중하면서 천천히 조

심스럽게 달렸다. 내가 느낀 유일한 실질적 증세는 춥다는 것
이었다. 기온이 화씨 30도 초반(섭씨로는 영하 1.67~영하 1.11
도 정도)이었기 때문에 그것에 대해 크게 이상하게 생각하지는
않았다. 그래서 가져온 장갑을 끼고 누군가 잘 모르는 사람이
가져다준 비닐로 만든 커다란 쓰레기봉투를 뒤집어 쓴 채 달리
고 있었다.

물론 내 상의에는 가로로 '하와이'라는 글자가 인쇄되어 있
었지만 봉투 때문에 보이지 않았다. 나는 2~3마일 정도 가서
몸이 더워지면 몸을 감싼 봉투를 벗어버리려고 생각하고 있었
다. 어쨌든 나는 하와이에서 그곳에 왔다는 사실을 꽤 자랑스
럽게 느끼고 있었다. 그리고 마라톤 코스를 따라 늘어선 관중
들로부터 큰 관심을 끌 수 있으리란 것을 알았다. 또한 관중들
로부터의 응원과 격려가 필요해질 것이라는 점도 알고 있었다.
그 응원과 격려는 지금처럼 명백하게 취약한 신체 컨디션으로
26.2마일을 완주하는 데에 큰 도움을 줄 것이다.

10마일 표지가 있는 곳에서 나는 장갑을 벗었다. 그러자 몇
분도 지나서 않아 손가락이 무감각해졌다. 급수대에서 음료가
담긴 종이컵을 잡을 수 없을 정도가 되었다. 나는 물을 많이 마
실 필요가 있다는 것을 알았다. 달리면서 다시 장갑을 끼었다.
20마일 표지 지점에서도 여전히 추위를 느끼고 있었다. 이것

은 우스꽝스러운 일이라고 생각되었다. 그러나 어쨌든 추위가 느껴지는 한 그 봉투를 뒤집어쓰고 달리는 편이 더 낫다고 생각했다. 지금 와서 그때를 되돌아보면, 내 몸이 더워지는 것을 막고 있었던 것은 빈혈증이었다고 생각된다.

그 다음 순간 내 눈에는 대회의 공식 사진사들이 모든 러너들의 사진을 찍고 있는 것이 보였다. 이 정도면 충분하다고 생각했다. 그리고는 그 봉투를 벗어던졌다. 나의 보스턴 마라톤 대회 공식 사진이 쓰레기봉투를 뒤집어 쓴 차림으로 달리는 모습을 찍은 사진이 되어서는 안 된다고 생각했다. 나는 꽤 괜찮은 기록으로 보스턴 마라톤을 완주했다. 나는 끝까지 버텼고, 완주에 승부를 걸었으며, 그 결과 자신을 이겨냈다는 사실이 너무도 기뻤다. 얼마나 대단하고 흥분되는 경험이었던가! 그로부터 내 몸을 정상으로 되돌리는 데는 몇 달 동안의 철분 정제 복용이 필요했다. 먼저, 약 3개월 이상의 기간이 지나자 헤모글로빈 수치가 정상 수준으로 올라왔다. 그러나 몸속의 철분 저장 수준이 정상으로 돌아오는 데는 거의 1년이 걸렸다.

내가 배운 중요한 교훈은 대변의 색을 관찰해야 한다는 것이었다. 어떤 위장관의 출혈도 흑변 증상을 일으킨다는 것과 만일 채식주의자에게 출혈이 있다면 그 증상은 더 명백하게 나타난다는 사실도 알게 되었다. 식물성 식품에 기초한 식사는 밝은 색깔의 변을 만든다. 반면 동물성 식품으로 만든 식사는 거무스름한 색깔(소화된 피)의 변을 만든다. 나는 격심한 달리기 대회나 3종경기를 하고 난 뒤에는 5~6일 간의 위장출혈이 뒤따른다는 사실을 알게 되었다. 이것을 어떻게 해야 예방할 수 있을지 아직도 모른다. 그래서 그것 때문에 헤모글로빈 수치를 자주 검사한다. 의학 잡지들을 읽고 나서, 나는 이런 출혈이 장거리 주자들에게는 흔한 증상이라는 것을 알게 되었다.

나와 대화를 나눈 많은 의사들은 그 출혈이 위에서 나온 출혈이라고 생각하는 것 같다. 그러나 켄트 C. 홀츠밀러(Kent C. Holtzmuller) 박사는 그 출혈은 대장(colon, 結腸＝대장)에서 나온 것이라고 주장한다. 그의 설명에 따르면, 위는 이중의 혈액 공급 체제를 갖고 있다. 이에 따라 위는 달리면서 활동근육으로 혈액이 이동하는 경우 그 영향을 비교적 적게 받는다고 한다. 그러나 대장은 단일 혈액공급 체제를 갖고 있으므로 다른 곳으로 혈액이 이동하면 혈액이 모자라기 때문에 이로 인한 세포 손상이 쉽게 나타나며 그것이 결국 해당 세포를 죽인다는 것이다. 그는 또한 거의 모든 마라톤 선수들이 대회 후에 보게 되는 변에서는 출혈의 흔적을 발견할 수 있다고 말한다.

나는 또 비(非)스테로이드성 항염증성 약물의 투약도 같은 결과, 즉 위장출혈을 일으킨다는 확실한 증거를 발견했다. 10

년 이상의 기간 동안, 위장출혈을 일으키지 않는 항염증성 약물을 나는 본 적이 없다. 그 결과 당연히, 위장출혈이 있음에도 이를 모르고 있는 사람들이 무척 많을 것이라는 의심이 생겼다. 만일 그 사람들이 동물성 식품으로 채워진 전형적인 미국식 식사를 하고 있다면, 검고 끈끈한 변을 보게 될 만큼 많은 양의 출혈이 있을 수밖에 없을 거라고 생각한다. 출혈을 일으키는 데 필요한 육체적 활동량이 얼마나 적은지 안다면 사람들은 아마 놀랄 것이다. 육안으로는 보이지 않는 출혈에 대한 검사방법이 있다. 사람들이 집에서 스스로 검사해볼 수 있도록 그 방법을 의사들에게 배울 수 있을지도 모르겠다. 나는 이 검사를 정기적으로 한다. 달리기 대회 때문에 생기는 장출혈 검사를 위한 것이 아니라, 대장암 검사를 위해서이다. 미국 암 협회(the American Cancer Society)는 40세나 50세 이상의 사람들이라면 이 검사를 매년 정기적으로 실시할 것을 권하고 있다.

내가 기억할 수 없는 졸도: 안전이 우선이다

마치 첫 철인3종경기 참가 이전에 모든 다른 의학적 문제들에 대한 논의가 충분히 있어야 했다는 것을 증명이라도 하듯이, 나를 6주간이나 드러눕게 만든 졸도사고가 그 당시에 발생했다. 그 사고가 철인3종경기 대회를 불과 7주 앞둔 시점에 발생한 것이어서 내가 그 대회의 출발선에 설 수 있을 가능성은 매우 회의적으로 보였다.

어떤 대회의 참가를 준비하는 일에는 그 대회의 코스를 파악하는 것이 포함된다. 그 철인3종경기의 사이클 코스는 하와이 섬의 빅아일랜드(Big Island)에 있었기 때문에, 나는 7주 전에 그곳으로 가서 수영, 사이클, 달리기를 연습하기로 했다. 내 부친은 자신이 위험투성이라고 느끼고 있는 하와이의 그런 길에서 자전거를 탄다는 데 대해 온갖 종류의 불안감을 갖고 계셨다. 나 역시 그 길에 대해서는 부친과 다르게 느끼고 있었던 것은 아니다. 위험하다고는 생각했지만, 내 경우는 기꺼이 그 위험을 감수하려 했던 것이다. 비록 내가 전문적 사이클리스트는 아니었지만 납득할 수 없는, 말도 안 되는 위험에 빠지는 일은 절대로 없을 것이라고 막연히 생각하고 있었다.

1984년 8월 말쯤, 나는 자전거를 타고 퀸 카후마누(Queen Kaahumanu) 고속도로의 112마일 코스 가운데 97마일 지점 근처를 천천히 통과하고 있었다. 그곳은 코나(Kona) 시내에서 2~3마일밖에 떨어지지 않은 곳이었다. 내가 마지막으로 기억하는 것은 공항으로 들어가는 분기점을 지났다는 것이었다. 그

때 나는 사이클 코스를 아무 문제없이 완주할 수 있을 것 같은 매우 좋은 기분과 자신에 차 있었다.

그 다음 내가 기억하는 것은 시간이 저녁 10시 30분이라는 것, 그리고 문자 그대로 머리끝에서 발끝까지 통증을 느끼면서 병원 침대 위에 누워 있다는 사실이었다. 나는 간호사에게 무슨 일이 일어났고 내 자전거는 어디 있느냐고 물었다.

"이미 대답을 했어요, 기억이 안 나세요?"라고 말하며 그녀는 웃었다.

여자 의료진 한 사람이 피를 뽑기 위해 다가와서, 나를 마치 잘 아는 듯이 뭔가를 물어보기 시작했다. 나는 완전히 혼란 상태에 빠졌다! 그녀는 웃으면서, "당신은 이미 나에게 최소한 열두 번도 넘게 '무슨 일이 일어났어요? 내 자전거는 어디 있나요?'라고 물었습니다" 하고 말했다.

"내가 당신에게 물었다고요?" 나는 못 믿겠다는 투로 그녀에게 말했다.

"그럼요, 오늘 오후에 피를 뽑을 때, 당신은 눈에 보이는 모든 사람에게 물었어요."

"그렇지만 병원 근무자들은 내 자전거가 있는 장소 같은 것은 몰랐을 것 같은데요"라고 내가 대답했다.

"어쨌든, 당신은 그들에게 뭔가를 물었고 그 사람들이 무슨

대답을 하면, 2분 뒤에 다시 계속해서 같은 것을 묻고, 또 묻고
했습니다.” 그녀가 말했다.

아, 이런 ……. 내 정신은 어떤 충격으로 동요하고 있었다.
나는 여기, 병원에 있지만 어떻게 그곳에 도착했는지도 모르고
있다. 그리고 사람들은 내가 말했다는 사실이 기억도 안 나는
것을 나에게 말해주고 있다. 나는 천천히 이야기의 조각들을
맞출 수 있었다. 지나가던 픽업트럭이 쓰러진 나를 발견하고
자전거에서 떼어낸 것이 분명했다. 내가 의식을 잃은 상태에서
갓길에 쓰러져 있는 것을 발견했던 것이다. 나를 발견한 어떤
운전자가 자기의 CB(Citizen's Band, 개인용 주파수대) 무선통신
으로 앰뷸런스를 불렀다. 앰뷸런스 승무원은 아직 살아 있는지
를 검사하고 나서, 내가 뇌진탕 상태에 있으며 수혈을 할 필요
는 없고 어떤 종류의 충격에 의해 넘어져 있는 상태로, 응급실
로 옮겨서 치료를 받아야 한다고 결정했다.

다행히 나는 헬멧을 쓰고 있었다. 아니, '다행히'라고 말해
서는 안 된다. 그것은 다행일 수가 없는 것이다. 나는 사이클
교실에 출석한 첫날부터 헬멧은 자전거를 타고 달릴 때 절대적
으로 필수불가결한 것이기 때문에 심지어 그것 없이는 한 블록
의 거리라도 달려서는 안 된다고 배웠다. 어쨌든 나는 헬멧이
우지끈 부서질 만큼 지면에 세게 부딪쳤고 머리 측면에 7~8

센티미터 정도의 찢어진 상처가 났다. 실제로 나는 나중에 반 반씩 두 동강이 난 헬멧을 건네받았다. 의사들은 내가 그것을 쓰고 있지 않았더라면 죽을 수도 있었을 것이라고 말했다. 내 두 발은 금속제 발가락 클립이 달린 페달에 단단하게 고정되어 있었다. 금속제 발 고정 장치는 발을 빼기 위해 잘려져 나갔다.

아무튼 나는 병원의 침대 위에서 움직이려고 하고 있었다. 내 엉덩이 부위의 찌르는 듯한 통증이 갑자기 나를 멈추게 만들었다. "아, 도대체 무슨 일이 일어났기에 이렇단 말인가?" 나는 눈물을 참으며 울부짖었다. 병원 근무자들은 내가 아무 문제없이 회복된다는 것을 확신시키려고 노력했다.

나는 "7주 뒤에 철인3종경기에 나가야 합니다"라고 말했다.

그들은 고개를 저었다. "절대, 안 됩니다!"

담당 의사도 역시 고개를 가로 저었다. "안 됩니다! 올해는 잊어버려요. 연말까지 몸을 다 회복하고 나서 내년에 다시 하세요."

그러나 나는 내가 하려고 하는 일에 대해 내 나름의 생각을 갖고 있었다. 나는 이 도전을 위해 너무 많은 투자를 했다. 유방암까지도 나를 멈추게 할 수 없었다면, 다른 그 어떤 것도 내가 철인3종경기에 나가는 것을 막을 수는 없을 것이라고 느꼈다. 침대에서 빠져나가, 매일 매일의 훈련에 복귀하고 싶었다.

나는 암 수술 뒤에 했던 것과 꼭 같은 것을 느꼈다. 바로 작전 짜기를 시작했다. 이는 주로 그때까지 끌어 올려놓은 몸의 컨디션이 무기력하게 되는 것을 원하지 않았기 때문이다. 내가 생각할 수 있었던 것은 어떻게든 그곳에서 벗어나야 한다는 것뿐이었다. 나는 달리기, 수영, 사이클링으로 돌아가기를 원했다. 그렇지만 어떤 다른 것보다 나를 괴롭힌 것은 기억상실증이었다. 공항 입구를 지났던 것은 기억할 수 있었다. 그러나 나는 그곳을 지나 2마일쯤 더 간 지점에서 발견되었던 것이다. 내가 어떤 것에 부딪친 것인지, 나를 돕기 위해 지나던 길을 멈춰 섰다는 사람들 가운데 그 어떤 사람도 생각나지 않았다. 앰뷸런스를 타고 달린 것이나 이마에 난 깊은 상처를 꿰맨 일, 엑스레이 촬영, 채혈, 병원 근무자들이 흔히 '세븐 포인트 랜딩'이라고 부르는 양쪽 손목과 팔꿈치, 무릎, 어깨, 그리고 그 밖의 어딘지 모르는 곳들을 붕대로 칭칭 감던 것도 하나같이 생각나지 않았다. 그리고 뇌에 정전이라도 일어난 듯이 까맣게 기억이 멈춰버린 증상도 나타났다. "무슨 일이 일어난 거예요? 내 자전거는 어디에 있어요?"

간호사들은 내 말을 들으면서 재미있어 하는 것 같았지만, 나는 정말 기분 나빴다. 왜 기억이 안 나는 것일까? 당시 전화를 받고 온 담당 의사는 프랭크 페런(Frank Ferren) 박사였다.

그는 철인3종경기 선수였고, 나중에 밝혀진 사실이지만, 그 이전에 많은 자전거 사고 환자들을 치료한 경험이 있었다. 그는 내 증세를 순행성 기억상실증과 역행성 기억상실증이 함께 나타나는 복합 기억상실증이라고 설명했다. 이는 뇌에 충격을 받은 뒤에 때때로 나타나는 증상으로 충격이 있은 바로 직후에 생긴 일이나 직전에 생긴 일을 기억하지 못하는 증상이었다.

병원생활을 한 일주일쯤 하게 되자, 나는 머릿속으로 뇌세포 구석구석을 파내다시피 하면서 시간을 보냈다. "기억해봐, 제발 …… 기억해 내라고!" 내가 갑자기, 바늘 같이 예리한 통증을 기억해낸 것은 사고가 나고 몇 달이나 지난 뒤, 여전히 뇌세포 속의 기억을 찾아 헤매고 있던 어느 날이었다. 그것은 머리에 난 상처를 꿰매는 기억이었다. 그 다음 엘리베이터 모습이 희미하게 되살아났다. 그때는 바퀴 달린 환자운반용 들것에 실린 채 입원실로 가고 있었다. 그리고 서너 명의 사람들이 나를 들것에서 들어 올리려고 하는 것이 생각났다. 내가 가만히 있었던 것은 아니었던 것 같다. 사람들이 나를 들어서 침대로 옮길 때 통증 때문에 비명을 질렀다.

엉덩이 통증은 일주일이 지나도 차도가 없었다. 호놀룰루로 돌아가서 정형외과 전문의를 만나러 갔을 때, 의사는 뼈 스캔 검사를 해야 한다고 말했다. 이 검사는 방사선 물질을 피 속으로 주사하고 두 시간 이상의 시간이 지나고 난 뒤에 이 물질이 뼈의 부상 부위에 모이는 현상을 촬영해서 골절을 밝혀내는 검사였다. 이 검사를 통해, 나는 골반 골절 부상이라는 것이 밝혀졌다.

예정된 나의 첫 철인3종경기 참가는 위기에 처하고 말았다. 당장 그 주말에 열리기로 되어 있었던 와이키키 러프워터 수영 대회(the Waikiki Roughwater Swim)에도 참가해야 했다. 그 대회는 나에게 매우 중요했다. 왜냐하면 그것은 철인3종경기의 첫 번째 코스 대신 열리는 대회였기 때문이다. 내가 그 대회에 참가하지 못한다면 정말 곤경에 놓이게 될 것이다. 어떻게든, 무슨 수를 써서라도, 철인3종경기의 출발을 위해서는 그곳에 가 있어야겠다고 생각했다. 나는 대회 참가를 정말로 포기한 적은 결코 없었기 때문이다.

정형외과 전문의는 뼈 스캔사진을 불을 켠 벽면에 붙였다. 그는 고개를 저으면서, "안 됩니다. 골절이 확실합니다. 목발을 집고 다녀야 하는 기간이 6~8주는 될 겁니다. 철인3종경기는 포기하세요"라고 말했다.

거의 절망 상태에서 나는, "수영은 어때요? 수영은 골절 회복에 도움이 될 겁니다. 그렇지 않은가요?" 하고 물었다.

그는 마치 정신 나간 사람을 보는 듯한 시선으로 나를 바라보면서 거의 호소하는 목소리로 말했다. "제발 그 뼈들이 아물어 붙을 수 있게 해줍시다! 이런 상태에서 계속 움직이면, 골반에 영구적 손상이 생길 수도 있습니다. 골 괴사(necrosis) 위험도 있고요! 뼈가 죽는다는 말입니다!"

그때 나는 정말 입장이 곤란했다. 그 의사에게 퇴원한 직후부터 매일 수영을 해왔다고 말할 수는 없었기 때문이다. 그에게 골반 부위를 계속해서 움직이지 않기 위해, 또 발과 다리로 물을 차지 않기 위해 내가 얼마나 조심했는가를 얘기한다고 하더라도 이해해줄 것같이 보이지 않았다. 결국 완전히 겁을 먹고 기가 꺾인 나는 포기를 했다. '그래, 저 사람들 말이 맞아, 그만 두어야 해.'

그러나 그 생각은 내가 집에 도착할 때까지만 지속되었다. 가는 동안에 두려움은 슬그머니 사라지고 없었다. 그리고 나는 러프워터 수영 대회에서 최소한 출발이라도 할 수 있는 무슨 방법이 없을까 하고 궁리하고 있는 나 자신을 발견했다. 수영 2.4마일 코스를 따라 서핑보드를 탄 코스감독들이 감시하고 있을 것이기 때문에 일단 출발만 하면 언제 포기해도 문제는 없었다.

이제 남아 있는 문제는 내가 출발지의 물속으로 들어가서 수영을 시작할 때 내 목발을 받아서 그것을 2.4마일 떨어진 곳,

결승선이 설치된 해변의 물속으로 갖고 걸어 들어와서, 내가 해변 모래사장 위 결승선까지 목발을 짚고 걸어 나갈 수 있도록 목발을 건네줄 사람을 구하는 것이 전부였다. 사람들은 내가 그 대회에 참가하려고 하는 것만 해도 미쳤다고 생각했지만, 그들이 도와주든 아니든 관계없이 대회에 참가하겠다는 것이 나의 확고부동한 결심인 것을 알고 나서는 마침내 대회 참가에 모두 동의했다.

그렇게 해서, 1984년 대회에서 나는, 3종경기의 수영은 상체를 주로 사용하는 운동인 것을 알게 되었다. 그 대회에서 완주한 기록은 그리 늦은 편이 아니었고, 내 질질 끌리는 다리도 물속에서는 방향타 역할을 했다. 그리고 나는 내가 하기를 원하기만 한다면 '해서는 안 되는 것'이라도, 비록 충분히 나쁜 기록밖에 낼 수 없을지라도 할 수는 있다는 것을 알았다.

그런데 이는 의사들이 틀렸다고 말하는 것은 아니다. 가장 안전한 길은 부상 뒤에 쉬는 것이라는 점은 확실하다. 하지만 부상에도 불구하고 연습을 계속하면 대회에 참가할 기회를 잡을 수 있다는 말이다. 나는 정말 운이 좋았고 실제로도 의사들이 예상한 것보다 훨씬 빨리 부상에서 회복되었다. 예상된 6~7주의 기간 대신 4주 만에 목발을 벗었다. 많은 부상 경험과 일곱 번의 수술에 근거를 두고 볼 때, 나는, 건강한 육상인의 부

상 회복이 주로 의자에 앉아서 생활하는 평균적인 사람들의 회
복 속도보다 훨씬 빠르다는 것을 알게 되었다.

빠르게 회복하기

나머지 기간의 회복은 가속도로 진행되었다. 러프워터 수영
대회를 마친 뒤에 나는 고정 자전거타기를 시도해볼까 하는 생
각을 즐기면서 시간을 보냈다. 그 다음 한 주 동안 내 자신과
씨름을 계속했다. 그리고는 '알게 뭐냐, 그러다가 정 아프면 그
때 가서 중단하면 되겠지' 하고 생각했다. 과연 시작한 지 2분
이 지나자 확실하게 아픔이 시작되었다. 나는 더 고집을 피우
지 않았다. 그리고 실제로 낙담하지도 기가 꺾이지도 않았다.
왜냐하면 모든 게 제대로 나을 때까지 나는 언제까지나 다시
시작할 것을 알고 있었기 때문이다. 그리고 그날이 언제일지도
정확하게 알고 있었다. 다음날 아침 나는 회복하는 데 필요한
또 다른 24시간이 생겼다고 생각했다. 이제는 다시 시도할 시
간이다!

놀랍게도 이번에는 통증이 느껴질 때까지 4분을 탈 수 있었
다. 세 번째 날에는 타는 시간이 다시 두 배로 늘었다. 회복률

을 계산하면서 나는 매우 흥분했다. 그때 나는 수영 코스는 별 문제 없이 잘해낼 것이라는 건 이미 알고 있었다. 거기에다 이번에는 사이클 코스도 마찬가지로 잘될 것 같이 보였다. 과연 그 이후 매일 매일은 엄청난 회복속도를 확인할 수 있는 기간이었다. 또한 나는 역설적으로 사고 이후 약 5주 뒤에 ≪호놀룰루 애드버타이저(The Honolulu Advertizer)≫〔당시 하와이의 발행부수 기준 최대 신문. 발행인이 바뀌면서 2010년 6월 이후부터는 ≪호놀룰루 스타 애드버타이저(The Honolulu Star Advertizer)≫로 제호가 변경 __ 역자 주〕에 의해 '세기의 자전거타기(Century Ride)'란 사이클링 행사에 선수로 선정되었다. 이 행사는 내가 100마일 사이클링이 가능한지를 시험해볼 수 있는 좋은 기회였다. 너무나도 놀랍고도 기뻤던 것은 별로 큰 통증 없이 100마일 전 코스를 자전거로 완주했다는 사실이었다. 그때 나는 정말 실감이 났다. 철인3종경기 중 최소한 앞의 두 개 코스는 이미 완주를 해낸 것이다. 사고 5주 후의 병원 정기검사에서 나는 의사에게 예상했던 일정보다 훨씬 빨리 회복되는 것 같다고 말했다. 그는 여기저기를 손으로 찌르고 두드려보면서 내가 통증으로 소리를 지르지 않는 것을 보고 무척 만족스러운 표정을 지었다.

그는 허리에 양손을 얹고 몇 발자국 뒤로 물러섰다. 그런 다음에 "자 그럼 어디, 걸을 수도 있는지 한번 보여주시죠" 하고 말했다. 병원에 일주일 동안 입원을 했고 4주일이나 목발을 짚고 있던 뒤여서 나는 그 말에 거의 공포감을 느꼈다.

"걸으라고요?" 내가 말했다.

나는 갑자기 겁이 났다. 나는 어느새 저 목발에 익숙해져 있었고 실제로 목발 없이 걷는 것을 공개할 준비가 다 되어 있는 가에 대해서는 자신이 없었다. 만일 못 걷는다면? 그때 철인3종경기는 2주 앞으로 다가와 있었다. 천천히, 조심스럽게 오른쪽 발에 체중을 조금 실었다. 괜찮은 것 같았다. 체중을 좀 더 실었다. 여전히 괜찮았다. 의사가 받쳐주던 손을 치우자, 나는 나머지 체중을 모두 그 쪽 발에 옮겨 실었다.

나는 "오, 하느님!" 하고 소리를 질렀다. 서 있는데도 아무데도 아픈 데가 없다니! 또 다른 쪽 발로 체중을 천천히 이동해서 옮겨갔다. 이번에는 왼쪽 발이었다. 그러고 나서, 오 하느님, 통증 없음! 또 다른 발걸음, 그리고 그 다음 한 발도 문제가 없었다. 나는 기쁨 속에 흠뻑 빠졌다. "난 나았어, 다 나았어!"

"좋습니다, 이제 긴장은 푸십시오." 의사가 말했다. "아직 가야 할 길이 머니까, 지금 너무 기뻐 날뛰다가 괜히 무리하시면 안 됩니다."

그 다음날 아침, 나는 2분간을 달렸다. 그리고 달리기 훈련으로 되돌아가는 과정 역시 사고 이후 사이클링으로 되돌아갔던 경우와 꼭 같을 것이란 생각이 들었다. 그러나 이제 철인3종경기는 불과 13일 앞으로 다가와 있었고, 나는 그 대회에서 마라톤 풀코스를 달려야만 했다. 나는 계속해서 연습시간을 두 배씩 늘려갈 수는 없었기 때문에 어쩔 수 없이 대회 일주일 전에 12마일 달리기를 마치는 것으로 훈련을 중단했다. 그 시점에 나는 이제 무슨 일이 일어나도 괜찮다는 생각이 들었다. 왜냐하면 결과가 어떻게 되든지 일단 출발선에 설 수 있게 되었으니까, 내가 달릴 수 있는 만큼만 달리면 된다는 생각이었기 때문이다.

나중에 밝혀진 것처럼, 나는 생애 첫 철인3종경기를 놀랄 만큼 훌륭하게 완주했다. 대회 전 7주 동안 일어났던 그 모든 일들 때문에 내 마음 속에는 대회 끝까지 기권하지 않겠다는 일념뿐이었다. '경주를 한다'라는 생각은 조금도 떠오르지 않았다. 나중에 알고 보니까 그것이야말로 나에게는 최선의 것이었다. 그런 생각이 나로 하여금, 스스로 내 페이스를 지키게 만들어주었고, 그 결과 14시간 59분의 기록으로 완주에 성공할 수 있었다.

공식기록은 다음날 아침이 되어서야 알 수 있었다. 내 기록이 같은 연령대의 입상권에서 1분이 모자란다는 사실을 알았을 때, 나는 너무나 흥분한 나머지 바로 다음 훈련 스케줄을 짜기 시작했다. 지난 7주 동안 훈련을 제대로 할 수만 있었더라면 어떤 기록을 낼 수 있었을까 생각 좀 해보라고 스스로 마음속으로 외쳤다. 다음 해까지만 기다려라! 더구나 다음 해 초부터 나는 50~54세의 새로운 연령대로 들어가게 된다. 그렇게 되면 내가 속한 연령대에서 가장 젊은 나이가 되니까 그 이전의 내 연령대에서 가장 늙은 나이인 것보다 얼마나 더 유리한가 말이다.

자, 이제는 구급차에 실려 갔던 그 일만을 절대로 잊지 않으면 된다.

18

몸과 삶을 모두 재건하기

암 선고를 받고 유방절제 수술을 준비하고 있던 저 비참한 날들의 와중에서도 한 줄기 햇빛이 보였다. 나는 전에 유방재건 수술에 관해 읽었던 것들이 기억이 나서, 절제 수술을 할 의사에게 그것에 관해 물었다. 그는 병원 성형외과 담당 의사와 그것에 대해 상담을 할 수 있도록 주선해주겠다고 말했다.

내가 읽었던 책들 가운데 한 책에 따르면, 유방재건 수술에 대해서는 '괴담' 같은 이야기가 하나 있었다. 상당수의 성형외과 의사들이 그 당시에도 여전히 믿고 있었던 이야기였다. 즉, 유방재건 수술은 유방절제 수술을 하고, 약 2년이 지난 뒤에 시술해야 한다는 주장이었다. 여자들이 그것 없이 최소한 2년 정도의 기간이 지난 뒤가 되어야 유방재건 수술을 했을 때 수술이 어떻게 되더라도 그 수술에 대해 고맙게 생각한다는 내용인 것 같았다. 그 당시는 지금처럼 수술 기술이 크게 발달된 때도 아니었던 것 같다. 그리고 사실상 몇 안 되는 가장 성공적인 시술결과라고 하더라도 그 결과물은 그로테스크한 것에 가까웠던 모양이다.

나는 유방절제 수술을 받기 이전에 성형외과 의사를 만나고 싶었지만 그는 '너무 바빴다'. 나는 실망했다. 내가 읽었던 또 다른 책에 따르면, 성형외과 의사가 유방절제 수술을 하는 현장에 함께 참여해서 나중에 할 재건 수술을 복잡하게 만들거나 지장이 없도록 절제 수술 과정을 확인해야 한다고 했기 때문이다. 나는 내게 주어진 형편대로 하는 것 이외에는 다른 선택의 여지가 없었다. 나중에 드러났지만, 성형외과 의사가 거기에 참여해야 한다는 것은 충분한 이유가 있는 말이었다.

약 2달 뒤, 드디어 성형외과 의사를 만났을 때, 그는 새 유방이 예정된 위치의 거의 중앙에 배농관을 꽂았던 두 개의 흉터를 발견했다. 그는 고개를 가로 저으면서, 그것들이 거기 있는 것은 매우 좋지 않다고 말했다. 왜냐하면 수술 결과로 생긴 흉터 부위의 조직은 그가 해야 하는 수술을 좀 더 어렵게 하기 때문이다. 항의해봤자 얻을 게 아무것도 없다는 것을 깨닫자 긴

한숨만 나왔다. 그러나 나의 첫 번째 유방절제 수술과 두 번째 수술 사이에는 한 가지 변화가 있었다. 두 번째 시술에서는 재건 시술을 받을 부위에서 완전히 벗어난 등 쪽에 가까운 위치에 그 흉터자리가 생겼기 때문이다. 최소한 한 가지 진보는 있었다는 사실에 기분이 좋았다. 그러나 다른 여자들이나 다른 외과 또는 성형외과 의사들이 이와 같은 진보된 수술 정보를 공유하고 있는지는 의심스럽다. 실제로 오늘날에 와서는 의사들이 유방절제와 성형, 이 두 가지 수술을 동시에 하는 경우도 많이 있을 것이다. 나는 그런 식으로 수술 받은 두 명의 환자들을 만나보고 자기들이 얼마나 운이 좋은지 모르고 있는 것을 알고 놀랐다. 한 수술 환자는 모든 유방암 환자들이 그런 방법으로 수술을 받는 것으로 생각하고 있었다.

내가 성형외과 의사를 처음 방문했을 때, 그는 내 몸을 검사해보고 내가 아주 우수한 상태의 재건 성형수술 후보자라고 말했다. 나는 의기양양했으며 언제 수술이 가능한지 물었다.

의사는 "흉터 부위의 조직이 부드럽게 되고 피부가 이식수술을 받아들일 만큼 충분히 늘어난 때라면 언제든지 가능합니다"라고 말했다.

외과의사들은 피부 밑이나 피하지방 속에 있는 전이성 암세포를 찾아내서 제거하기 위해 가능한 한 크게 피부를 베고 피하지방을 도려낸다. 그 자리에 일부가 남게 된 늘어진 피부는 민 가슴과 도려낸 상처를 덮는 데 쓰인다. 그 결과 상체의 윤곽은 사춘기 이전의 어린애보다 더 납작한 가슴으로 변한다. 갈비뼈는 돌출하고, 어떤 방향으로든 팔을 움직이기가 어렵다. 몸통을 둘러싼 피부가 단단하게 조여져 있어서 더 늘어나지 않기 때문이다. 성형외과 의사는 흉터 부위의 조직이 부드러워지고 피부가 늘어나는 데는 최소한 6개월에서 1년이 걸릴 것이라고 말했다. 하지만 아예 그렇게 되지 않아버리는 경우도 있을 수 있다. 그럴 경우 의료진은 피부조직을 조각조각 이식하는 수술을 하게 되는데, 그것은 도저히 좋게 받아들이기 어려운 일이었다. 그래서 나는 아주 신경을 많이 써서 피부를 늘이는 운동을 했고, 상당한 정도에 이르기까지 해당 부분의 피부를 잡아당기기까지 했다. 그것은 효과가 있었던 것 같다. 왜냐하면 4개월째에 성형외과 의사의 3차 진료를 하러 갔을 때, 그는 상태가 많이 좋아졌다고 말했기 때문이다. 우리는 2개월 뒤에 수술을 하기로 일정을 잡았다.

돌이켜 보면 내가 어떻게 그 세월들을 견디어왔는지 모르겠다. 샤워를 할 때나 수영을 할 때 또는 거울을 흘깃 쳐다볼 때마다 가슴이 없는 모습이 그대로 의식될 뿐 아니라 유방암에 걸렸던 사실도 머릿속에 적나라하게 떠올랐다. 보형물로 브래지어를 채워 넣고 있는 것만 해도 제대로 기능을 해내지 못했다. 팔을 들어 올릴 때마다 브래지어가 통째로 딸려 올라갔다. 그리고 팔을 내리면 브래지어와 그 속의 보형물은 위쪽에 그대로 있었다. 살아가기가 이렇게 불편하고 비참하단 말인가! 나는 수술하는 날까지 아예 숨을 딱 멈추고 있었으면 하는 심정이었다.

수술하러 병원에 갔던 날, 모든 통상적인 수술 전 검사를 받아야만 했다. 그러나 이번에는 이전 경우들과는 달리, 대단한 기쁨과 들뜬 기분을 느끼면서 검사를 받았다. 피를 뽑을 때도 채혈실에서 이를 드러내며 웃었다. 심전도 전문가인 여자 근무자가 심장 상태를 검사할 때도 나는 이 병아리 가슴 같은 모양 위에 전극이 닿는 것은 이번이 마지막이라고 계속 주절거렸다. 그 여자 근무자는 나에게 아무 관심도 보이지 않은 채 마치 심전도 측정기에 문제가 생긴 것 같은 표정을 하고 있었다. 나는 뭔가 잘못 되었는지 물었다. 그녀는 그때서야 얼굴을 돌리면서 나에게, "달리기를 하세요?"라고 물었다.

"그런데요, 왜요?" 하고 내가 되물었다.

"그러니 설명이 되네요" 하고 그녀가 말했다. "심박 수 44가 나왔습니다!" 성인의 평균 심박 수가 약 72이기 때문에 44가 나온 것은 가장 건강한 범주에 속한다는 것을 뜻했다. 그녀는 그 이전에는 한 번도 그렇게 낮은 심박 수를 가진 여자를 본 적이 없었던 것이다.

그때 성형외과 의사가 자줏빛 마크 펜을 들고 와서 내 몸에 온갖 종류의 표식을 그렸다. 두 젖꼭지가 평행을 이루도록 가슴을 가로지르는 젖꼭지 선을 그렸고, 유륜(乳輪; 젖꼭지 주위의 검게 착색된 둥근 부분)을 만들기 위한 두 개의 작은 원과 젖무덤이 접히는 부분(the inframammary fold; 유방의 하부곡선을 말하는 의학 용어)을 표시하기 위해 아래쪽에도 두 개의 선을, 그리고 귓불과 넓적다리에도 표시를 그려 넣었다.

내 귓불은 빚어져서 두 개의 젖꼭지가 될 피부 속에 박히는 일종의 쐐기로 쓰일 예정이며 넓적다리 윗부분은 두 개의 유륜을 위한 피부를 만드는 데 쓰일 예정이었다.

"딱 어울리는 핑크색도 약간 나도록 합시다" 하고 성형외과 의사는 농담도 했다.

그날 밤 병원에서 좀처럼 잠을 이룰 수가 없었다. 성형외과 의사는 내게 새 유방의 정확한 크기와 위치에 관한 나의 선택은 이제 되돌릴 수 없는 것이라고 인식시켰다. 그는 내게 확실히 해두는 편이 더 나을 것이라고 말했다. 나는 밤중에 몇 번이나 일어나서 거울을 보고 점검했다. 그것들이 너무 크지는 않을까, 너무 작지는 않을까? 너무 높은 것은, 너무 낮은 것은 아닐까? 너무 떨어져 있거나, 너무 붙어 있는 것은 아닐까?

'아니, 이럴 수가 ……' 하는 생각이 들었다. 원래 내 유방이 어떻게 생겼었지? 기억이 나지 않았던 것이다! 그때 나는 어쩌면 그 외과의사들이 하던 생각이 옳았을지도 모른다는 생각이 떠올랐다. 즉, 환자들을 좀 기다리게 만들어라, 그러면 시술결과가 어떤 것이든 그들은 감지덕지할 것이라는 생각 말이다. 수술 뒤 첫 한 달 동안은 상처의 치유가 비교적 잘 되는 것 같이 느껴졌다. 그런데 어느 날 한 쪽 '유방'이 약간 더 높다는 것을 발견했다. 아니면 다른 쪽이 너무 낮았던 것인가? 어느 쪽이든 간에 2개월의 기간이 지나가자 그런 문제가 눈에 들어온 것이다. 나는 검사를 받기 위해 병원에 가서 양쪽 유방이 짝짝이라는 점에 대해 이야기했다. 성형외과 의사는 내 걱정을 무시했다. 그의 말에 따르면 인체에서 짝을 이루는 부분은 그 어떤 것도 두 짝이 똑같은 것은 없다는 것이다. 말하자면, 우리의 발 두 개는 그 크기가 서로 다르며, 다리는 길이가 서로 다르고, 기타 등등도 모두 서로 다르다는 것이었다. 그에 대해 나는 한편으로 동의할 점도 있지만 이번 경우는 그 동의할 정도를 넘었다고 말했다. 나는 화물이 한 편으로 쏠리는 바람에 한 쪽으로 기울어진 배와 같다고 느꼈다. 내가 주장을 누그러뜨리지 않는다는 것을 알자 그 의사는 마침내 교정수술에 동의했다.

이때쯤에는 이미 수술에 익숙한 사람이 되어 있어서, 또 한 번 수술을 한다는 생각 같은 것은 조금도 걱정이 되지 않았다. 그것은 마라톤과 많이 닮은 하나의 과정이라고 생각된다. 원하는 목표점까지 가기 위해서는 때때로 많은 불편을 감수하지 않으면 안 되며, 결국 마라톤에서처럼 그런 일들이 모두 가치가 있는 것이다. 오늘날에는 그 모든 과정이 거꾸로 변했다. 새 유방들은 어찌나 완벽하게 내 자신과 내 몸의 이미지의 일부로 되어버렸던지, 내가 이전에 어떤 모습이었는지조차도 생각나지 않을 정도다. 그리고 이 모든 것 가운데 가장 좋은 소식은 나이가 더 들어도 그것들은 절대 쪼그라들어 작아지지 않을 것이란 사실이다. 종종 나는, 두 개의 멋지고 높고 단단하고 둥근 유방을 가지고 있는 90대 연령의 여자 3종경기 선수 이미지를 머릿속에 떠올리면서 혼자서 키득거리며 웃는다.

19

하와이 섬 코나의 철인들

하와이의 빅아일랜드(the Big Island) 섬에 있는 코나(Kona)라는 작은 마을은 매년 10월 철인3종경기 참가자들이 도착하기 시작하면 그 모습이 바뀐다. 수많은 3종경기 선수들이 갖고 있는 긴장감이나 진지함이 마을 분위기를 소름이 끼칠 정도로 경직시킨다. 알리 드라이브(Alii Drive)는 수영 코스의 출발과 도착, 사이클 코스의 출발과 도착, 그리고 달리기 코스의 출발과 그 마지막 피날레인 마라톤의 결승선이 설치되는 곳이다. 이곳의 도로 6마일은 처음부터 끝까지 군중들과 연도에 주차한 차들로 가득 찬다. 이들이 그곳에 모이는 이유는 이곳 주민들이 자기 지방 특유의, 각자 가정에서 만들어온 듯한 방식의 응원을 하면서, 참가 선수들이 필요로 하고 합법적인 것이라면 어떤 종류의 지원이든 모두 제공하기 위한 것이다. 그러나 그곳은 또한 모든 응원이 끝나는 지점이기도 하다.

코나부터 하위(Hawi)까지, 56마일의 도로가 앞으로 펼쳐질 역경을 잘 모르는 불쌍한 사이클 선수들을 기다리며 놓여 있다. 이 도로는 뜨겁고 검고 용암으로 뒤덮인, 황량하고 쓸쓸한 길이다. 그리고 철인3종경기의 세 번째 코스인 마라톤을 위해 일단 마을을 다시 출발하면, 이미 지칠 대로 지친 러너들은 공항을 지나 마라톤 반환점까지 10마일이 넘는 전과 똑같이 황량한 도로를 통과하지 않으면 안 된다. 그 구간은 살인적인 더위와 지루함 이외에는 아무 것도 없다. 그 끝없이 이어지는 지루한 길은 가장 열정적으로 경기에 참가하고 있는 선수들조차도 모든 에너지와 수분, 그리고 경기의 목표까지를 전부 다 흡수당하는 것처럼 느낄 정도다.

이런 것들이 나의 여섯 번째 철인3종경기를 앞둔 한 주일 내내 마음속에 있었던 생각들이었다. 내가 느끼기에 내 몸은 심한 훈련을 계속 감당할 만큼 충분히 강했지만, 모든 3종경기 선수들 사이에는 '테이퍼(taper, 훈련량 줄이기)'라는 말이 있다. 테이퍼한다는 것은 인체가 에너지와 힘을 회복할 수 있도록 일정 기간 동안 심한 장거리 훈련을 전부 쉰다는 뜻이다.

모든 3종경기 선수들이 공통적으로 저지르는 가장 큰 잘못은 너무 지친 상태로 경기에 나선다는 것이다. 에너지가 넘쳐날 때 훈련량을 줄이는 테이퍼링은 역시 매우 어려운 일이다. 도저히 가만히 앉아서 쉴 수가 없다. 선수들은 모두 이제 곧 훈련량 줄이기를 시작할 것이라고 말한다. 그런 다음에 결국은 '어깨를 풀기 위해 짧은 수영을 딱 한 번만 한다'거나 '다리를 풀기 위해 짧은 코스 사이클링을 한 번만 한다', 아니면 '과도한 에너지를 정리하기 위해서 짧은 달리기를 한 번만 한다'라고 말하게 된다. 그러나 물론, 그런 것들을 한 번 시작하면 마치 '감자칩 딱 한 개만' 하면서 감자칩을 먹기 시작하는 것과 같다. 한 개로 끝날 수가 없다!

너의 코스를 알지어다

너무 늦게 도착해서 다른 것을 할 시간적 여유가 없어서, 바로 수영, 사이클, 그리고(또는) 달리기 물품 등등을 점검하는 일을 실제로 가장 마지막 순간에 해야만 하는 사람들이 있는 것과 마찬가지로, 대회 전날 밤에 수영을 하는 사람들도 늘 있다. 경기의 기본적 규칙 가운데 하나는 '코스를 알라'는 것이다.

이것은 하와이 섬 코나에서 열리는 철인3종경기 대회의 경우에 특별히 꼭 맞는 말이라고도 할 수 있다. 왜냐하면 전 세계로부터 이 대회에 참가하러 오는 선수들이 특별히 많고, 그 많은 선수들 중에는 그 전에 미국에조차 한 번도 와본 적이 없는 사람들이 대부분이며, 더구나 하와이 섬 코나까지 와본 적이 있는 사람은 거의 없기 때문이다. 자주 나타나는 코스의 극한적 기상조건은 물론이고, 그 코스에 낯선 선수들이 대부분이라는 사실이야 말로 코스 자체가 40마일이 넘는 장거리일 경우에는 상당히 많은 문젯거리를 제공하게 마련이다. 어떤 해에는 바람이 너무 세게 불어서 사이클 참가자들이 문자 그대로 그들의 자전거로부터 바람에 날려서 떨어진 경우도 있었다. 바다는 수영자들이 멀미에 시달린 나머지 수영을 계속할 수 없을 만큼 파도가 아주 거칠어질 수도 있다. 멀미로 인한 구토 때문에 수영자들의 몸에 힘이 다 빠져버린다. 만일 당신이 러너라면, 화씨 114도(섭씨로 약 45도)의 폭염 속에서 달린다는 것이 어떤 것인지 잘 알 것이다. 말할 것도 없이 새로 참가하는 선수들은 코스에 대해서 무척 걱정을 하게 된다. 그렇지만 큰 위험을 감수하지 않고는 시원한 저녁시간에 코스를 점검할 수조차 없다. 도로에 어떤 형태의 가로등도 없기 때문이다. 철인3종경기가 열리는 날짜들은 실제로 음력에 기초해서 선택된다. 선수들이 그 코스를 완주하려면 대부분은 한밤중까지 달려야 한다. 주로를 비추는 보름달의 밝은 빛은 마지막 완주선까지 이르는 길을 찾아서 달리는 많은 선수들을 인도해줄 수 있다.

나는 마음속에 불안감이나 긴장감 같은 것들이 나도 모르게 차오르는 것을 언제나 느끼고 있었다. 계속해서 스스로에게 이전에 이 코스를 여러 번 완주했기 때문에 이번에도 문제없이 해낼 거라고 상기시키고 있음에도, 여전히 심한 걱정을 떨칠 수가 없었다. 오히려 이 대회에 처음 참가하는 사람들이 부럽기까지 했다. 아무튼 그들은 코스에 일단 나서면 얼마나 힘든 일을 당하게 되는지를 아직 모르고 있을 테니까. 나는 또한, 이전의 다섯 개 대회에서 매번 내가 운이 좋았다는 사실을 알고 있었다. 그리고 앞으로 언젠가는 그런 운이 뒤바뀌어서 불운이 나를 사로잡을 수 있다는 것도 알고 있었다.

나의 공포감 중 몇 가지는 자전거의 기계적 문제점들에 집중되어 있었다. 나는 앞바퀴 살(spoke)이 12개, 뒷바퀴 살이 18개인 경주용 자전거를 탄다(보통 자전거의 앞, 뒷바퀴 살의 총 개수는 36개다). 공기저항과 무게를 최소화할 수 있도록 배려한 이런 적은 수의 자전거 바큇살 때문에, 이 자전거는 나에게나 또는 이런 자전거를 바라보는 사람들에게 안도감을 주기엔 역부족이다. 보통은 이런 자전거를 보면 깜짝 놀란 표정을 짓기

일쑤다.

그런 회의론자들은 "그 바퀴들은 당신의 체중을 지탱해줄 수 있을 것 같아 보이지 않는데요"라거나 "저보다 배짱이 더 좋군요, 부인" 하고 말한다. 그러나 나는 그것들이 보통의 36개 살을 가진 바퀴들보다 더 강하지는 못해도, 같은 정도로 강하다는 것은 알고 있다. 그리고 그렇게 알아도 될 만큼, 그 자전거는 그때까지 잘 기능을 해줬다. 다섯 번의 철인3종경기에서 자전거 사고 또는 자전거로 인한 곤란한 일들이 한 번도 없었던 것도 사실이다.

하지만 지금 생각해보면, 어느 한 대회에서 문제가 생긴 어떤 순간이 있었다. 나는 사이클 코스의 마지막 질주구간을 스피드를 죽이지 않으려고 정신을 집중하면서 달려내려 오고 있었다. 그런데 갑자기 앞바퀴가 한 회전할 때마다, '딸각 딸각……' 하는 소리가 났다. 나는 공포에 질려 거의 정신이 없었다. 당장이라도 바퀴가 찌그러져 내려앉을 것 같다는 생각이 들자, 브레이크를 잡아서 속도를 줄이려고 했다. 그래야만 넘어져도 바닥에 부딪치는 충격을 줄일 수 있을 것 같아서였다. 그 다음 나는 문제를 해결해야겠다는 마음이 들어서 자전거를 멈출 것을 생각했다. 그러자 내가 가진 기계 다루는 솜씨가 얼마나 어설픈지에 대해 이전부터 갖고 있었던 모든 불안한 기억들이 한꺼번에 밀려들었다. 겁을 먹은 나는 가장 손쉬운 해결책을 취했다. 계속 페달을 밟고 달려갔던 것이다. 그 '딸깍 딸깍' 하는 소리는 약해지지 않고 계속해서 이어졌지만, 다른 일은 아무 것도 일어나지 않았다. 마음이 조마조마하긴 했지만 되도록 사이클 코스의 골인 지점에 가까운 곳까지 가기로 결심했다. 그래야만 바꿈지역의 자전거 거치대까지 자전거를 운반해야 하는 거리를 줄일 수 있기 때문이다(3종경기의 규칙에 따르면, 사이클 선수와 그의 자전거가 동시에 결승선에 들어와야 한다고만 규정되어 있다. 즉, 자전거를 반드시 타고서 완주선을 통과할 필요는 없다. 들고 들어와도 된다!).

그때쯤에 내 다리는 공포감 때문에 체내에서 분비되었던 아드레날린이 소진됨에 따라 힘이 빠진 채 후들거리기 시작했다. 아무리 축소해서 말해도 그때의 나는 불안하기 짝이 없는 난파선 신세였다. 그러나 여전히 아무 일도 일어나지는 않았다. 바퀴들은 여전히 돌고 있었고 나는 여전히 자전거 위에 똑바로 앉아 있었다. 바로 그때 완주선이 시야에 들어왔다. 나는 스피드를 더 높여서 완주선을 통과한 다음, 그곳에 자전거를 버려두고 달리기 코스를 출발했다. 자전거에 무슨 일이 있었는지 발견한 것은 달리기가 끝나고 난 뒤였다. 바큇살에 고정되어 있던 속도감지기의 부착장치가 느슨하게 풀려서 달랑거리며 매달려 있다가 바퀴가 돌 때마다 매번 브레이크에 부딪쳤던 것이다. 내가 지금에 와서도 속도계 연결 장치의 나사가 풀리지 않았는지 검사를 자주하는 이유가 그때 그 잘못된 속도감지기 때문임을 여러분은 짐작할 수 있을 것이다.

그런데 마라톤 코스에서는 잘못될 수 있는 온갖 것들이 모두 존재한다. 2.4마일의 수영과 112마일의 사이클링을 마친 뒤에 그보다는 훨씬 짧은 거리지만 자그마치 26.2마일을 달린다는 생각을 할 때마다, 나는 아직도 믿기지가 않아서 고개를 젓는다. 내가 보기에 그것은 논리적으로 도저히 해낼 수 없는 일이다. 특히 100마일의 자전거 훈련 주행 뒤에 112마일의 오아후(Oahu) 일주 자전거 대회까지 마치고 간신히 절뚝거리면서 완주지역으로 걸어올 수 있었던 경우라면, 그 뒤에 다시 그만한 거리의 마라톤 코스를 달린다는 것은 도저히 불가능할 것 같다.

이것이 나에게 가르쳐준 교훈은, 인간은 꼭 해야 할 일에 부닥치면 그것을 해낸다는 것이다. 그리고 마음속에 무언가 프로그래밍을 해서 작정을 하면, 일반적으로(나는 '일반적으로'를 강조한다) 몸은 그것을 끝까지(그 끝이 언제 다가오든 간에) 완수해낼 것이라는 점이다. 이것이 내가 다양한 외부적 또는 내부적 악조건들을 극복하는 방책이기도 하다. 내 눈앞에 닥친 일을 그대로 목표로 삼아 성취하며 그 상태로 계속 진행하는 것이다. 그러나 이 방책은 언제나 통하는 만사형통의 방책은 아니다. 그런 생각이 가끔 내 마음속에 떠오르는 것은 햇볕에 검게 탄 어떤 선수가 완주를 얼마 안 남겨둔 지점에서, 마법으로 되살아난 시체처럼 비틀거리면서 앞으로 가지만, 항상 완주선이 있는 쪽 방향으로만 가는 것은 아니며 오히려 전혀 엉뚱한 방향으로 걸어가는 일도 많다는 사실을 목격할 때다.

그보다 한층 더 가슴 아픈 것은 바닥에 쓰러진 선수를 보는 것이다. 그런 장면을 보면 나는 눈물이 난다. 그리고 인간의 정신력이 그 육체적 한계선 또는 그 한계를 넘어서는 곳까지 그렇게 인체를 밀어붙일 수 있다는 사실에 놀라지 않을 수 없다. 그것은 인간의 정신력이 목표를 세우고, 그 목표를 달성하는 광경을 눈에 그리고, 심지어 자기최면까지 걸 수 있는 그런 능력을 가지고 있다는 것을 얼마나 잘 보여주는 장면인가! 나는 인류라는 종의 천재성을 아직도 경이롭게 생각한다. 잠시 우리 인간에 대해 일부러 생각을 해본다면, 우리 모두는 믿을 수 없을 정도로 대단한 존재들임에 틀림없다.

지친 사람들의 수면

심한 훈련을 하고 나면 생기는 결과들 가운데 많은 육상인들이 알게 되는 한 가지 사실은, 아무리 걱정이 심하고 마음속에 많이 쌓이더라도, 보통은 잠이 잘 온다는 것이다. 나 역시 그런 대단한 울트라-슈퍼 장거리 대회에 대해 아무리 많은 걱정을 하고 있더라도, 대회 전날 밤에는 보통 아주 잘 잔다. 아무튼 나는 저녁 10시가 넘으면 거의 눈을 뜨고 있을 수가 없다. 정말 걱정이 많이 될 때에는 그 다음날 아주 일찍 잠이 깨는 경향이 있다.

대부분의 대회는 이른 새벽 시간에 시작되므로 나의 그런 점들은 매우 도움이 된다. 육체적 활동을 심하게 하는 사람들은 무척 깊이 잠드는 경향이 있다. 그리고 잠을 덜 자도 별 관계가 없는 것 같다. 사실 나는 무거운 부하가 걸리는 운동과 올바른 식사, 이 두 가지가 인체 전반에 대해 수면보다 더 좋은 영향을 준다고 느낀다. 나중에 밝혀지는 것처럼, 철인3종경기 직전의 일주일 동안 내내 밀려드는 이런 모든 걱정들은 목적 달성에 매우 유익한 것이다. 누구든지 아무리 여러 번 대회 경험이 있더라도, 이런 대회의 완주를 결코 쉽게 시도해서는 안 된다. 비록 과거 대회 때보다 몸 상태가 같거나 더 좋다고 하더라도 코스의 여건은 언제나 다를 것이다. 그리고 과거 대회의 경험이 도움이 되는 것은 사실이지만, 어떤 두 대회도 똑같을 수는 없다. 또한 앞으로 발생할 수 있는 위험한 상황들을 전부 다 경험해본 것도 아니지 않은가.

인생이 언제나 공평한 것은 아니다

1987년의 코나 철인3종경기를 2주 앞두고 있었을 때, 어떤 선수가 콘크리트 트럭에 치여 죽었다. 나는 1986년 철인3종경기에서 함께 나란히 자전거를 타고 달렸던 적이 있었기 때문에 그가 팻 그리스커스(Pat Griskus)라는 것을 알고 있었다. 그때 우리 둘은 사이클 코스의 80마일 지점을 달리면서 서로 상대방의 의지력을 북돋아주려고 애쓰고 있었다. 그 수년 전에 팻은 오토바이 사고로 다리 한쪽을 잃었다. 그는 의족을 달고, 그 의족에 러닝화를 신겨서 경기를 하고 있었다. 나는 팻이 완주할 수 있다면 나도 틀림없이 완주할 것이라고 생각했다. 그가 그처럼 기울인 모든 노력에도 불구하고 그 대회에서 완주하지 못했던 것은 정말 비극이었다.

기온이 화씨 100도(섭씨 약 37.8도)가 넘는 용암 벌판의 가운데를 자전거로 달리고 있을 때, 나는 몸 컨디션이 최저상태로 떨어지는 것을 경험했다. 가장 최악의 방법이기는 하지만 자전거에서 내려 용암 위에 쭉 뻗어 드러눕고만 싶었다. 거친 용암벌판은 드러누울 장소가 못 된다는 사실을 스스로에게 상기시키면서 다음 급수대까지만 계속 타자고 자신과 타협했다. 거기까지만 간다면 필요할 경우 의료지원을 받을 수 있는 장소에서 드러누울 수 있을 것이라고 생각한 것이다. 그러나 용암이 계속해서 나의 시선을 끌고 눕도록 유혹했다. 하지만 그것은 부드럽고, 보풀이 일고, 푹신푹신하고, 말랑말랑한 초콜릿 마시멜로(chocolate marshmallow) 과자가 아니었다(그것은 딱딱하고, 뜨겁고, 검은, 용암이 굳은 바위였다). 오, 하느님! 나는 내가 환각을 일으킨 것이 틀림없다고 생각했다.

속도계를 점검해본 나는 다음 급수대까지 2마일만 더 가면 된다는 것을 계산할 수 있었다. 그 정도 거리라면 확실히 갈 수 있을 것이고, 거기 가서는 드러누울 수 있을 것이라고 생각했다. 그리고는 왜 내가 이런 극심한 경험을 하고 있는 것인지 의심을 하기 시작했다. 그 전에는 그런 생각을 한 적이 한 번도 없었다. 아마도 사람들이 하는 말, 1년에 서너 번이나 철인3종경기를 소화하는 것은 어떤 사람의 몸이라고 하더라도 너무 횟수가 많다는 얘기가 옳았던 것 같다. 그때 나는, 내가 어떤 음식도 먹지 않았다는 것이 생각났다. 나는 음식을 먹는 대신 칼로리와 전해질, 수분을 공급하기 위해 준비된 음료 보충제에 의존하고 있었다.

드디어 다음 급수대에 도착했을 때, 나는 눈에 보이는 모든 것들을 게걸스럽게 먹어치웠다. 바나나, 오렌지, 각종 과자들, 그 밖에 또 어떤 것들이 있었는지 기억도 나지 않는다. 몇 분이 지난 다음부터 내 몸속에서 에너지가 솟아나 순환하는 것을 느낄 수 있었다. 그런 다음에 나는 다음 급수대까지 드러눕지 않고 달릴 수 있을 것 같은 느낌이 들었다. 또 그 다음에는 드러눕기 전에 최소한 사이클 코스는 완주할 수 있을 것 같이 생각되었다. 그리고 드디어 사이클 코스의 끝에 도착했을 때는 마치 평소에 하루 훈련을 '마무리'하는 달리기를 하듯, 달리기 코스를 2~3마일쯤 더 달리고 나서 누우면 될 것 같은 생각이 들었다.

그런데 그 거리를 달리고 나자, 나는 내가 마라톤 전 구간을 달릴 수 있을 만큼 아직 강하다는 것을 깨달았다. 나는 저 뜨거운 용암 밭에 기진맥진해서 드러눕고 싶었던 극단적인 상태로부터 마라톤 결승선을 통과하기까지의 과정을 어떻게 헤쳐 나올 수 있었는지 도무지 믿을 수가 없었다. 완주 뒤의 기분은 세 시간 동안이나 행복감에 젖어 떠들어댈 만큼 너무나 환상적이고 좋았다.

그것이 내가 팻에 관해 가지고 있는 기억이다. 그와 나는 그런 악조건의 경기를 마친 뒤에도, 우리 몸이 그런 고통스런 일들을 감당하게 만들 만큼 우리의 정신상태가 비정상인 것은 아닐까 하는 이야기를 비롯해서 여러 가지 느낌을 서로 나눴다. 나는 그의 죽음을 알리는 신문기사를 도저히 믿을 수가 없어서 눈으로 그것을 노려보고 있었다. 어떤 충격이 세게 머리를 치는 것 같았다. 그때 나는 그 사고가 그런 비슷한 사례들 가운데 최초로 일어난 일이 아니라는 것, 그런 일은 우리 중 누구에게도 언제라도 일어날 수 있는 일이라는 것을 깨달았다.

위험 노출도가 높은 이런 운동에 스스로를 내던질 만큼 우리는 미친 것일까? 우리는 목숨을 걸고 러시안 룰렛(Russian roulette; 회전식 연발권총에 총알을 하나만 넣고, 총알을 잰 위치를 알 수 없도록 탄창을 돌린 뒤에 몇 사람이 총을 머리에 대고 차례로 방아쇠를 당기는 목숨을 거는 내기. 제정러시아의 귀족들 사이에서 유행했다는 죽음의 게임이다 __ 역자 주)을 하고 있는 것일까? 자, 그렇다면 그 확률은 얼마나 되는가? 만일 1,500명의 선수 가운데 한 명이 목숨을 잃었다면 그 대회에서 철수하는 것이 이치에 맞는 것인가? 하지만 일상생활 중에도 어느 정도의 위험은 있는 게 아닌가? 우리는 삶이라는 '위험의 연속체' 위의 어떤 위치에다 우리 자신을 세워야 하는가? 나는 위험 노출도가 가장 적은 경우는 침대 위에 누워 있을 때라고 생각한다(그것이 부엌이나 화장실이 아닌 것은 확실하다). 그렇다면 우리는 우리의 전 생애를 각자의 침실에서 보내야 한다는 것이 말이 된다고 생각하는가? 그렇지 않다는 것은 분명하다. 그런데 우리 스스로를 항상 위험에 처하게 만드는 또 다른 극단적 경우도 있다. 그렇다면 나는 해답이 있을 위치를 짐작으로 알 수 있다. 사람들은 자신의 생활 중에서 자기들이 기꺼이 부담할 위험의 정도를 결정해야 하는 것이다. 위험부담이 없이는 얻는 것도 없다. 우리는 자신을 일단 출발선에 세우지 않으면 안 된다.

사람들은 그들이 과거에 했던 어떤 일보다, 하지 않았던 어떤 일에 대해 더 자주 유감스럽게 생각한다는 것이 인생의 진실이다. 그렇기 때문에 비록 내가 모든 사람들이 다 밖으로 나와서 고속도로를 자전거로 달리거나 철인3종경기를 해야 한다고 말하는 것은 아니지만, 나 자신의 경우는 위험을 감수할수록 대개 더 큰 즐거움을 느낄 수 있었다고 말할 수는 있다. 암 선고를 받았다는 것이 나를 위험감수의 정도가 한층 더 높은 사람으로 만들었다. 내가 자주 느꼈던 것 가운데 하나는 '잃을 게 없다'는 것이다. 어떻든 나는 죽을 것이다. 물론 그것은 진실이다. 우리 모두는 어떻든 간에 죽을 것이다. 유일한 의문점은 언제, 어떻게 죽을 것인가 하는 것이다. 내 경우, 앞으로 있을 '어떻게'에 대해서는 알고 있다. 하지만 '언제'에 대해서는 모른다. 그래서 암 선고를 받고나자 삶에 대한 접근방식도 변했다. 그것은 나를 훨씬 더 대담하게 만들었다. 만일 내가 앞으로도 살아가게 되어 있다면, 어떤 일이든 스스로 먼저 해치울 것이다.

거의 20년이 지났다

암 선고를 받은 이래 거의 20년이 지난 요즈음에 와서, 나는 두 가지 매우 대조적인 이미지들을 마음속에 떠올린다. 한 가지는 암에 한 번 걸리고 난 뒤에 재발하지 않고 30년의 세월이 진행되는 모습을 그려볼 수 있다. 나는 그동안 의사들과의 면담이나 검사의 결과와 관련된 저 모든 것들에 대해 걱정하면서 살았던 시간, 나에게 주어진 모든 시간을 그렇게 낭비해버린 것에 대해서는 슬픔을 느낀다. 암이라는 유령은 내가 한 모든 일들에 어두운 그림자를 드리우고 있었던 것이다. 그런 다음 내 마음은 앞으로 곧 다가올 근접한 미래의 모습도 떠올린다. 내일이라도 당장 병원에서 전화가 걸려 와서, 암이 전신으로 퍼져서 화학요법이나 방사선 치료 또는 다른 어떤 요법을 시작할 시점이라는 검사 결과를 알려줄지도 모른다. 만일 그런 일이 있다면, 나는 결코 손상되지 않을 것 같다고 여겼던 내 몸의 건강에 대한 좋은 느낌을 잃고 절망에 빠질 것이다. 그 자신감은 저 치명적인 진단이 내려진 날부터 시간이 지날수록 내 마음속에 천천히 다시 형성되기 시작했던 귀중한 느낌이었다. 그렇다면 어떤 쪽이 맞는 것일까? 그것은 지금 이 순간의 삶에 대해서 많은 것을 얘기하고 있다. 그렇지 않은가? 우리는 하루하루를 소중하게 보내야 한다. 왜냐하면 그것이야말로 우리가 누구나 가지고 있는 전부이기 때문이다.

이런 생각들은 내가 장거리 경기를 할 때 가장 많이 떠오른다. 현재 이 순간이 극단적으로 고통스러울 때가 있다. 그래서 왜 내가 이런 고생을 하는가 하는 의구심까지 생긴다. 이것들은 사람들이 인생의 어떤 단계에서 고통을 받을 때, 누구나 제기하는 의문과 똑같은 것이다. 철인3종경기는 인생의 상징적 표현이며 평생의 축소판이다. 어떤 대회든 출발선과 완주선 사이에는 높낮이와 굴곡들이 있지만, 대회 완주 뒤에 선수들이 얻는 보상과 같은 것은 이 세상에 없을 것이다. 그리고 그렇게 해서 얻는 것이 무엇이냐 하는 것은 우리 각자에 따라 전부 다르다.

나는 매번 완주선을 통과할 때마다, 조금 전까지 느꼈던 모든 고통을 즉각적으로 사라지게 만드는 기쁨과 황홀감에 빠진다. 그리고 주위를 둘러보고 나보다 앞에 들어온 사람들과 만나 기쁨을 나눈다. 그런 다음에는 나보다 뒤에 들어오는 사람들과 만나서 그 대단한 대회에서의 완주 순간의 기쁨을 그들과 함께 나눈다. 철인3종경기나 내가 참가하는 다른 대회 같은 데서의 완주가 더욱 가치 있는 이유는, 완주한 잠시 후에 일단 회복이 된 다음 나타나는 반응이 '다음 번 대회는 더 잘하겠다!'이기 때문이다. 그러면 모든 '다음 번 대회'에서 점점 더 잘하게 된다. 나는 그런 과정이 영원히 계속되기를 기원한다.

20

암의 예후, 왜 난치병인가?

암은 매우 무서운 병이다. 에이즈(AIDS)의 출현에도 불구하고 사람들이 가장 두려워하는 병은 암이다. '암'이란 말을 들으면 보통 사람들은 나중에 어떻게 하더라도 결국은 죽음을 맞게 되는, 화학요법이나 방사선 치료에 몸이 망가진 환자들의 모습을 머릿속에 떠올린다.

신문이나 잡지는 정기적으로 암 치료법에서 '새로운 해결법'을 보고하고 있지만 서글픈 사실은 대장, 폐, 유방, 전립선의 암과 같이 사람들이 가장 많이 걸리는 일반 암의 경우, 암 환자의 잔여 수명이 조금도 더 길어지지 않고 있다는 점이다. 또 한 가지, 보통의 병원 검사로 암이 발견되는 시기는 종양이 암세포를 사방에 떨어뜨리면서 전신에 퍼뜨리고 있을 때란 사실이다. 이들 세포들이 원종양으로부터 떨어져 나와서 체내의 순환체계를 통해 인체의 다른 부위로 한 번 옮겨가면, 혈액검사나 엑스레이 검사 또는 스캔 등에 의해 암세포가 자리 잡은 곳이 발견될 만큼 이 세포들이 충분히 자라지 않는 한, 역시 이들을 발견해내기는 거의 불가능하다. 화학요법이나 방사선 치료로 암세포를 죽이려면 그 1회분의 효과가 환자를 거의 죽일 정도로 강하지 않으면 안 된다. 이런 치료들은 환자의 면역체계에 회복할 수 없는 손상을 입힌다. 그리고 어찌되었든 그 면역체계가 우리를 살아 있도록 만들고 있는 것이다. 그것이 없다면 우리는 조그만 벌레에게만 물려도 모두 희생되고 마는 존재가 될 것이다.

고려해야 할 또 한 가지 중요한 사실은 더 개선된 암 진단 방법이란 것이 환자가 자기 병을 이전보다 더 빨리 발견할 수 있도록 만들 뿐이라는 점이다. 이것은 작위적으로 '생존'하는 기간을 늘인다. 그러나 대부분의 경우, 암이라는 병의 자연적 진행과정은 불행하게도 여전히 이전과 똑같다.

많은 사람들에게 혼란을 주는 점은 암세포가 사람을 죽이는 방식이다. 내가 암 선고를 받고나자 몇몇 사람들은 "유방에만 있다니, 다행이에요"라고 말했다. 그러나 사람을 죽이는 것은 통상적으로, 발견된 원종양 또는 첫 번째 종양이 아니다. 원종양의 세포들이 그것으로부터 떨어져 나간 뒤에 간, 뼈, 폐, 뇌 등에 자리를 잡아서 생기는, 암세포들의 전이 또는 확산 현상으로 보이는 종양들이 그 사람을 죽이는 것이다. 그것은 많은 점에서 마구간의 모든 말들을 풀어놓은 것과 비슷하다고 할 수 있다. 그들을 다 추적하는 것은 지극히 어렵다. 그리고 그들을 화학요법이나 방사선 치료로 없애는 것은 어려울 뿐 아니라 정상 세포들에게도 극단적으로 위험하다. 그것이 화학요법이나 방사선 치료가 메스꺼움이나 구토, 탈모 등을 유발하는 이유다. 이런 무기의 공격에 가장 취약한 정상 세포들은 위장 시스템의 내벽이나 머리카락을 구성하는 세포들처럼 인체에서 가장 성장 속도가 빠른 세포들이다. 그런 치료법이 부작용을 유발할 정도로 강력하지 않다면, 암세포의 성장 역시 마찬가지로 멈추게 하지 못할 것이다.

일반 암에 걸린 환자들의 수명이 조금도 더 늘어나지 않고 있다는 것을 알아차린 많은 종양학자들이나 암전문의들은 예방을 강조하기 시작한다. 역학(疫學; 질병 분포와 이 분포를 좌우하는 요소에 대해 주로 통계학을 이용해서 연구하는 의학의 한 분야 — 역자 주) 조사를 통해 알려진 바에 따르면, 세계 각국마다 자기 국가들 고유의 각각 다른 종류의 암 발병 패턴이 있다는 사실이 분명하게 드러난다. 그런데 이런 암 발병 패턴들의 차이점이 먹는 음식이 서로 다른 것과 관련되어 있다고 알려지자, 암 발생지표를 알려주는 일정한 패턴이 등장했다. 이것이 많은 연구자들이 대장암, 유방암, 전립선암은 식사와 관련이 있다고 확신하는 이유다. 1975년 자기가 발견한 사실을 책으로 출판한 캐럴(K. Carroll)이란 연구자에 따르면, 유방암 사망률과 지방 섭취율 사이에는 거의 완벽한 상관관계가 있다.

1977년 로웬탈스(A. Lowenthals)는 전 세계 56개국에서 유방암과 대장암 발병률이 동시에 상승하는 것을 보여주는 한 연구결과를 출판했다. 사람들의 암 발병률과 지방 섭취량이 비슷하게 상승하고 하락한다는 관점에서 살펴보면, 양자의 다양한 차이점들이 거의 전부 설명될 수 있다는 점은 충격적일 정도다. 다시 말하면, 유전, 스트레스 또는 환경적 요인들 같은 다른 원인들로 설명할 수 있는 '나머지 부분'이 남아 있지 않다는 얘기다.

자연의 실험

그렇다면 아무리 우리가 이런 이론을 증명하고 싶다고 해도 살아 있는 인간을 대상으로 실험을 할 수는 없지만, 우리가 우리 눈앞에 놓인 데이터를 읽고 그것을 해석할 만큼만 현명하다면, 우리에게 제공되는 '자연의 실험' 결과들을 이용해서 그 일을 할 수가 있을 것이다. 미국에 사는 사람들보다도 국민들의 지방 섭취가 더 많은 나라들, 예를 들면 네덜란드, 덴마크, 뉴질랜드 등 몇몇 국가에 사는 사람들은 미국보다 더 높은 유방암 사망률을 보인다.

일찍이 1963년 초에, 의학박사이며 미국건강재단(the American Health Foundation)의 설립자이자 총재인 에른스트 바인더(Ernst Wynder) 박사는 일본에 살고 있는 유방암에 걸린 일본 여자들은 심지어 일본인의 후손인 여성들까지 포함한 미국의 유방암 환자들보다 훨씬 더 오래 산다는 사실을 지적했다.

실망스러운 생존율을 나타내는 다른 암의 유형들도 있다. 예를 들면, 폐암의 경우 5년 생존율이 10퍼센트에 미달한다. 이는 진단을 받고 5년을 살 수 있는 사람이 10명 가운데 1명이 채 안 된다는 뜻이다. 1979년 판 「일반외과의사 보고서(The Surgeon General's Report)」에 따르면, 이전 15년 동안 폐암의 진단이나 치료방법에서 의미 있는 진전은 없었다고 기록하고 있다. 그때 이후 달라진 것은 1987년에 여자 폐암 사망률이 유방암 사망률을 앞섰다는 것이 전부다. 이는 분명히 여성 흡연

율 증가를 반영한 것이다.

난소암은 유제품, 그중에서도 특히 요구르트나 코티지치즈 (cottage cheese; 희고 말랑말랑한 치즈 __ 역자 주)의 소비와 상관 관계가 있다. 이것은 하버드 대학의 다니엘 크레이머(Daniel Cramer)가 주도한 한 연구에서 나온 결론으로 1989년 ≪랜셋 (The Lancet)≫(1823년에 창간된 영국의 의학 잡지로 전 세계적으로 그 권위가 인정되고 있다 __ 역자 주)에 게재되었다. 이 잡지와 또 다른 연구결과들은 유제품 소비가 림프종과 백혈병에 걸릴 위험도 마찬가지로 증가시킨다는 결론을 내리고 있다.

만일 우리가 예방가능성이 가장 큰 두 가지 암의 발병원인, 즉 흡연과 고지방 식사를 금지시킬 수가 있다면, 미국과 서구 사회에 발병하는 대부분의 암을 근절할 수 있을지도 모른다. 상대적으로 희귀한 유형의 나머지 암들은 항암 치료법이 발전 해감에 따라 자연스럽게 극복되어갈 것이다. 흡연과 고지방 식 사를 금지한다는 것을 생각만 해도 나는 너무 흥분이 되어서, 지금이라도 당장 마법의 지팡이를 휘둘러 담배와 동물성 식품 을 사람들의 생활에서 추방해버리고 싶을 정도다.

그러나 그것은 불가능한 일이라는 걸 인정할 수밖에 없다. 하지만 사용할 수 있는 효과적인 대안은 하나 있다. 모든 흡연 자들이나 지방 섭취자들을 육상선수로 만들어버리는 것이다.

만일 어떤 사람이 육상훈련 프로그램을 시작해서 나중에 대회에 참가하는 등 연속해서 그 훈련 프로그램을 점점 더 강화해 나갈 동기를 제공해준다면, 결국 그는 우승에 방해가 되거나 해로운 일은 아무것도 하지 않게 될 것이다.

그 말의 의미는, 만약에 그 사람이 이긴다면 그의 몸이 이기는 것이며, 사회가 이기는 것이며, 결국 지는 사람은 아무도 없다는 뜻이다. 대회에서 잘 해서 좋은 성적을 내는 것보다 더 강력한 '마약'은 없다. 그리고 '잘한다'는 것이 반드시 1등을 한다는 뜻은 아니다. 초보자들에게 잘한다는 것은 대회에서 완주한다는 것을 뜻한다. 더 고수들에게 그것은 개인기록(PR: personal record)을 갱신한다는 것, 즉 이전에 달린 기록보다도 더 빠르게 코스를 완주하는 것을 말한다. 나는 사람들이 새로운 개인기록을 작성한 후 그 자리에서 펄쩍펄쩍 뛰면서 환호성을 지르거나 미칠 듯이 열광하는 것을 많이 봤다. 그것은 그만큼 그들을 흥분시키기 때문일 것이다.

물론 그 흥분과 자부심이 몇 년씩 계속될 수 있는 우승 ─ 즉 '1등'이 되는 기쁨도 얻을 수 있다. 게다가 그것은 보통 멋진 트로피나 액자 형태로, 구체적이며 만져볼 수 있는 대상으로 만들어지기까지 한다. 그렇다고 해서 그런 우승이 쉽게 와주는 것은 아니다. 불편함도 있고 때로는 고통도 따른다. 나도 철인

3종경기를 하는 동안에 극단적인 고통을 느낄 때가 여러 번 있었다. 그 고통이 너무 심한 나머지 왜 내가 이런 고통 속으로 자신을 밀어 넣고 있는지 회의를 느끼기도 했다.

그러나 초기에 참가한 대회들에서 내가 배운 것은 그런 고통쯤은 완주선을 통과할 때의 행복감과 환희에 의해 순식간에 사라져버리는 고통이라는 사실이었다. 나는 첫 철인3종경기의 완주선 통과 사진에 나타난 내 표정을 보기 전까지는 그것이 어떤 특별한 감정이라는 것을 알아채지 못했다. 나는 그 사진 속의 내 얼굴에 나타난 표정을 보고 몹시 놀랐다. 그렇게 희열에 넘치는 얼굴을 한 번도 본 적이 없었기 때문이다. 그런데 이런 표정들은 그 뒤의 모든 완주선 통과 사진마다 빠짐없이 반복되어 나타났다. 이 세상에 어떤 것도 이런 종류의 승리가 줄 수 있는 '마약'을 대체할 수는 없다.

과학자들은 그런 종류의 감정은 우리 몸이 만들어내는 마취제 비슷한 화학물질인 엔도르핀이 원인이 되어 만들어지는 최고로 좋은 기분이라고 가정하고 있다. 그것이 엔도르핀이든 중요한 목적을 수행한 데 따르는 순수한 정신적 기쁨이든 상관은 없다. 여기서 의미 있는 것은 그런 활동 중에는 심리학적으로 많은 작용이 진행되고 있다는 것, 그리고 그것이 인간의 생존 능력과 관계가 있다는 사실이다.

왜 어떤 사람은 살고 어떤 사람은 죽나

다른 병들도 마찬가지지만, 암이 가진 대단히 신비스러운 점들 중 하나는 왜 어떤 사람은 살 것이라고 기대하지 않았는데도 살고, 또 어떤 사람은 생존을 예상했는데도 죽느냐 하는 것이다. 내 경우, 의사들은 생존기간을 3개월, 3년 아니 얼마나 살지 예측조차 할 수 없었다는 것을 여러분도 기억할 것이다.

사이먼턴(Simonton) 부부의 베스트셀러 저서『건강의 회복(Getting Well Again)』에서 저자들이 개발한 이론은 바로 이 주제를 다루고 있다. 그것은 환자가 병과 싸울 의지가 있는지 없는지에 모든 것이 달렸다는 것으로 요약될 수 있을 것 같다. 인체의 면역체제가 능동적으로 암세포들과 전투를 벌이는 모습을 마음속으로 자세히 상상하는 것은 이런 투지를 더 강하게 만들 수 있을 것이다. 리듬에 맞춰 물을 젓고, 자전거 페달을 밟고, 주로를 달리면서 수백 시간의 훈련을 하는 동안, 나는 아마도 자기최면 상태에 있었던 것 같다. 나는 어떻게 하면 더 강해지고 더 건강하게 될 것인가, 그리고 어떻게 내 백혈구 세포를 시켜서 암세포를 죽이게 할 것인가에 대해서 스스로에게 강한 암시를 하고 있었던 것이다.

눈앞에 그려본다는 것은 비교적 수동적인 투병 과정이라고 할 수 있다. 가만히 앉아 있거나 누워 있는 상태에서 나의 강하고 힘이 넘치는 백혈구 세포가 혼란에 빠진 약한 암세포들을 찾아내 공격하는 것을 마음속으로 상상하고 있다고 가정해보면 된다. 나도 그렇게 하기는 했지만, 내 경우는 이를 악물고, 마음속으로 상상하는 것을 더 '실감나게' 만들기 위해 온갖 노력을 다했다. 감은 눈을 통해서 나는 그 백혈구 세포들이 떠돌아다니는 암세포들을 게걸스럽게 먹어치우는 모습을 '본다'. 그러나 실제로 보이는 것은 여기 저기 빛이 번쩍거리는 벨벳같이 매끄러운 자주색이 전부였다. 그것은 눈을 가늘게 뜨느라고 시신경을 압박해서 생기는 현상이었다.

그러나 운동장에 나가서 하는 활동은 전혀 별개의 문제였다. 이것은 적극적인 과정이다. 철인3종경기를 하는 것을 '적극적'이라고 말하는 것은 너무 부족한 표현이 아닐까! 이 대회를 하기 위해서는 꼬박 하루 종일과 밤 시간의 일부분 동안 계속해서 대회 속도의 수영, 자전거타기, 달리기를 하면서 보내야 하는 것이다. 그런데 나는 그 시간을 완전히 유쾌하고 건강하게, 내가 스스로 지배할 수 있는 완전한 나의 세계로 만들면서 보낼 수 있었다. 그러한 느낌들은 나에게는 대단히 현실적이다. 구태여 일부러 마음속으로 그려보거나 할 필요가 없다. 나는 움직이고 있으며 계속 공격 중이고, 내 인생을 나의 완전한 통제 아래 두고 있으며, 수동적인 태도와는 더 이상 그럴 수 없을 만큼 멀리 떨어져 있다.

피로감이 서서히 내 몸 위로 스며들기 시작할 때에도 나는 여전히 싸움을 계속하고 있다. 다만 이번에 만나는 '적'은 진짜다. 내 몸은 경기에서 이기는 것이 곧 인생에서도 이기는 것이라는 기분으로 시간과의 경주에 도움이 되는 모든 명령에 따라서 움직이고 있다. 내 몸은 먹고 마시는 동안에도 최상의 상태로 작동 중이다(이것 또한 재미의 일부분이다. 나는 철인3종경기를 하면서 약 1만 칼로리의 열량을 태워 없앤다). 그러는 동안에 내가 가진 감정의 진폭 전부와 내 평생의 삶의 축소판을 경험하며, 내가 누구인지 내가 얻기 원하는 삶의 목표가 무엇인지에 대한 비전을 얻을 수도 있다. 그것은 '가장 적극적인 상상력'이라고 부를 수도 있을 것 같다. 왜냐하면 내가 마음속에서 가장 건강하게 느껴지는 순간은 바로 대회에 나가서 경쟁하는 동안이기 때문이다.

투병의 생활화

위와 같은 모든 일은 장기적으로 보면 우리 몸의 면역체제에 좋은 영향을 줄 것이 틀림없다. 그러나 단기적으로는, 심한 육체활동은 백혈구 세포를 감소시킨다. 내 경우에는 철인3종 경기를 하는 것이 내 병을 통제하는 나름의 방법이었다. 아무 것도 하지 않고 방치하거나 화학요법이나 방사선 치료에 매달 리는 대신, 나는 능력이 닿는 한 적극적인 대처 방법을 택했다. 지금 시점에서는 하나의 가설에 불과하지만, 암이라는 진단이 내려질 때 그 병에 대해서 아무 방법이 없다는 느낌을 갖는 것 이야말로 암 환자의 가장 무섭고 위험한 생각이라고 생각한다. 그리고 내가 그런 느낌에 반격을 가하고 다시 통제력을 회복할 수 있었던 유일한 방법은 철인3종경기를 한다는 목표를 세우 는 것이었다.

암 환자들을 상담하면서 여러 해 동안 그들을 관찰한 결과, 상태가 아주 위중한 환자들 가운데 약 20퍼센트는 기회가 주 어진다면 죽는 편이 낫다고 여기고 있었다. 약 60퍼센트는 의 사들이 제대로 치료를 해주고 치료과정이 너무 심하게 괴롭지 만 않다면 기꺼이 살려는 의지를 갖고 있었다. 그런데 마지막 20퍼센트는 "나는 낫기 위해서라면 어떤 짓이라도 하겠다. 무 엇을 해야 할지 알려만 달라!"라고 말한다. 이 책과 책 속에 기 록된 프로그램은 이 마지막 범주에 속한 사람들을 위해 쓰인 것이다. 그리고 아직 중병의 진단을 받지는 않았지만, 혹시 그런 진단을 받는다면 저 마지막 범주에 들어갈 만한 사람들을 위해서도 쓰였다. 이 프로그램을 따르는 사람들은 아마도 미국인의 2대 주요 사망 원인이지만 충분히 예방할 수 있는 질병들, 즉 심장병과 암을 피하는 데 성공할 것이다. 나는 여러분이 이 그룹에 속하기를 바라고 있다.

철인3종경기에 이르는 다년간에 걸친 행로에서 내가 발견한 것들은 흥미롭고도 혁명적인 것이었다. 의료계는 처음에는 식사, 운동, 정신적인 어떤 것이 암 환자들 사이의 생존기간 차이를 만들어낼 수 있다는 내 생각에 대해서 철저하게 반대했다. 나는 조금씩 조심스럽게 전진했다. 그리고 내가 하는 운동량이 늘어나는 데에 따라서 병에 대한 통제 능력도 증가하는 것을 발견했다. 이것 역시 심리적 지지요소로 작용했다. 그와 동시에, 식사와 운동이 암 환자의 치료에서 중요한 역할을 한다고 다소 애매하게 묘사한 신문기사들이 나타나는 것이 보이기 시작했다.

이 프로그램을 시작하고 1년이 지났을 때, 나는 오하이오 주립대의 연구자 두 명으로부터 편지를 한 통 받았다. 그 편지는 내가 하고 있는 운동에 대한 설문조사 문항에 대해서 답변을 요청하는 것이었다. 그들은 내가 주목하고 있는 것과 똑같은 것에 대해 조사하고 있었다. 다시 1년이 지난 시점에서 뉴욕에 있는(내가 하와이에 살고 있다는 것을 기억하시라) 전국적인 달리기 잡지의 한 기자로부터 전화 한 통을 받았다. 그 기자는 암과 싸우고 있는 나의 특이한 접근방식에 대해서 이미 들어서 잘 알고 있었다. 그 인터뷰 기사는 나에 대한 멋진 기사로 만들어져서 최고의 평판을 불러일으켰다. 그 기사에 이어서 ≪뉴스데이≫, ≪USA투데이≫, ≪호놀룰루 스타 불리틴≫, ≪호놀룰루 에드버타이저≫ 등 미국 국내신문에 기사가 실렸고, 이어서 ≪뉴질랜드 헤럴드≫, 일본의 ≪아사히신문≫, 호주의 달리기 잡지 ≪펀 러너(the Fun Runner)≫ 등과 같은 국제 언론에도 나에 대한 다른 기사들이 게재되었다. 그리고 미국 전역과 러시아, 태국, 네팔 같은 곳에서도 신문에 소개 기사가 실렸다. 저 유명한 ≪러너스 월드(Runner's World)≫까지도 나에게 '골든 슈(Golden Shoe)' 상을 시상했다.

더 최근에 와서는 그동안 진행되어온 연구로부터 한층 더 긍정적 결과들이 나왔다. 최근에 발표된 수많은 여러 가지 연구들도 규칙적인 운동이 암 발병 위험을 줄일 수 있다는 사실을 제시하고 있다. 이 연구들에 따르면 비활동적인 여자들의 경우 유방암 발병 위험은 활동적인 여자들의 약 두 배에 달하고, 난소, 자궁, 자궁경부, 질 등의 암 발병 위험은 거의 세 배에 달한다고 보고하고 있다. 게다가 활동적인 여자들은 림프종,

백혈병, 골수종(腫), 호킨스 병, 갑상선암의 발병 인구가 약 절반이었다고 한다. 또한 활동적인 여자들은 그런 암들과 다른, 희귀한 형태의 암의 발병 수가 훨씬 적었다.

비록 그런 연구들은 암 발병의 '이전' 영역에서 행해진 것이지만, 논리적으로 암을 예방할 수 있는 것이라면 어떤 이론이든지 몸 안에 암이 생겨난 이후에도 그것을 치료하거나 덜 확산시키는 데에 역할을 한다고 볼 수 있을 것이다. 상당수의 종양학자들은 암을 발생시킨 원인이 무엇이든, 그것이 암의 성장도 마찬가지로 촉진시킨다고 믿고 있다.

그렇다면 내 접근방법은 효과를 발휘하고 있는가? 바버 무엘러(C. Barber Mueller) 박사가 발표한 한 연구는 유방암 진단을 받은 이후에 사망한 여자들의 88퍼센트는 결국 그 유방암이 사망 원인이었다고 보고했다. 이것은 뉴욕 주 시라큐스 대학의 '업스테이트 메디컬 센터 암 환자 등록센터'가 3,558명의 여자를 대상으로 19년 동안 수집한 데이터를 이용해서 연구한 결과였다. 암세포들이 실험실의 시험관 속에서도 최고 50년까지 살아남을 수 있다는 사실을 생각한다면 지금 단계에서 내 접근방식의 효과 여부를 묻는 것은 너무 성급한 것일 수도 있다. 게다가 나 한 사람의 일개 실험으로 결론을 내리는 것은 전적으로 부적절하다. 그럼에도 내 경험이 중요한 것은 그것이 다른 사람들에게도 한번 시도해볼 수 있는 길을 가르쳐주고 있다는 점이다. 유방암에 걸린 여자들이 저지방 식사로 식단을 바꾸면 생존기간이 길어진다는 사실을 입증한 연구들처럼, 식사로 인해 생존율에 차이가 생긴다는 사실을 입증하기 위해서는 앞으로 좀 더 체계적인 연구가 필요할 것이다.

만일 당신이 진정으로 '좋은' 인생을 살고 싶다면, '좋은 음식'을 먹고 '좋은 운동'을 하고, 당신의 몸을 될 수 있는 한 단련된 건강한 몸 또는 내가 '초건강(super-fit) 상태'라고 부르고 있는 그런 몸이 되도록 만드는 게 좋을 것이다. 그러기 위해서 식사, 운동, 그리고 적극적인 상상이라는 세 갈래의 접근법을 사용하도록 하자. 그리고 거기에 당신이 가진 모든 것을 쏟아부어라. 이것은 한번 이겨볼 만한 가치가 있는 평생의 경기다!

지은이 루스 하이드리히 Ruth E. Heidrich

루스 하이드리히는 몇 번의 미인대회 입상경력까지 있는 빼어난 미모와 유전적
으로 장수하는 가문의 건강체를 물려받은, 잘나가는 직장여성이었다. 미국 육군
의 물류관리사로 근무하면서 전 세계로 출장을 다니며 흥미롭고 안정된 직장생
활을 하던 중, 40대 중반의 나이에 유방암 선고를 받게 된다. 결국 수술로 양쪽
유방을 다 잃고 항암치료 과정을 견디어낸 후로는, 자신의 몸을 건강체로 유지하
기 위해서 남자들도 하기 힘든 초인적 지구력을 요구하는 철인3종경기와 철저한
채식요법에 몰입한다.

직업 운동선수가 아니면서 3.9킬로미터의 바다수영, 180.2킬로미터의 사이클링
을 한 뒤 다시 42.195킬로미터의 마라톤 풀코스를 제한시간 17시간 내에 완주해
야 얻을 수 있는 '철인' 칭호를 가진, 당시 50대의 이 여성 암 환자는 의료계는 물
론 세계인의 주목을 끌게 되었다. 특히 700개가 넘는 많은 우승 메달을 획득한 뒤
로도 채식요법과 격렬한 운동을 병행해온 그녀의 특이한 건강요법은 많은 중증
환자들에게 큰 희망을 주었다. 루스는 철인3종경기에 필요한 인내력과 긍정적 사
고방식을 위해 스스로 인생관과 식사습관을 바꾸고 혹독한 자기 훈련에 성공한
사람으로 유명하다. 운동과 공부를 병행한 끝에 건강교육학 박사학위까지 취득,
지금도 전문 강사와 직업적인 철인3종경기 선수로 세계를 무대로 활동 중이다.

옮긴이 차미례

서울대학교 문리대 영문학과를 졸업하고 중앙일보와 한국경제신문 문화부 기자,
출판저널 주간, 문화일보 문화부장, 세계일보 부국장과 논설위원으로 일했다.
언론계에서 일하며 TV외화 번역자로도 활동, <원더우먼>, <두 얼굴의 사나
이>, <야망의 계절>, <코스비 가족 만세> 등 주간극 외화와 <남과 북>,
<홀로코스트>, <가시나무새>, <전쟁과 추억> 등 미니시리즈, 수백 편의 주
말외화를 번역했다. 연세대학교 언론홍보대학원(석사)을 마치고 서강대학교 대
학원 방송아카데미에서 강의를 하기도 했다. 주로 미술과 출판 분야에서 전문기
자로 활동했다. 현재는 자유기고가, 번역가로 일하며 방송통신심의위원회 연예
오락특별분과위원장을 맡고 있다.
저서로『미술 에세이』, 번역서로『생존자』(테렌스 데 프레),『예술과 환영』(E. H.
곰브리치),『강철군화』(잭 런던),『제7의 인간』(존 버거),『성자와 학자』(테리 이
글턴),『빅토르 하라』(조안 하라),『그 순간 역사가 흔들렸다』(에드윈 무어),『권
력과 싸우는 기자들』(알리샤 세퍼드) 등 여러 권이 있다.

생명을 위해 달렸다

ⓒ 차미례, 2011

지은이 | 루스 하이드리히
옮긴이 | 차미례
펴낸이 | 김종수
펴낸곳 | 도서출판 한울
편집책임 | 김현대
표지디자인 | 김현철

초판 1쇄 인쇄 | 2011년 6월 10일
초판 1쇄 발행 | 2011년 6월 20일

주소 | 413-756 파주시 교하읍 문발리 535-7 302(본사)
　　　121-801 서울시 마포구 공덕동 105-90 서울빌딩 1층(서울 사무소)
전화 | 영업 02-326-0095, 편집 031-955-0606, 02-336-6183
팩스 | 02-333-7543
홈페이지 | www.hanulbooks.co.kr
등록 | 1980년 3월 13일, 제406-2003-051호

Printed in Korea.
ISBN 978-89-460-4445-6 03510(양장)
ISBN 978-89-460-4446-3 03510(반양장)

* 가격은 겉표지에 표시되어 있습니다.